谨以此书

献礼中国共产党成立 100 周年!
献礼北京协和医院建院 100 周年!

编委会名单

碧瓦丹心百年間

百年协和红色传承

北京协和医院 编著

张抒扬 吴沛新 主编

1921—2021

PEKING UNION MEDICAL
COLLEGE HOSPITAL

人民出版社

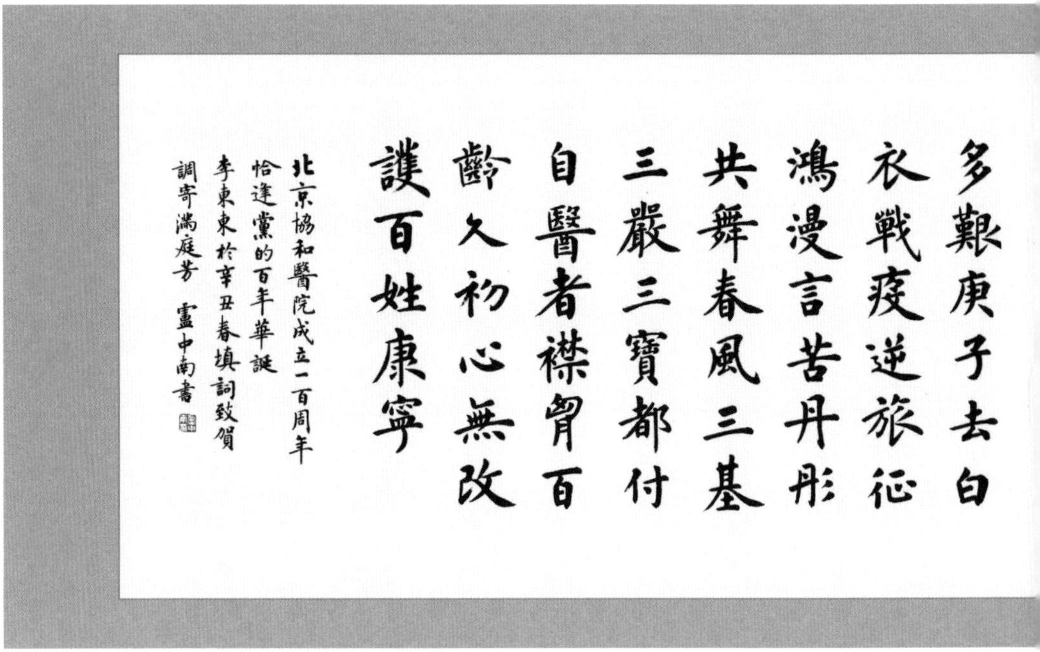

多艱庚子去白衣

戰疫逆旅征

鴻漫言苦丹彤

共舞春風三基

三嚴三寶都付

自醫者襟胃百

齡久初心無改

護百姓康寧

北京協和醫院成立一百周年
恰逢黨的百年華誕
李東東於辛丑春填詞致賀
調寄滿庭芳 盧中南書

满庭芳

花遠崇階雨霖

碧瓦满庭芳翠

重重新樓故廈

黎庶總相逢歲

歲扶傷救死執

手豪無問西東

韶光晟協和天

地有大愛精誠

李东东　文

卢中南　书

序

　　1921 年 7 月，伟大的中国共产党诞生，由此展开了中国共产党领导中国人民、中华民族团结奋斗的百年画卷。1921 年 9 月，北京协和医院建成，一所可与欧美顶尖医疗机构相媲美的高水平现代医院屹立于世界东方。

　　今年是中国共产党成立 100 周年，北京协和医院也迎来百岁华诞。站在这两个百年华诞的关键历史节点，回首峥嵘岁月，回望协和百年发展历程，我们深刻认识到，正是在党的领导下，协和的事业才不断发展壮大，百年协和的发展史，就是党的卫生健康事业发展史的缩影。总结梳理党领导下协和医院的发展成就、独特文化以及协和人对职业精神的传承弘扬，是我们在协和建院百年倒计时一周年之际萌发编写本书的初衷。碧瓦之下的百年协和，一切为民的初心不改，这是我们为本书取名《碧瓦丹心百年间》的由来。

　　全书对照中国共产党百年历程的四个历史时期，结合协和医院实际，分为四个篇章：红色基因、坚韧前行、改革扬帆、时代新篇。每一篇又设四章，共十六章，从历史与现实结合的角度出发，在回顾协和百年历程的基础上，通过撷取那些铭刻着光荣印记的历史瞬间，如烽火岁月中的侠肝义胆，风雨如晦中的为民坚守，改革开放中的大胆步伐，新时代中的高质量探索……以写实的笔触展现几代协和人的不懈求索和奋斗精神，揭示北京协和医院在党的坚强领导下坚定"四个自信"走好科学发展道路的历史渊源和深刻必然。在编写过程中，我们力图通过一个个真实鲜活的历史故事、一位位协和医者的感人事迹、一面面鲜明的红色旗帜，见人见事见情感，增强本书的故事性、可读性和感染力，使读者获得更好的阅读体验。

历史照亮未来，征程未有穷期。"千帆竞发，百舸争流。惟改革者进，惟创新者强，惟改革创新者胜。"这正是百年协和史留给我们最宝贵的精神财富。百年协和"与民长在，与时俱进"，这正是协和人对初心的坚守与使命的选择。我们敬畏历史，致敬先贤，更希望读者能从每一篇、每一章、每一文的字里行间，汲取昂首阔步于下一个百年的思想力量。

百年风雨兼程，百载碧瓦丹心。谨以此书，向中国共产党百年华诞和协和百年诞辰献礼！向为发展建设协和奉献了青春年华的前辈、共产党员以及平凡岗位上的每一位协和人，致以崇高的敬礼！我们坚信，百年协和将以更加昂扬的姿态开启新的征程，赓续优良传统，传承红色基因，在公立医院高质量发展的"赶考"之路上奋勇前行，续写不负时代的新篇章。

张抒扬 吴沛新

2021 年 8 月 30 日

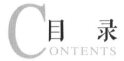

C 目 录
ONTENTS

·················· 第一篇　红色基因 ··················

一　科学与人文的协和底色 / 4

　　治病救人与治"病"救国 / 4

　　协和育才的价值理念 / 7

　　直达民众的医疗服务 / 13

　　早期共产党人与协和 / 21

二　烽火年代的红色印记 / 26

　　"五卅运动"唤醒爱国自觉 / 26

　　中国红十字会救护总队浴火而生 / 29

　　后方阵地的协和通道 / 32

　　保留医学人才的火种 / 37

　　用生命捍卫的珍贵病案 / 40

三　奏响迎接新中国的序曲 / 43

　　"我们回家了" / 43

　　点亮党支部的第一盏灯 / 46

　　协和人的新中国印象 / 50

四　铸就中国医学的典范 / 52

　　医学领域的卓越成就 / 52

　　独树一帜的教学传统 / 58

　　高等护理教育的先河 / 67

　　现代医院管理的协和范式 / 70

第二篇　坚韧前行

五　抗美援朝中的协和功勋 / 80

　　雄赳赳气昂昂，跨过鸭绿江 / 80

　　救治祖国"最可爱的人" / 83

　　科学揭露"细菌战"罪行 / 87

　　奖章辉映伟大抗美援朝精神 / 90

六　融入党领导下卫生健康事业的洪流 / 93

　　中央人民政府接管协和 / 93

　　穿着军装进协和 / 96

　　"打开协和窗户看祖国" / 97

　　北京协和医院党委成立 / 102

党启发了我们从医的自觉性 / 104

新中国卫生健康事业的脊梁 / 107

七　赓续协和优良传统 / 113

"党的领导加旧协和" / 113

走群众路线，靠专家治院 / 117

秉承传统，恢复秩序 / 123

提炼"三基三严" / 129

八　动荡岁月志弥坚 / 133

风雨中的学术坚守 / 133

到人民中去 / 138

学子"回炉" / 145

医疗外交中的协和贡献 / 149

模范共产党员 / 153

第三篇　改革扬帆

九　改革开放春天里 / 162

吹响改革的号角 / 162

公立医院改革的试验田 / 166

开放迎接学术新辉煌 / 168

励精图治发展新兴学科 / 175

协和教育制度的跃升 / 180

蔚然壮阔的协和医学城 / 183

十 重大关头的协和担当 / 193

领跑在抗击 SARS 的竞技场上 / 193

天灾无情协和有爱 / 202

协和亮剑不辱奥运使命 / 207

祖国大地上的协和足迹 / 215

十一 特色鲜明的协和党建 / 222

组织建设更加有力 / 222

党的宣传与思想政治工作 / 225

建设统一战线，发展群团组织 / 228

党建业务融合的生动实践 / 234

耄耋之年的"新"党员 / 243

十二 文化建设助力协和扬帆 / 249

"严谨、求精、勤奋、奉献"的协和精神 / 249

"春风化雨、润物无声"的协和文化 / 254

"树立典范、致敬先贤"的协和态度 / 262

"病人满意、员工幸福"的办院理念 / 267

第四篇 时代新篇

十三 擘画新时代愿景 / 278

协和百年内涵 / 278

思想建党，文化建院 / 291

"做合格协和人"主题大讨论 / 300

"六大体系"绘制百年蓝图 / 303

十四 健康中国建设的"国家队" / 307

建立现代医院管理制度的样本 / 307

协和之"协":现代医疗体系的枝干 / 311

协和之"和":和谐医疗环境的根基 / 325

护佑人民健康的"排头兵" / 333

十五 党旗插在战疫前线最高处 / 349

战"疫"打响,迅速出击 / 349

协和精神书写抗疫答卷 / 351

党旗在抗疫一线高高飘扬 / 364

后方战场温暖坚实的守护 / 368

协和经验助力全球抗疫 / 372

常态化疫情防控的"守门人" / 375

十六 开启协和高质量发展新征程 / 384

不忘初心,牢记使命 / 384

"迈向协和新百年"大讨论 / 388

高质量党建引领医院高质量发展 / 389

百年红色传承映耀新征程 / 393

附 录

北京协和医院历任党委书记 / 404

北京协和医院历任党总支部书记 / 406

北京协和医院党总支部发展脉络图 / 408

满庭芳 / 410

雨　燕 / 411

百年协和 / 412

世纪之爱 / 413

主要参考文献 / 415

后　记 / 416

第一篇

红色基因

红色基因是一种革命精神的传承，不仅是共产党人开天辟地、敢为人先的精神内核，也是科学家们坚持信仰、百折不挠的精神血脉。她植根于革命先烈用鲜血染红的泥土中，赓续于一代又一代共产党人不懈奋斗的事业中，鼓舞着一代又一代中华儿女为实现中华民族伟大复兴而坚强自立、坚持梦想、勇往直前。她流淌于科学发展的漫漫长河中，迸发于"新知取代故闻"的科学革命浪潮中，激励着一代又一代科学工作者为推动科学事业发展而不懈奋进、上下求索、奉献终身。

　　由美国洛克菲勒基金会按照当时世界上最先进的医学教育改革典范——约翰·霍普金斯模式创建的北京协和医院，一经诞生便站在世界医学之巅。然而让人们永远景仰并铭记的，不仅仅是她遥遥领先的技术、设施与条件，更是流淌在协和人血脉中的科学精神与人文精神，是对医学本质的探寻和对仁心仁术的向往，是"一切为了患者"的宗旨在百年间的一以贯之和

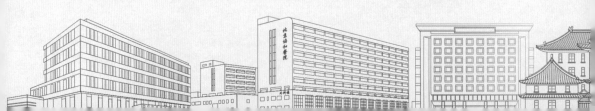

一脉相承，是中华优秀传统文化与现代科学文明的完美结晶。

从协和建院到新中国成立的近 30 年，正是科学文明西学东渐与中国人民寻求民主解放相互交织共融的时期。与中国共产党人关注人类前途命运、在风雨如晦的中国苦苦追寻民族复兴的前途一样，协和先辈们始终致力于解决关系人类健康的重大科学问题，在战火中颠沛成长，寻求进步，为促进民族独立、国家统一与民众健康而全力以赴，为中国医学科学和公共卫生事业的发展进步而砥砺前行，将协和书写成了"一个激动人心的传奇：人与命运搏斗，失败摧不毁的理想"。今天，当我们沿着历史的足迹，翻开尘封的记忆，协和的红色基因在历经岁月的涤荡洗礼后，愈发炽热而耀眼。

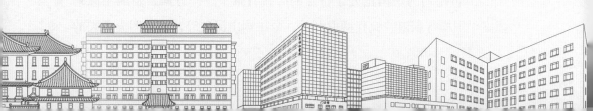

一 科学与人文的协和底色

大医精诚，大爱无疆。协和诞生于民族危亡之际，伴随着中国共产党的成立，经历了山河破碎、民不聊生的深重苦难；成长于烽火连天的激荡岁月，一代代协和人在医学之路上砥砺奋进，在革命道路上奉献终身；协和扎根于治病救国的红色土壤，在革命的洪流中担起开辟中国现代医学之路的重任，履行匡时济世、救死扶伤的使命。科学与人文成为协和最鲜明的底色。

在共产党人争取中华民族独立的道路上，协和将治病救人与国家民族利益紧密结合。从建立扎实全面、科学严格的育才体系，到不畏艰险勇于开创公共卫生的先河，协和先辈们对科学真理与治病救国的执着追求，以严谨开放的治学态度、攻坚克难的精神毅力，在中国医学科学独立发展道路上留下一枚枚坚实的脚印。协和从社会剧烈动荡中走来，经历过血与火的洗礼，心怀慈悲与苍生的人文大爱，从率先建立社会服务部荫蔽贫苦群众，到不遗余力在传染病领域开疆拓土，敬佑生命守护百姓，从惠及民众的农村保健网，到见证中国共产党人披肝沥胆的珍贵病案，以大智大仁赓续协和精神，挥洒书写家国情怀。

治病救人与治"病"救国

20 世纪初的中国正处于特殊的时代背景下。一方面，帝国主义列强在中国横行霸道，疯狂攫取利益，令中国山河破碎，陷入四分五裂的军阀割据与混战中，在半殖民地半封建社会的深渊中愈"病"愈重；另一方面，西学东渐，一批有识之士希望通过兴办学校、医院等来唤醒民众，解除民众病痛，根治社会痼疾。然而，各种政治势力及其代表人物纷纷登场，都未能找到真正的出路，中国人民依然生活在苦难和屈辱之中。

为了拯救积贫积弱、哀鸿遍野的中国，无数仁人志士毅然踏上救国救民道路，寻求治"病"救国的良方；还有一些人则选择"不为良相，便为良医"，誓为治病救人而奉献一生。

协和学术会堂二层院史陈列馆前厅的《协和赋》以"与党同龄，与国共运，与民长在，与时俱进"16个字概述了协和与党的领导、国家发展、社会需要和人民期盼紧密相连的成长历程。

1921年7月下旬一个寻常的夏夜，上海法租界一座二层居民小楼，一场秘密的小型会议正在召开。这是中国共产党召开的第一次全国代表大会，会上正式确定了党的名称为"中国共产党"，一个以马克思列宁主义为行动指南的新型无产阶级政党诞生了。中国共产党的创建是中华民族发展史上开天辟地的大事变，从此，中国人民谋求民族独立、人民解放和国家富强、人民幸福的斗争就有了主心骨。这一事变深刻改变了中国，也深刻影响和重塑了整个世界格局。

相隔不到两个月的9月16日，在北京豫王府旧址上兴建的雕梁画栋、碧瓦飞檐的协和宫殿式建筑群，迎来了世界各国的优秀学者与社会名流，在这里，他们共同见证了隆重的北京协和医院开幕典礼。

协和医学院及协和医院的前身是1906年由英美六个教会在中国合办的第一所在政府正式立案的医学院校——协和医学堂。20世纪初，远在大洋彼岸的美国石油大王洛克菲勒父子选派著名医学家组成医学考察团，先后三次来中国考察，最终决定在原协和医学堂的基础上，出资重建一所"可与欧美最优的医学校相媲美"的医学院及其附属医院，作为其慈善投资的一个重大项目。在洛克菲勒家族的雄厚资金支持和当时

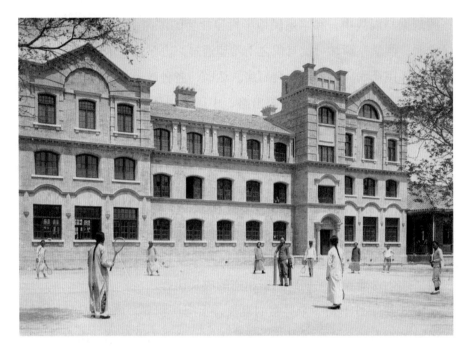

■ 协和医学堂哲公楼

中国政府的全力配合下，一大批国际著名的医学家和医学教育家，带着医院管理和医学教育改革的先进经验来到中国，在这块神奇的东方土地上"聘请世界第一流学者、创建远东第一流医学院、培养第一流人才"。1917年，当刻有"民国六年"字样的巨大奠基石沉稳落地的那一刻，一所承载了太平洋两岸科学梦想的医学院和医院由此诞生。

在那个"敢教日月换新天"的大时代，"敢"既可以理解为匡时济世、不畏牺牲的大决心，也可以理解为求真探索与悲天悯人的大情怀。在此后一个世纪的漫长岁月里，这种"一切为了人民"的红色基因深深镌刻在中国共产党的百年奋斗史中，也烙印在协和护佑人民健康的百年征程里。

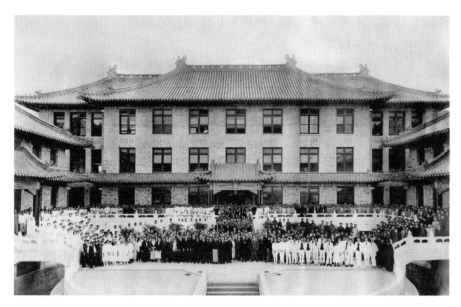

■ 开幕典礼期间协和医院全体员工合影

协和育才的价值理念

　　协和医学之路从一开始就注定比其他专业道路更为艰辛和漫长，且充满挑战。这是一条医学精英之路，有勇气走上这条道路的年轻人并不多，有能力走这条路的人更少，走上这条道路并能坚持走下去的人则少之又少。但协和育人的价值目标，就是培养这条道路上的"领跑者"。基本功是起跑线，但决定医学生们能走多远的则是熔铸在学术里的信仰。古往今来，中华民族传统文化赋予医学以仁慈至善的精神内涵，常言"大医精诚"，这种"精"是至精至微之事，是精湛的医术、求精的探索；这种"诚"是至仁至大之事，是挚诚的仁心、赤诚的初心。从各项教学制度到师道传承的潜移默化，现代科学体系赋予协和育才经久不息的光芒，协和始终高举科学精神与人文精神两面旗帜，构建起独特的育才价值框架。百年间，从这座规模不大的医学圣殿里，走出一大批严谨踏实治学、不懈探求真理、敬畏敬佑生命、心怀慈悲与苍生、堪当国之重器的栋梁之材。

科学精神与人文精神并重

医学不同于其他学科，需要具备较好的自然科学与人文科学基础，才有可能成为高质量的医学人才。这一综合的学科属性使医学生形成了理解世界的独特方式。在今天看来，一名"好医生"除了要有一副"科学脑"，还要有一颗"人文心"，即必须具有一定的心理学、社会学以及其他人文科学的修养和素质。而在一百年前，协和就将科学精神与人文精神并重作为协和育才的主要特点之一，形成了独树一帜的培养模式。

在协和创办初期，中国的综合大学还达不到协和期望的医预科水平，为了保证协和生源的高标准，协和一边自办医预科，一边每年拨款资助其选定的燕京大学、南开大学、湘雅医学院等 13 所综合大学，以提高这些大学的医预科教学水平。直到 8 年之后，这些大学达到了协和要求的标准，协和才停止自办医预科，与燕京大学建立起合作关系。燕京大学培养的学生成为协和医学院本科的主要生源。三年的医预科学习结束后，学生们再到协和医学院进行五年的本科教育学习。从医预科教育到医本科的二年级，医学生们将在严谨、浓厚的学术氛围中接受熏陶，打下坚实的医学基础。协和护理预科教育也设在燕京大学，学制为一年。

在培养学生的科学精神方面，学校强调实验室教学以及师生合作研究，重点发挥学生的学习自觉性，特别着眼于培养学生的独立学习、独立思考和独立工作能力。最让学生们难忘的是医本科时期药物学 Van Dyke 教授的考试。一次，Van Dyke 教授出了 100 道听力题，他一边念题，要求学生们一边作答。老师在答对的题上画"+"，给 1 分；答错的画"－"，倒扣 2 分；全不答，得 0 分；全不对，就 –200 分。老师念题很快，而且不重复，学生几乎无暇思考就得马上作答，如果稍微犹豫，下一道题就出来了。这些题在课本上根本找不到，都是老师课堂上讲过的，但老师讲课很快，又完全用英语讲，很难懂，所以有的同学考了三次才过关。在做实验前，学生须签借条才能使用有关的动物标本及器材，有时还须查阅文献，附上一段简要的论述。如果仪器或器材有所损坏的话，学期终了时须按价赔偿。这些规章看起来比较琐碎，但很重要，使学生不仅通过实验充实了学习内容，更养成了科学的精神和严谨的态度，以及爱护公物的良好习惯。

医学生同时需要具备广泛扎实的人文学习基础。医预科的课程设置很多元，除了必修的中英文、数理化及生物课程外，还设置了文学、历史、哲学、社会学、遗传学、心理学、经济学、音乐以及宗教学等诸多门类的选修课程，涵盖了社会科学、自然科学以及人文科学等领域，每一门课程都从不同角度体现着对"医学的人性"和"医学的社会性"的要求，因为"医学治疗的是有病的人，而不是病"。1954届协和毕业生、著名血液内科专家张之南教授回忆他参加燕京大学医预科的入学考试时，其中英文考试的一道题目是用英文写出《桃花源记》，不仅要求考生会背原文，还能翻译成英文，其要求之高可见一斑。另一位燕京大学医预科的学生回忆，三年中，他先后选修过文学家梁启雄先生的"史记"、史学家聂崇岐先生的"中国通史"、齐思和先生的"春秋史"、翁独健先生的"东洋史"、心理学家沈乃璋先生的"普通心理学"、心理学家夏仁德先生的"精神卫生"、社会学家赵承信先生的"社会学基础"等课程。这些"天团"级教授讲授的课程也激发了医学生们的人文情怀。

在协和医本科的后三年，科学教育与人文教育的交融渗透更为深入，将医学生对医学的深入理解和对人性的深刻思考建立在临床实践中的亲身体验之上。如学生们在进行肌肉生理实习时，使用青蛙大腿的二头肌作为材料，初入医学时手常常不听使唤，难以做出满意的结果。但不管用多少时间，学生一定要做出来，经助教签字认可才行。有的学生弄到半夜，有时第三天还在抽时间做。在实验的过程中，学生还要自己

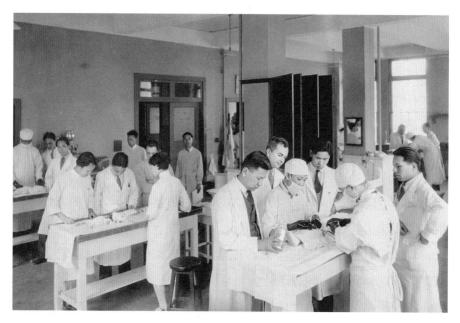

■ 医学生在实验室上课

制作病理切片，辨认这是什么组织或病变。如果学生学习不扎实或不细心，病理诊断就可能发生遗漏；在未来治病救人过程中，病人就可能因此而被耽误治疗甚至失去生命。正是这些严格的要求，才培养了一代代协和人孜孜不倦进行科学探索的毅力，以及对生命的敬畏与尊重之心。

协和从医本科三年级临床实习开始实行导师制，导师们潜移默化地赋予学生正直善良的品德和积极求知的精神。上课时老师不要求学生死记硬背，而是通过提问的方式鼓励学生独立思考，从而培养学生独立钻研的本领。从医预科、医本科、实习医师、住院医师、总住院医师的临床成长路径，到大查房、临床病理讨论会等严谨开放的学术活动，学生们经常能看到内科张孝骞教授在查房时亲自带领病房医生去核对一个个体征，在显微镜下观察病人的病理切片；妇产科林巧稚教授带领病房全体医生去病理科或放射科讨论疑点，对异常发现反复核查。1943届协和毕业生、著名血液病学专家张安教授对当年他写的第一份病历记忆犹新。他写的病历要由导师——协和内科钟惠澜教授审核修改。钟教授用红笔给他改得很花，等到最后确定下来，已经没几个字是自己写的了。正因为导师改得如此一丝不苟，张安才进步飞快，终身受益。导师的这种严谨治学的态度对学生的影响无疑是意义深远的，他们对待病人的温情也让学生们记忆犹新。1943届协和毕业生、著名妇产科专家宋鸿钊教授清晰地记得，他在临床实习时，有一次为一位重症患者做检查，他一伸手就掀开了患者身上的被子，准备开始检查。老师立刻上前，制止了他，严肃地说："这样做会一下子让病人身体暴露太多，你应该一点一点地拉开被子。"这些爱护病人的点点滴滴影响了他的一生。

从高、从难、从严的教学思想和工作要求，促使勤奋的协和学生更勤奋，使他们的潜力得到充分的发挥，培养了他们主动自学、独立思考、克服困难、勇于创新的宝贵品格，为他们今后的事业发展打下良好的基础。另一方面，通过学习，他们中的大部分人逐步加深了对医学专业的认知，进而产生了强烈的热爱和执着的追求，乃至甘愿为医学事业甚至国家民族的利益奉献终生。

心系民众的事业心与家国情

尽管旧中国选择从医的知识青年其学医动机多种多样，但进入协和后，立即受到周围强烈的求知思想、严谨的科学作风、浓厚的学术氛围和执着的敬业精神的熏陶和影响，很快便开阔了视野，树立了志向。

为了使医学生走出"象牙塔"后能将人文意识转变为自觉行为，协和医学院不仅在医本科阶段设置了公共卫生课，更不断拓展院外的社会课堂，让医学生们就寄生虫病、流行病等社会现实问题进行调查研究，避免将医学局限于医院医疗的狭小范围内。20世纪二三十年代的中国积贫积弱，协和却在这一时期创建了城市和农村两个公共卫生实验基地，其骨干都是协和毕业的医生和护士。医学生有4周时间进行公共卫生实习，护士有1—2周的农村护理实习。

当时的公共卫生事业即使在世界上也处在萌芽阶段，从事公共卫生事业困难重重，且不被人理解，需要不断克服世俗的偏见。但是，在1924年至1933年间，协和毕业生所选择从事专业的排名中，排在第一位的是内科，第二位便是公共卫生，这与当年公共卫生事业在中国乃至全世界医疗领域并未受到足够重视形成了鲜明对比。正如1943届协和毕业生、营养学家范琪教授所说，当时社会上开业医生可以获得很高的报酬，但由于受老师们的影响和协和学术气氛的熏陶，他们逐步明确，毕业后不能仅当一名开业医生。正是基于这样的想法，范琪教授毕业后选择在北平市卫生局第一卫生事务所担任医师兼公共卫生系助教。1929届协和毕业生陈志潜，在获得哈佛大学公共卫生学硕士后，回到河北定县农村卫生实验区主持工作，在其所著《中国农村的医学——我的回忆》一书的绪论中，道出了他们这些协和人毅然投身公共卫生事业的初心："我对向中国亿万农民传播现代卫生保健的裨益这一问题的兴趣来自若干坚定、持久的信念，即任何一个国家的强盛有赖于普通民众……只有当代医学能使普通人民受益，而不是仅限于有特权的少数人受益时，对国家的卫生体制才能产生重大的影响……从事卫生事业，才能使我比仅仅专长于皮肤病学能对中国作出更大的贡献。"

在一代代协和人中，像陈志潜、范琪这样投身公共卫生事业的医护前辈数不胜数。22岁的张孝骞在《学生救国报》（现《新湖南》杂志）上发表评论："外人虽欲伸公论，然而爱莫能助也；欲救中国之亡，中国宜自努力。"1927届协和护校毕业生聂毓禅为解决国家的贫、愚、弱、私而学医，后来又改学护士专业；宋鸿钊因耻于"东亚病夫"之讥，立志从医。

无论是烽火连天中立志救国，还是在艰苦岁月里砥砺奋进，协和培养的人才，他们所追求的绝不是一己之利，甚至不是个人事业上的成就感，而是将自己的事业与国家民族的利益紧紧结合在一起。正因如此，无数协和先贤不惧医学之路的艰辛，甘愿为国为民奉献一生。

直达民众的医疗服务

中国医院社会服务部的起源地

协和建院之初，就诊者大多来自殷实之家，但也不乏囊中羞涩的病人。针对不同病人，医院设置了 A、B、C、D 四档门诊挂号档位：A 档类似于"特需"病人，可指定某位医生看病，但化验费、检查费、药费都要提高好几倍；B 档只需支付正常费用；C 档可减免部分费用；D 档则完全免费。而病人的经济状况需要详细调查和甄别，承担这项重要工作的是协和医院自成立之初就设立的关键部门——社会服务部，这也开启了我国医院提供社会服务的先河。

社会服务部的诞生离不开"社会工作"学科的发展。20 世纪初，"社会工作"作为一门学科和专业在美国有了很大的发展。1921 年 5 月，洛克菲勒基金会选派 33 岁的浦爱德（Ida Pruitt）女士担任北京协和医院社会服务部首任主任，她是生长在中国的美国人，其父母曾在山东开办过学校。浦爱德曾在麻省总医院系统学习社会工作，有着出色的双语能力和丰富的社会服务工作经验。

在当时封闭的中国，想要以利他主义精神开展医院社会工作绝非易事，更何况这对于世界来说，都还是一股新潮。1921 年，协和的社会服务部仅有浦爱德和两名兼职工作人员。随着社会服务工作在协和一步步深入，社会服务部到 1927 年达到鼎盛，工作人员达到了 30 余人，分派在各科门诊、病房 1—2 人，他们负责对所有住院病人和申请救助的门诊病人进行访问。在浦爱德的带领下，部门内又成立了职工社会服务部、怀幼会和调养院等机构。

"对多数病人进行经济上的暂时性救助不都是必要的，但是精神或情感上的救助却是非常必要的。要让病人接受医生的治疗方案，还要

13

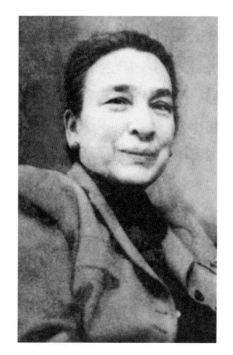

■ 浦爱德女士

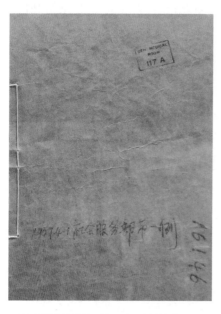

■ 社会服务部第一位服务对象的病历

帮助病人重返社会，并尽可能使病人自力更生。"浦爱德温柔而坚定，用实实在在的行动鼓励、帮助着病人。社会服务部搭建起了医生和病人之间的桥梁，他们作家庭访问，根据患者情况给出"社会诊断"，与医生的疾病诊断互为补充。在治疗过程中，社工人员也会积极开展个案调查并对病人进行随访，既预防病人的旧病复发，对病人健康负责，又为医生科研工作提供必需的资料。对于经济困难的病人，提供减免医疗费用、分期付款，资助衣食、路费及殡葬等方面的救济。在1921—1950年间，协和社会服务部完成了10689例"社会治疗"个案，被老百姓亲切地称为"帮穷部"和"救命部"。

我国知名社会学家吴桢1934—1941年曾在协和医院社会服务部工作，让他印象最为深刻的是每周举行一次的个案分析讨论会。每位社工人员轮流上台介绍自己完成的有深度的个案，大家进一步讨论后提出建议，这种分享的形式效果甚好。吴桢曾在讨论会上分享过一个让他印象极深的个案。那天一位伤势极重的农妇被送来医院，她被丈夫抛弃，儿子也不肯赡养她，故而一时愤而刎颈自杀。在协和耳鼻喉科住院做完手术之后，仍然无法正常讲话，还需要进一步手术，置入气管。但是她无家可归，又失音丧失了自谋生活的能力，一连串沉重的打击让她失去了对生活的信心。在浦爱德的指导下，吴桢做了大量工作，最终为农妇配置了银制的人造气管，恢复了她的语言能力，并帮助她找到了一份临时工作，让她重拾起生活的勇气。这只是协和万千社会服务个案的其中一例，而每一例都细致记录了病情、救助过程，字里行间体现着人世间的温暖。

1937 年 7 月 7 日，卢沟桥事变的枪声打响了，侵略者的铁蹄践踏了北平郊区。北京协和医院的医护人员冒着生命危险，用卡车从北平郊区接回了 300 多名伤员，将他们与帅府园原卫戍医院遗留下来的 200 余名伤兵共同照料。社会服务部的丁汝麟和吴桢两人专门负责红十字会医院的工作，与日军展开或明或暗的斗争，没有让任何一名伤兵落入敌人之手。抗战期间，社会服务部也想尽一切办法，顶着枪林弹雨，为近郊的游击队、八路军输送战时所需的医疗器材和药品。

协和医院以开放的姿态成为中国乃至亚太地区当之无愧的社会工作培训中心。济南齐鲁医院、南京鼓楼医院、上海红十字会医院等社会服务部的成立都得到了浦爱德女士及其下辖医务社工们的耐心指导。成都华西协和医院、重庆仁济医院、上海仁济医院曾派人至协和实习，期满后回医院任社会服务部主任。燕京大学、辅仁大学等大学社会学系的许多学生也曾来协和医院社会服务部实习。到 1952 年，协和社会服务部培养了数以百计的社会工作者及社会工作师资，点亮了暗夜里无数希冀的灯塔。

早期传染病防治的"拓荒者"

同样扎根贫苦群众之中的还有在传染病领域开疆拓土的协和大医。20 世纪二三十年代，传染病、寄生虫病在中华大地肆虐，结核、伤寒、

15

梅毒、猩红热、天花、回归热、斑疹伤寒和黑热病等都是让贫苦大众闻风丧胆的噩梦。

协和人为了挽救万千百姓的生命而不遗余力，研究不辍。内科感染性疾病负责人骆勃生（Oswald H. Robertson）、副手杨怀德（Charles W. Young）带领来自内科学系、微生物/寄生虫系、病理系、生理学系等多个专业的学者，开展调查研究，发表了大量论文，这些成果至今仍是中国乃至世界关于传染病、寄生虫病的标志性研究，为此类疾病的诊治和控制作出了不可磨灭的贡献。其中尤以黑热病的研究极为出色，已经载入世界医学史册。

黑热病是杜氏利什曼原虫（黑热病原虫）所引起的慢性地方性传染病，以肝、脾、骨髓、淋巴结的损害为主，曾在国内 665 个县（市）肆虐，至少有 53 万人染病，患者多为贫苦百姓，死亡率很高。

当时，西方学者认为黑热病存在三种病原体，病犬体内的犬利什曼原虫和病儿体内的婴儿利什曼原虫分布在地中海地区，杜氏利什曼原虫存在于印度、中国病人体内，且这三种原虫毫无关联。就在这一西方论断被奉为圭臬的时代，一位祖籍广东、勤奋且极富创新思维的协和内科教授，向西方黑热病的权威发起了挑战，他就是钟惠澜。

因家境贫困，钟惠澜的父亲在他年少时便因中毒性痢疾去世，钟惠澜因此立志要治病救贫。勤奋且极有天赋的钟惠澜 1929 年毕业于北京协和医学院，1934 年在德国汉堡热带医学与卫生学院参加研究工作，1935 年返回协和医院内科及热带病研究室工作。

钟惠澜没有迷信西方学者的论断，而是用整整三年时间进行了大量调研，发现人、犬之间还有重要的中间宿主——中华白蛉。他大胆推测：西方学者认为的三种病原体实际均为同一种利什曼原虫。

为证明这一论断，必须进行人体试验。钟惠澜自己曾在研究时感染过黑热病，有了抗体，无法参与试验。在传播途径亟待验证的情形下，他的夫人李懿征医生自愿成为这一试验的志愿者，接受皮下及皮内注射

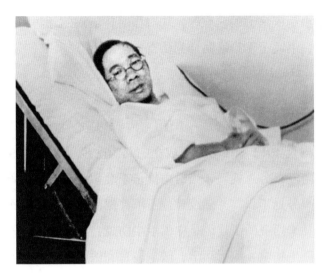

■ 1939 年，为研究黑热病而被感染的钟惠澜在病房

犬黑热病病原体。5 个月后，李懿征出现了黑热病的典型表现，经胸骨穿刺在骨髓内也发现了病原体。后来钟惠澜在田鼠身上接种杜氏利什曼原虫，也产生了典型病变和大量病原体。这些发现完全证实了犬、人、中华白蛉之间的感染链，对黑热病的防控决策具有重要的指导意义。

结论从临床实践而来，又回归临床指导实践。钟惠澜首先提出的骨髓穿刺法和"钟氏黑热病补体结合试验法"，对当时我国广大地区黑热病的预防、早期诊断和治疗作出了重要贡献。

钟惠澜、谢和平、李宗恩、吴朝仁、福科纳（Clauder E. Forkner）、王季午等协和人经过艰苦努力，为 20 世纪 50 年代中国彻底消灭黑热病打下了坚实的基础。据 2020 年全国法定传染病报告统计，黑热病发病率为 1.44%，死亡率仅为 0.01%。

协和在传染病临床研究领域不断开拓，如辛瑟尔、谢少文等对立克次体疫苗的研究、谢少文对布氏杆菌病流行病学的研究、吴朝仁和谢少文对伤寒病例的回顾性研究、钟惠澜和张曦明对伤寒和脑膜炎床旁鉴别的探讨、黄祯祥对病毒培养领域的研究、福斯特（Ernest C. Faust）等对中国寄生虫病疾病谱的研究等，均对当时传染病的预防和临床诊治有着重要价值，书写了传染病防治的传奇。

中国公共卫生事业的传奇

对于传染病而言，诊治是一方面，预防更是尤为重要。中国近代最早的防疫机构是 1912 年在哈尔滨成立的北满防疫事务处（1916 年更名为"东三省防疫事务总处"），当时由抗击东北鼠疫的核心人物——伍连德博士主持事务处工作，并陆续建成了滨江医院等 6 所防疫医院。祖籍广东、生于马来西亚的伍连德是中国卫生防疫、检疫事业创始人，中国现代医学、微生物学、流行病学、医学教育和医学史等领域的先驱，也是北京协和医学院及北京协和医院的主要筹办者之一。

在协和医院开幕典礼之后举行的国际顶级学术讲座中，伍连德博士作为唯一受邀的华人发表了题为《东北鼠疫防治经验报告》的演讲，这印证了西方医学界对伍连德博士的认可，也从侧面反映了传染病在那个时代所受到的高度重视。

另一位在中国乃至世界公共卫生事业史上书写传奇的是协和公共卫生系主任兰安生（John Black Grant）。这位自幼在中国长大的美国少年是个"中国通"，对中国的公共卫生状况极为了解。历史选择了兰安生，他也未曾辜负历史，他坚信"一盎司的预防胜过一盎司的治疗"。

怀揣着丰富的公共卫生工作经验和对底层悲苦民众的极度同情，兰安生决定在这个世界上人口最多的国家白手起家，开创公共卫生事业。他提出"建立预防医学的教学现场"的想法，为医学生开设公共卫生课，在中国公共卫生事业发展史上写下了浓墨重彩的第一笔。

1925 年 9 月，中国第一个公共卫生事务所——京师警察厅试办公共卫生事务所（1928 年更名为"北平市卫生局第一卫生事务所"，简称"一所"）在北京成立。

一所指定的卫生示范区，行政方面由政府管理，随着政府政体变更先后由京师警察厅和北平市卫生局管理；但绝大部分经费由协和提供，并负责规划和管理该区的公共卫生相关活动。因此，兰安生成功地将一所建成了协和公共卫生系（后来也包括护校）的教学现场，尽管它名义上仍然保留着政府机构的形式。

为解决示范区 10 多万居民各个生命阶段可能出现的疾病和健康问题，一所建立了特有的医疗保健网，最基层是以学校卫生和工厂卫生等为代表的地段保健，中间一层是医疗保健各科门诊，最高一层是合同医院，例如当时的协和或其他医院。这是后来中国三级卫生网的雏形。

一所设置了普通门诊、普通外科（含耳鼻喉）、结核病科、牙科和妇幼保健科。对妇幼保健科尤为重视，设有健康儿童门诊、小儿科门诊、营养门诊、梅毒治疗门诊和产前产后检查门诊。产科门诊的助产士几乎随叫随到，一刻不延误，极大地提高了产妇安全和胎儿存活率，且收费也较合理。

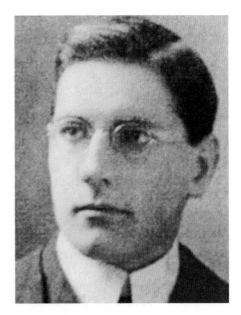

■ 兰安生

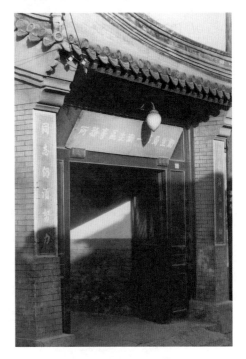

■ 北平市卫生局第一卫生事务所

19

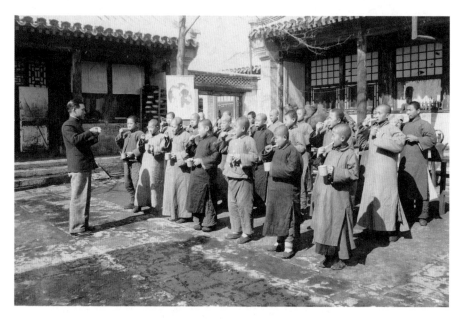

■ 第一卫生事务所工作人员指导青少年刷牙，养成良好卫生习惯

从 1925 年到 1952 年，兰安生创办的第一卫生事务所作为教学现场存在了近 27 年。在此期间，协和每年都有数十名医护人员去示范区见习、实习，全国各地的专业人员也前来学习，公共卫生人才得到规模性培养，协和模式很快在全国推广。

在兰安生的带领下，这一时期可谓协和完善公共卫生布局的黄金时期，也翻开了农村公共卫生的崭新一页。

1929 年 11 月，1917 年毕业于协和医学堂的杨崇瑞主持创建了北平国立第一助产学校，这是中国第一所现代化的助产学校，推动了助产教育大发展，护佑着孕产妇和新生儿的安全。

1935 年初，一个包含村、区、县三级的医疗保健体系在定县建成了。这一医疗体系基本解决了大多数农民无医、无药的困难，在定县消灭了天花、黑热病、霍乱，大大减少了其他胃肠传染病，儿童的沙眼、头癣、婴儿破伤风均明显减少。无论病情轻重，病人都能得到及时的诊断和治疗。陈志潜在 1933 年提交的年度报告中提到，在当年的一次

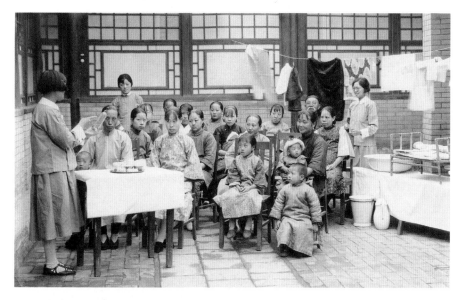

■ 公共卫生护士入户讲解妇婴保健知识

霍乱流行时，拒绝入院的患者死亡率很高；而入住当时区卫生中心医院（定县模式三级医疗网的最高级机构）的 45 例患者均顺利康复。

自此，协和医学生和护校学生纷纷走出校门，在北京的城区走街串户，或下乡为农民建立农村保健网。曾经被人们误解的贵族医学，正在一步步走向更多的中国人，走向农民，成为一种更关注民众的医学。

然而，1937 年七七事变的爆发使这项刚刚发展起来的事业夭折于襁褓之中。尽管如此，协和的公共卫生实践对传染病防治模式仍然有着重要的启发作用，协和的成功经验曾推及全国并为欧美所效仿，在 40 年后得到联合国《阿拉木图宣言》的响应，成为全世界初级卫生保健的标杆，因此协和也被誉为中国公共卫生事业的起源地。

早期共产党人与协和

在北京协和医院院史馆第一展厅的展柜里，摆放着十几份近百年前

■ 孙中山的住院登记表

的老病历。百年未变的牛皮纸病历封面上，写着这样一些名字：孙中山、宋庆龄、蒋介石、宋美龄、张学良、于凤至、冯玉祥、高君宇、石评梅……这些社会名流都曾到协和看过病，他们的病案也全部保存至今。

高君宇是与协和结缘的中国共产党早期革命活动家之一。1920年10月，李大钊在北京建立共产党早期组织，高君宇是首批成员之一，后又当选为北京社会主义青年团第一任书记、中央执行委员会委员、党中央教育委员会委员。1921年7月，中国共产党第一次全国代表大会召开，中国共产党成立，高君宇参会并成为第一批共产党员。1922年7月党的二大、翌年三大，高君宇均当选中央委员。

然而，这位刚刚奏响人生激昂序曲的英才，生命却永远定格在了29岁。关于高君宇去世的原因，长期以来一直流传其因患阑尾炎住进了北京协和医院，医院延误了治疗，导致其病情恶化而去世。直到1989年，北京市委党史研究室为了解高君宇在协和医院住院的情况，开始查找病案。北京协和医院病案室公开了当年高君宇的病案，这份病案全部用英文书写，自高君宇入院起每隔两小时便做一次翔实记录，直至其生命尽头，病案揭开了这个尘封多年的历史谜团。

1924年，高君宇受共产国际的委派，以共产党员的身份加入国民党，并受到孙中山先生赏识，担任孙先生的秘书。1924年10月，冯玉祥发动"北京政变"，电邀孙中山北上，共商国是。为了推动中国共产党和国民党共同发起的"国民会议促成会"顺利召开，高君宇伤病未愈，便陪同孙中山先生北上进京。本来就有肺病、经常咳血的高君宇，一路劳顿后，病情愈加严重，不得已住进了一家德国医院。住院期间，医生强迫他卧床静养，但他心系革命事业，待病情稍有好转，便一再要求出院。出院后，高君宇不顾医生叮嘱，立即夜以继日地投入到国民会议促成会的紧张筹备工作中。

　　1925 年 3 月 1 日，万众瞩目的国民会议促成会全国代表大会开幕，高君宇被推举为代表，带病出席。3 月 2 日，他感到腹痛难忍，并伴有发烧、恶心、呕吐等症状，但仍坚持开会。到了 4 日，他实在支撑不住了，被送进了协和医院，医生诊断为急性阑尾炎并发腹膜脓肿，需马上手术。病案上还留有高君宇在手术单上的亲笔签字，化名 Kao Chien—pai(译音：高坚柏)。病案记录当晚手术打开腹腔后，"明显看出腹膜大面积脓肿，阑尾壁增厚，并在三分之二处有破裂"。3 月 5 日，手术后的高君宇"身体非常虚弱"，"脉搏微弱，腹部肿胀，身体状况极差"。高君宇的恋人、同为革命活动家的石评梅闻听此讯，立即坐车赶来协和

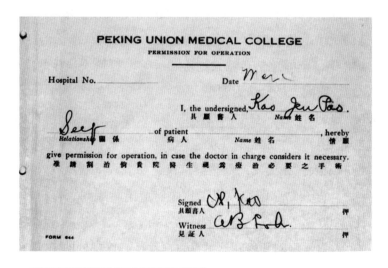

■ 高君宇亲笔签署的手术知情同意书

医院，但她听到的只是医生无奈的叹息："太晚了，太晚了，不过我们正尽力抢救。"是夜，高君宇"体温升高，出现败血病症状"，虽经过医生全力救治，但终因病情危重，加之长年疾病缠身、体质虚弱，于3月6日凌晨永远离开了令他万般不舍的共产主义事业。

"我是宝剑，我是火花，我愿生如闪电之耀亮，我愿死如彗星之迅忽。"正如写在高君宇墓碑上的这首言志诗，他的一生短暂而辉煌。病案记载了高君宇生命最后27小时在协和的印记，揭开了历史的真相，也见证了这位共产主义战士生命不息、战斗不止的革命精神。

早期中国共产党人与协和有更深的渊源。如今随着病案的发掘，打开历史尘封的记忆，无数为民族解放事业作出贡献的无名英雄的故事，也一一水落石出。

1923年2月4日，京汉铁路两万多工人为争取集会、结社的自由权利，在中国共产党的领导下举行了声势浩大的罢工运动，使北京至汉口长达1200多公里的交通命脉在三小时内完全停摆。7日，高君宇受党的委派，领导长辛店工人进行斗争。军阀吴佩孚调动两万多军警对罢工工人进行血腥屠杀，制造了震惊中外的"二七"惨案，包括长辛店铁路工人赵长润在内的52人壮烈牺牲，300余人负伤。当时赵长润遭受镇压军队的枪击，伤及胸部，被送到北京协和医院急诊诊治。时隔55年后，1978年，全国总工会派人到协和医院，找到了当年的病案及诊疗记录，赵长润同志被追认为烈士。

1926年3月18日，在中国共产党及其创始人、中共北方区委领导李大钊同志的组织下，北京总工会、学生联合会等60多个团体和80多所学校5000余人，在天安门前集会抗议，要求段祺瑞执政府拒绝八国通牒。会后，群众结队前往段祺瑞执政府请愿时遭到军警枪击，当场47人牺牲，200多人受伤，李大钊、陈乔年均被打伤，年仅22岁的北京女子师范大学学生刘和珍壮烈牺牲。这就是震惊中外的"三一八"惨案。鲁迅称这一天为"民国以来最黑暗的一天"，亲作《记念刘和珍君》

■ "三一八"惨案中受伤学生的病案

一文，追忆这位始终微笑的和蔼学生，痛悼"为中国而死的中国青年"。

1985 年，共青团北京市委整理"三一八"惨案史料，到北京多家医院查找当年伤亡患者情况，但因各医院对 1926 年的病案均未保存，因此无从查证。团市委同志怀着试一试的想法来到北京协和医院，结果根据档案上的姓名不仅找出了当年被送到协和医院抢救的近 20 名伤者的全部病案，另有一名档案上没有记载的伤者的病案也被找了出来。市委同志根据病案提供的线索，一一联系到了健在的伤者。通过此次调查，厘清了"三一八"惨案的历史真相，使本来难以调查清楚的问题得到解决。调查人员非常感激协和医院提供的珍贵资料，对病案科的病案保存管理赞赏有加。

协和病案在实时记录患者病情的同时，也成为弥足珍贵的历史见证。病案中有中国共产党的朋友埃德加·斯诺、安娜·路易斯等国际友人，也有周恩来、邓小平、杨尚昆等共产党领导人。细细读来，隐约可见共产党成立之初的激荡岁月，更可见一代代共产党人披肝沥胆为信仰而战的豪情壮志，在这些泛黄的纸页上，个人的命运与时代交织，映照历史的风云变幻。

二 烽火年代的红色印记

　　1925年"五卅运动"之前，协和的图书馆里所有书刊都是国外的，一份中文报纸都没有，只有少数学生订阅《时报》，了解一点社会情况，大多数学生则是"充耳不闻天下事，一心只读医学书"。

　　"五卅运动"的爆发就像一声惊雷，打破了象牙塔的沉静，成为协和师生们思想上一个重要的转折点。国难当头，他们开始关注国家和民族存亡，并决心报效国家，纷纷加入到反对帝国主义的爱国运动中。

　　无论是愤而起身加入爱国游行，还是以医学科普行动唤起民众卫生觉悟；无论是抗日战争的正面战场上，协和爱国志士高擎起医疗救护的火炬，还是在敌后的隐蔽战线里，为共产党地下组织提供就医的秘密通道，为晋察冀战区输送急需的器械药品；无论是医学大师们披荆斩棘保留住中国医学的火种，还是奋不顾身捍卫珍贵的病案资料，这些先辈们的故事，构成了协和在烽火年代的红色印记。

"五卅运动"唤醒爱国自觉

　　1925年1月，党的四大提出了无产阶级在民主革命中的领导权问题，决定加强党对工农群众运动的领导。2月，在中国共产党领导下，上海工人大规模罢工斗争取得了重大胜利。5月15日，日本资本家对罢工工人进行报复，开枪打死工人共产党员顾正红，打伤10余人。5月30日，租界当局大肆拘捕进行反帝爱国宣传的学生，公然开枪屠杀手无寸铁的群众，打死 13 人，重伤数十人，逮捕 150 余人。6 月 1 日，又打死 3 人，打伤 18 人，这就是震惊中外的"五卅惨案"。在中国共产党的领导和推动下，掀起了 1700 万人直接参与的全国反帝怒潮。"五卅运动"唤起了中华民族的奋然觉醒，也得到了国际革命组织、海外华侨和各国人民的广泛支持，成为具有国际影响力的反帝爱国斗争。

"山河破碎、家国不宁，我辈安能砥志研思、独善其身?""五卅运动"惊醒了醉心于医学研究的协和学子。在这之前他们致力于钻研学问，多数学生不问政治。在帝国主义铁蹄的践踏下，在"五卅惨案"中倒下的爱国学生的血泊里，协和学子终于迈出了离开"隔绝世事、潜心学问"象牙塔的第一步。但学校管理层主张"美国办的学校不该受中国政治的影响"，学生们不顾学校当局的反对，多次强烈要求停课来支援反帝爱国运动。最终学校被迫妥协，提前结束课程，同意延期考试。

协和医学院学生会很快推选出杨济时、朱章赓、李瑞林和陈志潜作为代表参加北京市学生联合会（简称"学联"），并由他们组织本校学生积极参加市学联组织的爱国运动，诸福棠、贾魁等学生积极响应。罗玉麟等协和全体男护士一致决定组织救护队，担当起对北京学生和群众的救护工作。他们在"不占医院一分钟时间，不用医院一点物资"的决议下，自行出钱购买药品和医疗物资，联系车辆。此后，协和学生救护队为北京学生和群众的爱国游行运动撑起了强有力的"保护伞"。

协和医学院生理系主任林可胜教授是协和进步师生参加爱国运动的带头人。林可胜是中国现代生理学的主要奠基人、美国国家科学院第一位华人院士。他早年赴英国读书并加入英国籍，因受其姨夫伍连德博士的感召，回国加入协和，投身中国的医学教育和人民健康事业，成为协和第一位华裔教授。"五卅运动"爆发后，林教授不顾自己英籍华人的身份，毅然带领校内进步学生上街参加全市学生示威游行。他手执"打倒英帝国主义"的标语牌，高呼"打倒英帝国主义"的口号，参加游行的同学无不为之感动和鼓舞。

"五卅运动"是协和医学生第一次接触政治运动，在学生思想上引起了很大震动。自此，协和医学生打开了认识中国社会的新大门，更加自觉地去体会医学和社会的密切关联。

"五卅运动"唤醒了协和师生的爱国热情，除了对帝国主义的讨伐，他们更多是将所学医学科学知识诉诸民生关切，其中较为突出的爱国表现就是成立丙寅医学社。

1926年，杨济时、朱章赓、贾魁、诸福棠、李瑞林、胡传揆和陈志潜等青年医生和学生共同发起成立了以丙寅年（1926年）命名的"丙寅医学社"。从1926年到1949年的23年间，丙寅医学社参与创办了多份医学刊物，进行现代医学普及宣传，以唤起中国民众的卫生自觉。其中最为引人注目的就是医学社最初创办的医学科普刊物——《医学周刊》，又称《丙寅周刊》。

《医学周刊》在当时被称为医学革命的宣传阵地。社员们在这里主张创立适应近代中国社会机制以及民众需要的新医学，用近代医疗卫生知识对民众进行思想洗礼，重构民众日常医疗卫生习俗。但由于缺乏经费不能单独出版发行，《医学周刊》只能在当时的《世界日报》上占一个不大的版面，每周发行一期，由陈志潜担任主编。据陈志潜回忆，当时周刊发表的文章内容广泛，除介绍一般卫生常识外，还对当时社会上不合理的医药现象进行揭露和抨击。如当时许多开业医生并无真才实学，用假药欺骗病人；当时主管卫生行政的警察局，只管

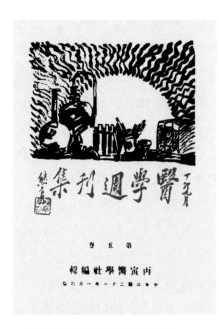

■《医学周刊集（第五卷）》封面

收取卫生费，从不关心环境卫生的改善；政府对许多烈性传染病，如天花、霍乱、斑疹伤寒、猩红热等的流行不闻不问……这些内容回应民众对卫生健康的关切、针砭时弊，得到了社会各界的关心和重视。自1926年至1930年，周刊共发行5年，每年发行一次合订本《医学周刊集》，在全国取得了很好的反响。

《医学周刊》在内容上塑造了中国现代医学科学化、社会化的形象，也使中国民众开始接触医疗卫生常识，为中国现代医疗卫生事业的发展打下思想基础。

将毕生所学向普通民众进行医学科普，是协和人融入骨髓里的热情，也是协和人根植于心的爱国情怀。健康中国，协和行动。今天的协和人以医学科普先锋者的姿态躬身于健康中国战略，正是秉持着近百年前协和先辈们的初心：民众有了健康，民族才能强盛。

中国红十字会救护总队浴火而生

在协和抗战史册里，不能不提的一位重要人物就是林可胜。他在战火中组建了中国红十字会总会救护总队，并担任总队长，在战地救护工作和军事医学训练方面作出了卓越的贡献。

1931年，九一八事变后，全国各界人士纷纷投身抗日救亡运动，协和广大师生也自发地组织起来，进行了各项必要准备和严格训练，以便遇到急需时投入到抗日医疗救护工作中去。

1932年春，协和本科一至四年级共40多名男生，在林可胜教授的倡导下，踊跃加入到学生救护队中。学生医疗救护队设队长一人，由当时生理学系助教卢致德担任。该队下设三个排，由李文铭、容启荣、邓家栋、彭达谋等人先后分任排长；俞焕文任司务长。参加的学生有：1933届男生陈国桢、周寿恺、瞿承方、方先之、黄家驷、黄克维、李洪迥、汪绍训、吴瑞萍等15人；1934届男生赵以成、周裕德、张发初、周金黄、李鸿儒、许英魁、樊海珊、黄祯祥、墨树屏、童村、汪凯熙、王季午、范日新等 19 人；1935 届男生张光璧、黄仁若、马家骥、马万森、苏启祯、宋杰、曹松年、王世浚等 8 人；1936 届男生范乐成、冯应琨、熊汝成、梁炳彝、余新恩、徐天禄等 6 人。

救护队成立后，全体队员厉兵秣马，开始了严肃的军事训练生活。从战士的基本训练做起，进行了严格的制式教练、夜间出行训练、急行军演练、野营演习以及紧急集合，担架运送，战地伤员抢救、包扎、止血等技术训练，使队伍具备了从事战地医疗救护工作的能力。

学生救护队的建立不仅受到北平广大群众的拥护和部分军政部门的重视，就连协和医学院的欧美外籍教授也都表示支持。据 1934 届协和毕业生范日新回忆，学生救护队的骨干和队员在 1933 年长城抗战时期，曾在古北口、喜峰口、多伦等地的战地医疗救护工作中担负了艰巨任务。

抗日战争爆发后，以这支学生救护队为核心力量，林可胜教授组建了中国红十字会总会救护总队，并亲自担任总队长的职务，管理并训练

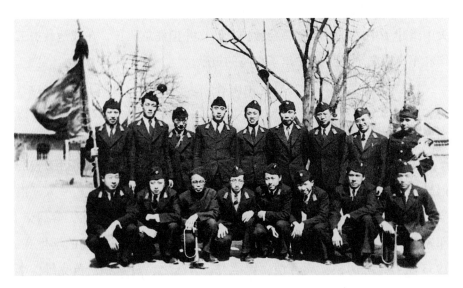

■ 抗日烽火中的协和救护队

包括解放区在内的全国各地十多个大队和几十个中队及小队，他的出色工作曾得到宋庆龄和周恩来的高度赞许。当时，国民党军队的军医力量甚为薄弱，既缺乏合格的医务人员，也缺少医疗器材和转运伤病员的运输力量。救护总队的主要任务就是组织医疗队和医护队等，携带医疗器材前往陆军医院和后方医院协助医护工作，并组织运输队协助转运伤病员，同时协助当地民间的救护工作。这些医疗救护队在八年抗战中，有力地配合了全国及地方

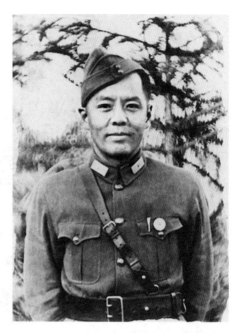

■ 中国红十字会总会救护总队队长林可胜

的医疗卫生救治工作，为抗日救亡事业作出巨大贡献。

　　林可胜教授担任救护总队队长期间，曾为新四军提供了不少药品器材，并于1938年秋在长沙组建了4支医疗队，携带医药器材前往延安工作。救护总队还设法把国际友人捐赠给八路军的药品器材护送到陕北。史沫特莱等国际友好人士常与林可胜接触，并借救护总队的车辆通行于各地之便，到各战区了解真实情况，进行采访。1939年2月，救护总队迁至贵阳，成立了军政部战时卫生人员训练所，林可胜教授担任所长。这里培养了战地医护人员近2万人，成为全国抗战救护的中心。

　　林可胜教授的医疗救护事业深为各界人士所赞扬。他虽然接受的是西方教育，但却保有高度的爱国热忱，他不仅关心我国的医学教育事业，对改善我国农村卫生条件和居民健康状况也十分重视，还把协和医学院的中国教师应有的权益放在心上。这位赤胆忠心的爱国主义战士，在中国人民反抗日本侵略的战争中，舍弃优越的工作和生活条件，毅

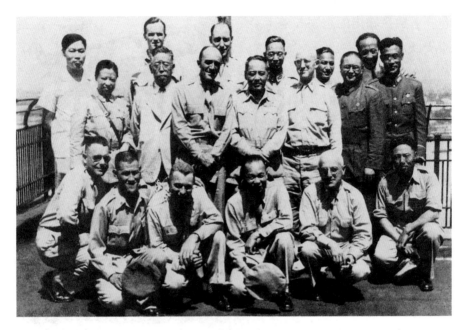

■1942 年，协和师生在贵阳图云关参加抗战医疗工作
前排左四：卢致德，左六：周寿恺；中排左起：周美玉、刘瑞恒、Gen George Armstrong、林可胜、Winston、容启荣

然决然地与祖国同胞一起共赴国难，为抗日战争的胜利作出了重要的贡献。

后方阵地的协和通道

抗战时期，由于日寇的"三光政策"，抗日根据地军民所需的医药用品极端匮乏。然而在日寇严密控制下的北平城，中国共产党的地下组织却通过各种渠道及时地向根据地输送了大批医疗器械和医药卫生用品，为取得抗战胜利作出了巨大贡献。协和医院就是这些秘密渠道中的一个联络站。

前冀中军区司令员吕正操将军在《冀中回忆录》中有一段详细的记述："为了能稳定地得到医疗器械和药品，我们与北平协和医院建立了联系，负责输送药品器材的一位是协和医院教会会长黄浩先生，一位是总务长李庆丰先生，他们都是抗日爱国的知识分子，肩负着由协和医院向冀中军区输送医药用品的艰巨任务。每月输送十几批药品器材，光是甲、乙、丙种手术包就有几百份。"

"从协和医院送来的药品器械都是先送到保定西关都会办的罗斯教会医院和南关医务所，再转运至冀中根据地。这些药品器械不仅装备了冀中军区军队的卫生部门，还装备了贺龙将军指挥的一二〇师部队。"这些文字记录下了协和在烽火岁月为抗战前线所作出的特殊贡献。

抗战时期的北平西单旧刑部街曾开设过一个"神秘"的"王光超大夫诊所"，主人是被誉为"杏林双彦"的王光超和严仁英夫妇。在这里，夫妻二人共同书写了一段为解放区运送药品的传奇故事。

严仁英是我国著名的妇产科专家、妇女保健专家，被誉为"中国围产保健之母"。1932年考入清华大学生物系，同时选修协和医学院预科必修课程，正式开启了治病救人的从医路。1935年考入协和医学院，王光超与她是同班同学，二人均于1940年毕业并获得协和医学院博士学位。

当时的"王光超大夫诊所"表面上正常对外营业，实际上是中共北平地下党的秘密联络点。王光超受弟弟、共产党员王光杰的影响，一直积极支持弟弟的抗日爱国行动，后经中共晋察冀中央局城市工作部负责人刘仁批准，王光超在家中挂牌开起了"王光超大夫诊所"。病人多时，妹妹王光美也经常当临时护士帮忙。

"王光超大夫诊所"虽不大，却成为当年革命根据地重要的药品输送站。在日本兵把守森严的北平城，王光超夫妇无数次冒着生命危险为根据地传送医疗物资。对这段经历，严仁英曾回忆："……我们在旧刑部街的家中腾出了几间空房，建了王光超私人诊所，期间不断地有地下党人来诊断治病、拿药……我印象最深的是平西抗日根据地的中共地下党负责人崔月犁，当时根据地的条件非常艰苦，缺医少药，崔月犁经常会来诊所取各种急需药品，这样的秘密行动持续了两年时间，给根据地送药，我们从没怕过。"

白求恩、柯棣华等国际友人也通过协和渠道挽救过八路军伤病员的生命。冀中军区政治部火线剧社（文工团）女演员沈乃然背部生了一个很大的肿块，白求恩大夫为其仔细检查，认为可能是一个良性肿瘤，并建议送她去北平协和医院手术治疗。后经军区首长吕正操司令员、程子华政委、孙志远主任等介绍，通过敌工部关系派专人护送她住进了协和医院。经过三个月的治疗后康复，她顺利地回到了冀中军区部队。

英国护士南丁格尔因在战争前线救治伤员而被称为"提灯女神"。在中国抗日战争中也有很多"提灯女神"，其中一位就是北平协和医院外科护士郭庆兰。

1939年5月，郭庆兰通过白求恩大夫的好朋友、协和医院凯瑟琳女士的帮助来到了抗日前线晋察冀军区，在白求恩卫生学校担任了护士班教员。次年5月，国际主义战士、印度籍外科大夫柯棣华也来到了晋察冀军区，支援中国抗日战争，并成为白求恩卫生学校的教员。由于工作关系密切，他们之间从友情发展到爱情，并结为夫妻，一年后生下一名男孩。1942年7月7日，他们一起加入了中国共产党。不幸的是，柯棣华大夫因积劳成疾，经多方医治无效于1942年12月9日去世。郭庆兰一边照顾幼子，一边在边区医院推广协和护理的工作经验，并建议成立一个男女各半的护士培训班，结业后都分配到后方医院工作，一律称作护士。自此，晋察冀边区才有了"护士"的称谓。

协和不仅是后方阵地物资通道的联络站，更在战火纷飞中筑起了一条"生命通道"。1931年9月18日，日本关东军向中国军队驻地北大营和沈阳城发动进攻，震惊中外的九一八事变爆发。短短几个月，东北三省相继沦陷。金殿春原是东北军一军七旅八团参谋，国难当头，他热血沸腾，决心辞官抗日，随后加入辽西抗日义勇军，任第四路军参谋长。

1932年5月，第四路军在四方台对日作战中，金殿春参谋长率敢死队拼死冲杀。傍晚，敌援军 600 多人杀来，金殿春见状，冒着枪林弹雨，身先士卒向前冲锋，四方台之战中第四路军获全胜，金殿春却被敌人的子弹射中右小腿，骨骼穿碎，身负重伤，被送往医院治疗。

1932 年 5 月 18 日，金殿春在协和医院住院治疗，腿部枪伤合并感染，不得不截肢。张学良闻讯亲自到北京协和医院探望，留下 400 大洋，资助他安装假肢。

翻开当时的病案记录，"义勇军"三字赫然纸上，这份病案详细记录了这位意志坚强、英勇善战的抗日英雄在何碧辉、张先林、施锡恩医师的精心救治下逐渐康复的日日夜夜。

1937 年七七事变中，北京守军第 29 军奋起抵抗，将士们表示"愿与卢沟桥共存亡"。7 月 28 日上午，日军步兵在飞机、炮兵支援下，对宛平城第 29 军营房展开进攻。第 29 军在敌强我弱、没有制空权等不利情况下，英勇抗击侵略者，第 29 军副军长佟麟阁、第 132 师师长赵登禹等英烈壮烈殉国。战役中许多负伤的英勇战士被送到协和医院接受治疗。

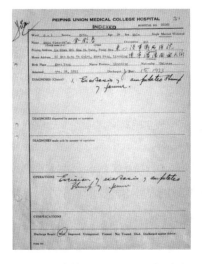
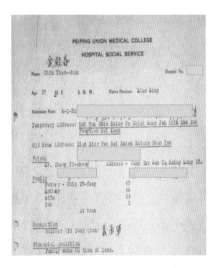

■ 金殿春在协和医院住院期间病案　　■ 写有"义勇军"三字的金殿春病案

■ 病案 1：20 岁男性士兵，1937 年 7 月 30 日入院，诊断为右上肢和右下肢穿透伤合并感染，尺桡骨枪伤、胫骨粉碎性枪伤，右下肢软组织金属异物，入院行右前臂截肢手术

■ 病案 2：20 岁男性士兵，1937 年 7 月 28 日入院，诊断为下颌骨粉碎性枪击骨折，背部和颈部枪伤伴溶血性链球菌感染，入院行下颌骨脓肿切开引流术

■ 七七事变中抗日战士的病案

病案记录显示，这些伤者全部是身受枪伤，伤及胸部、腹部、肝脏、肢体等部位。协和病案不仅留下了抗日英雄的基本信息和救治情况，也全面反映了第 29 军官兵浴血奋战的英勇事迹，更是日本侵华的历史铁证。

无论是在抗日战争的正面战场上救治伤员，还是无私无畏地为解放区输送药品器械、提供救治服务，协和以特有的方式为国家独立、民族

振兴贡献着自己的力量。立足于中国大地上的协和，始终与这块土地上的人民休戚与共、命运相连，为中华民族独立自强而不遗余力、竭力虔心。此时协和人身体里的红色基因，可能没有"根红苗正的马克思列宁主义"的理论武装，但却有"天下兴亡匹夫责、位卑未敢忘忧国"的行动自觉。

保留医学人才的火种

"七七事变后，日本军国主义的第一颗炸弹就把我的母校南开大学炸了。"我国著名临床营养学专家、曾任协和营养科主任的百岁老人查良锭在"协和老专家口述历史"中回忆道，"当时我住在天津的家里，站在台阶上，能看到南开大学被炸的情况，又恨又惊，立刻得了一场病。"

日本军队侵入北平后，协和医学院在 9 月如期开学，协和医院也照常工作，但学校与中国各地的联系几乎断绝，暑期离校的师生员工不能返校，留在校内的师生更感到国难当头。协和师生们纷纷南下，以不同的方式走上了相同的抗战道路。相当一部分医护员工在北平和天津自由结合，开设医院、诊所等，如北平的中和医院（今北大人民医院）、儿童医院、道济医院，天津的恩光医院、天和医院等，他们把协和的优良传统和办学经验带到了全国各地。谢元甫、钟惠澜、关颂韬、孟继懋、卢观全、林巧稚等相继应聘北平中和医院，并带去曾宪九、周华康、冯传汉、胡懋华、吴阶平、黄萃庭、张安、葛秦生等一批青年医生，将这所原由法国修女管理的医院改造成"小协和"，这也为协和在 1948 年复院保留了业务骨干。

"生命的泉，即使拌和着血和泪，也要在自己的国土上流淌……"受命于危难之际的协和人还有一代医学先驱张孝骞。张孝骞教授是我国消化病学的奠基人、中国科学院首批学部委员，1923 年从湘雅医学院来到协和，担任住院医师、总住院医师。他毕生致力于临床医学、医学科学研究和医学教育工作，培养了大批医学人才。随着卢沟桥事变枪声的打响，战争的硝烟烽火渐渐吞没了张孝骞正在全力攀登的实验医学金字塔。在母校湖南湘雅医学院面临生死存亡的危难之际，在北平即将沦陷之际，不愿在敌人的铁蹄下生活和工作的张孝骞，毅然离开工作了13年的协和，义无反顾地挑起了湘雅医学院院长的重担。抗战八年中，他心中"为祖国培养高质量医学人才"的梦想一直不曾泯灭，支撑着他在日寇的狂轰滥炸下、在简陋的茅屋中、在物资极其匮乏的艰难困苦中坚持办学，他带领湘雅师生西迁贵阳，再徙重庆，在战火中将这一名校保存下来。他们坚定不移地捍卫"学风淳朴严谨、敦厚笃实，老师循循善诱，学生勤奋好学，师生之间仿如家人兄弟"的湘雅生命线。正所谓"穷且益坚，不坠青云之志；历尽艰辛，终铸湘雅春秋"。

我国胸心血管外科奠基人之一、中国科学院首批学部委员、曾任协

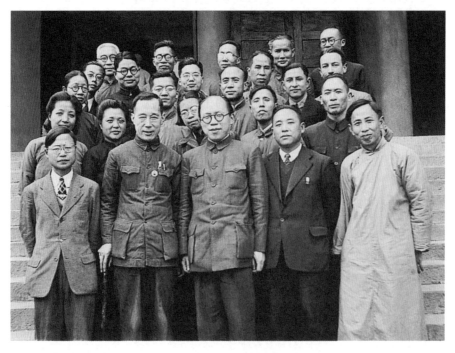

■ 1945 年张孝骞（前排中）与湘雅教职员工合影

和外科学系主任的吴英恺教授，1943年正在美国进修，当他得知日本侵华愈演愈烈，毅然放弃在美国留任深造的机会，回到中国。他的导师听到他的决定后，睁大一双灰蓝色的眼睛，不可置信地说："吴，你在这里工作会有很好的前途！"吴英恺也直视着老师说："您应该晓得，我的国家正在遭受别国的侵略，迫切需要像我这样的医生，我怎能待在国外？"导师拍了拍他的肩膀，无限遗憾。就这样，吴英恺一路冒着危险，辗转两个月，带着用自己的钱购买的一整套外科手术器械回到了中国。吴英恺在重庆后方创建了中央医院外科。当时没有血库，不断停电，冬天手术时只能以毯子取暖，吴英恺也因此患上了关节炎。在这样的条件下，吴英恺却成功开展了胸部手术、肺切除术、动脉导管结扎术、纵隔肿瘤切除术等一系列高难手术。

1940年，聂毓禅接任协和护校第四任校长，同时兼任协和医院护理部主任，是首位担任该职务的中国人。她坚定地认为"战乱中的祖国更需要护士，护士培养不能停止"，因而怀揣"坚持为国培养高级护理人员"的梦想，四处奔波为学生联系学校以完成她们继续求学之梦；自己则带领60余名师生，克服重重困难，艰难跋涉了1800多公里，将学校迁往四川成都的华西大学。1943年9月，几经周折后终于解决了教师、学生、宿舍和教室的问题，护校得以重建。1943—1946年间，协和护校共招收了三个班约50名学生，还开办了两年制进修班。抗战胜利后，1946年5月，聂毓禅校长率60余名护校教员及学生重新踏上返回北平的征途，到达北平后立刻投入到紧张的护校恢复重建中，让支离破碎的协和护校重新步入正轨。1948年10月27日，协和护校再次正式开学。

在生死攸关的关键时刻，协和护理前辈们凭着"以天下为己任"的赤子爱国心，矢志不渝、百折不回地奔走在高等护理教育的道路上，维持了中国护理教育的"高标准、高起点、高水平"，培育了护理人的家国情怀和吃苦耐劳的精神，使协和的护理教育和护理精神在战乱中得以延续和传承。

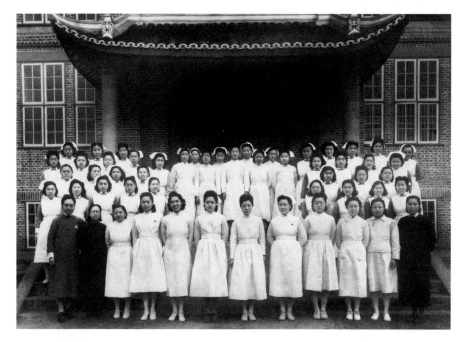

■ 协和护校师生在成都合影，前排左七为护校校长聂毓禅

在抗战烽火中，协和人临危受命，尽己之力为深陷战争与困苦的祖国培养医学领军人才。在辗转艰难的迁徙与斗争中，协和的精神亦随着协和人的脚步，在战火中顽强地存续力量，星星之火播散到祖国的四面八方。

用生命捍卫的珍贵病案

病案是协和的"三宝"（病案、教授、图书馆）之一。自1921年协和病案室成立至今，百年间完整保存了400多万份病案。协和病案中记录着无数协和首例、中国首例乃至世界首例的疑难重症及罕见病例，既关乎百姓个体生命，又关乎国家、社会与人民健康，其精美的英文书写、精致的医学绘图，也常常令前来参观的外国专家都惊叹不已，具有极高的医学研究价值、史料与文献价值，协和病案管理也被看作为中国现代病案管理的开端。协和百年病案史，既是一部协和医者用心血书写病案的历史，也是一部协和人用生命捍卫病案的历史。

协和病案分住院和门诊两大类。第一号住院病案是 1921 年 1 月 26 日接收的一位澳大利亚籍女病人，因天花住院治疗；第一号门诊病案是 1921 年 7 月 1 日就诊的郑姓病人。在协和医院，保证病案的原始、客观、完整、安全是一件十分神圣的事。没有正当理由，不经过严格的审批程序，任何人都不得调阅任何一位病人的病案。

1942 年 3 月，占领协和医院的日本侵略者准备把当时协和医院保存的 48 万份无比珍贵的病案全部销毁。曾任协和病案室副主任、在协和医院管理病历长达 41 年之久的马家润先生在《记王贤星主任二三事》中记录下了这段至今仍令人惊心动魄的故事。战争爆发前曾在协和病案室和图书馆卧底的日本军官松桥堡，某天告诉王贤星："你们的病案我们准备销毁送造纸厂。"王贤星冒着触怒日本人的危险责问道："这些病案放在那里，对你们日本有什么害处吗？为什么要毁掉，你们太愚蠢了！难道把这些科学的有用的东西当废纸？"老协和人深知病案的价值。钟惠澜教授知道这一情况后，紧急出面联络，说"不要烧毁，如果要卖我全包了，我去凑钱买下"。当时的协和图书馆馆长赵庭范，也曾代为寻找地方存放病案。数月后，松桥堡告诉王贤星："已决定不销毁你们的病案了。"

"文化大革命"期间，病案

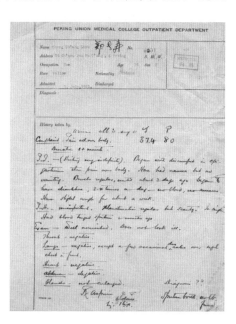

协和第一号门诊病案

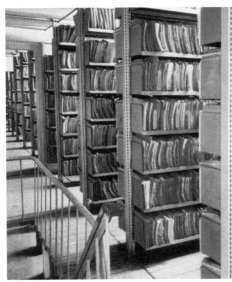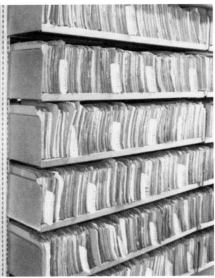

■ 协和病案库

也曾数次面临厄运，有送造纸厂毁掉的危险，王贤星斩钉截铁拒绝销毁病案。为了保护病案，马家润也曾在会上与人针锋相对，寸步不让。

风雨百年，协和至今积累了 400 余万份病案，如此珍贵而浩瀚的资料，要想完好保存，何其难哉！然而正是凭借王贤星、马家润等一代代病案守护者，以过人的智慧与胆识乃至几乎付出生命的代价，才护佑协和病案历尽劫难而幸存至今。

三　奏响迎接新中国的序曲

1945 年 8 月，日本正式宣布无条件投降，全民族联合的中国抗日战争胜利结束。中华民族开始以能够自主掌握命运的坚毅形象重新步入世界民族之林。经过两年多的筹备，北平协和医院于 1948 年 5 月正式复院。与此同时，地下党北平城市工作部学委也通过各种方式进入这块阵地开展工作，与协和人一起迎接新中国的到来。

"我们回家了"

1946 年春，由洛克菲勒基金会、美国中华医学基金会及协和医学院董事会派出的考察团一行三人再次踏上中国的土地，考察协和的重建问题。他们深入了解考察了当时中国各方面的情况后得出结论：协和对中国的医学和医学教育有很大的影响，因此有必要复校复院。

率先"回家"的是协和护校师生。1946 年暑期，协和护校校长聂毓禅带着护校 60 余名师生从成都启程北上。1800 多公里，披星戴月，日夜兼程。途中汽车与火车时常换乘，几百件行李上下车全靠自己搬运，搬不动就抬，实在抬不动就一步步往前移。大家乘坐的货车车厢没有窗户，也没有座位，只能坐在自己的行李包上。但一路上大家常常坐在车站或者旷野里看着行李，高歌欢唱。尽管知道此次复校工作很繁重，但每个人都满怀兴奋和激动。

原协和内科教授、时任贵阳医学院院长的李宗恩被任命为北平协

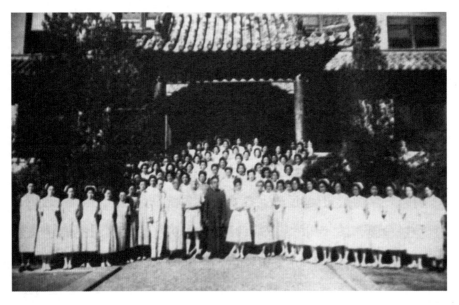

■ 护校师生回协和后合影

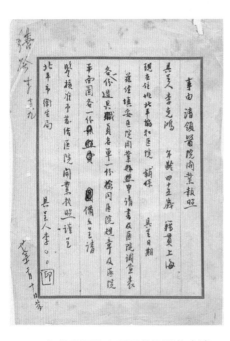

■ 1948 年协和医院办理开业执照的申请

和医学院院长，领导复校工作。李宗恩、胡正详、李克鸿和聂毓禅四人为复校执行委员会成员。1947 年 10 月，协和医学院正式复校。1948 年 5 月，协和医院正式复院，李克鸿任院长。消息一经传出，就像一块磁石，把散在世界各地的协和人重新凝聚到一起。

北京协和医院第一位中国籍妇产科主任林巧稚教授从中央医院回到协和，担任协和妇产科主任、教授，着手妇产科恢复重建事宜。日军占领期间，协和的校舍和设备都经历了浩劫，林巧稚带着科里的医生一次次出入废旧物品仓库，东拼西凑才组装起了一些妇产科用的教学仪器和模型。

　　曾任协和外科主任的娄克斯教授从重庆歌乐山回到协和，奉命重新筹建协和外科并继续担任外科主任。被他认为是"不可多得的可塑之才"和"最佳的外科接班人"的1940届协和毕业生曾宪九则第一个被召回协和外科工作。

　　1948年秋，张孝骞教授从湘雅重返协和。重新踏上故土的张孝骞不负众望，担任起协和医院内科主任。面对内科人才紧缺的情况，在一个个忙碌之后的安静夜晚，张孝骞充满激情地向大洋彼岸的朋友们发出一封封召唤的信件。一封信是寄往美国费城的文士域夫妇的，他们皆毕业于湘雅医学院，一位在美国从事内科，另一位从事妇科。另两封信是寄给黄宛和张学德的，他们是协和医学院毕业生，当时正在美国芝加哥……张孝骞真挚而充满希冀的文字，重新唤起了许多人的协和梦和爱国心。

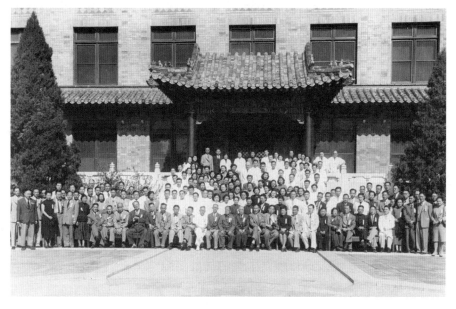

▓ 协和复院后员工大合影

诸福棠、许英魁、李洪迥、罗宗贤、刘瑞华、谢志光、周璿、张中堂等陆续归来，担负起科室筹建工作并任主任，儿科、神经科、皮肤科、眼科、耳鼻喉科、放射科、营养部、社会服务部相继恢复。

东方将要破晓之际，这座在战火洗礼、风雨飘摇中依然屹立不倒的医学殿堂，又一次对世人敞开了大门。

点亮党支部的第一盏灯

新中国成立前夕，全国开展了"抗议美军暴行""反饥饿、反内战、反迫害"等轰轰烈烈的学生运动，运动高潮迭起，声势日益壮大，成为反蒋全民运动中的第二条战线。在风起云涌的学生运动中，燕京大学、清华大学、北京大学等著名高校的学子们一直冲锋在前，却唯独不见协和学子。事实上，协和这方"象牙塔"并非如外界所认为的那样悄无声息，而是以地下党组织的形式在暗中活动。

若干年后，医院党委组织部分协和早期的地下党员和党的外围组织成员召开了一次座谈会。大家的发言，大致勾勒出北京解放前后协和地下党组织所开展的工作。

1948年协和复院后，地下党北平城市工作部学委即通过各种方式和关系进入这块阵地开展工作，发展革命力量。最早进入协和高级护校的是冯宝万，但因政治活动引起了美方代理人不满，她被迫离开了护校前往解放区。随后，党组织又派遣饶毓菩、顾承英、沈淑尹、吴绥先、邹德馨、李佩珊、郑企静、祝寿河等同志先后进入协和工作和学习。他们来自四面八方，各自受组织单线联系，执行党组织的任务，目的就是使党组织站稳脚跟，在协和建立和发展党的外围组织，迎接北平解放。

1948年9月始，协和成立了党的外围组织"秘密读书会"，组织学习《新民主主义论》《论联合政府》等理论论著。学生们将书的封面精心包装，写上其他书名以作掩护，在会员间秘密传阅。读书会的学习地点多选择在协和附近的青年会里，有时干脆在学生宿舍。解放前夕，根据工作需要，读书会扩大发展会员，并更名为"协新社"（包括全体的地下党员及党外积极分子），其中职工里的协新社成员独立建成"唯物社"。1949年8月党组织公开后，协新社和唯物社这两个党的外围组织成员均转为共青团员或培养发展为中共党员。

协和复校后到协和生物化学系进修的潘华珍是当时"协新社"的社员，回忆起当时地下工作的日日夜夜，她仍然记忆犹新："学习地点经常临时通知。一次原定会议在青年会召开，没想到刚走到青年会，有人告诉我今天不能学了，特务知道了，我们得转移。那时学习内容主要是《新民主主义论》，目的是了解共产党的纲领，迎接北平解放。每次学习为了逃避特务的视线，社员们经常东奔西跑。"

1948年12月，中国人民解放军迅速包围了北平、天津、张家口、新保安、唐山地区。为了配合解放，地下党组织的党员把《中国人民解

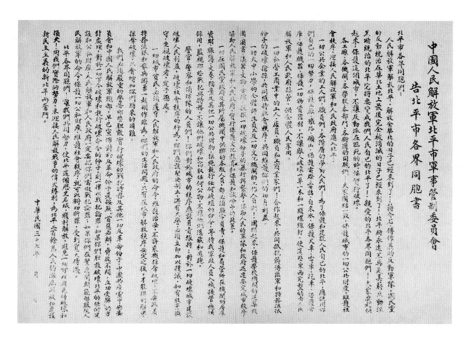

■《中国人民解放军北平市军事管制委员会告北平市各界同胞书》

放军平津前线司令部布告》《中国人民解放军北平市军事管制委员会告北平市各界同胞书》译成英文，通过邮局寄发给协和医学院院长李宗恩、协和医院院长李克鸿、美方代理人福梅龄，以及著名教授林巧稚、张鋆、张锡钧、胡正详等。党组织还通过在协和办公的中孚银行（给协和教职员工发工资的银行）的关系，掌握了协和工作人员名单，了解知名教授的动态，绘制协和平面图，了解重要仪器设备以及锅炉、发电厂等情况，组织党员团结积极分子，保护医学院和医院的财产设备免遭破坏。当时地下党为配合解放军占领主要地方，曾试图把协和的总钥匙拿到手，但因北平和平解放迅速而没来得及进行。

围城期间，国民党政府企图动员一批知名教授离开北平，地下党员带领外围组织成员发信给知名教授，或通过师生、朋友等关系，动员说服教授和学生，请他们留下为祖国工作，很多起初计划要走的人动摇犹豫，最终留了下来。林巧稚拒绝了朋友用金条换来的飞机票，坚决留在北京。护校生司徒黎明害怕解放后因资产阶级出身受歧视，本想去美国，护校党员顾承英同志说服她留了下来，完成学业。

与此同时，他们还秘密做着迎接解放军进城的准备。为了安定民心，党组织布置了散发"解放军入城8条"的任务。因为协和各科主任多是外国人，所以要求地下工作者将这一内容翻译成英文，打印后寄给每个主任。潘华珍也参与了这一任务。他们趁天还未亮，连夜打印了十几份材料，骑车送入不同的邮筒。"这时太阳已经升起，迎着朝阳，我们心情无比兴奋，因为完成了党交给的任务。"过了几天，潘华珍在图书馆看书时，听到了主任们的交谈："我们协和都是'高楼大厦'，怎么还有'地下'工作者？我接到解放军发的信，真奇怪。"潘华珍和同志们听到后难掩心中的喜悦。听着窗外传来阵阵的炮火声，他们心知，期盼已久的黎明就要来了。

1949年1月31日，北平和平解放，全市人民敲锣打鼓迎接人民解放军进城。由于解放军"三大纪律八项注意"的布告和协和医学院地下党的缜密工作，协和全院工作秩序井然。2 月 3 日，协和地下党员和学生冒着被开除、解雇的危险，组织了以学生为主、部分职工参加的队伍迎接解放军进城。同学们热情很高，出了校门才将事先准备好的"欢迎解放军"的彩旗亮出来，校方企图阻拦也无济于事了。北平解放之初，协和尚未由人民政府接管，地下党仍处于秘密状态。按上级指示，地下党员这次没有暴露身份。

今年 96 岁高龄的著名临床营养学专家、曾任协和营养科主任的杜寿玢教授在"协和老专家口述历史"中回忆起那段时光："在欢迎解放军入城的次日，北平举行了地下党员会师大会。彭真、聂荣臻等领导出席并讲了话。平时互不相识或心照不宣的战友们，今朝欢聚一堂，终于互相见面了，兴奋之情不言而喻。当我接到通知可以出席大会时，真是受宠若惊，因为我是协和地下党发展的第一批党员，论党龄根本谈不上，论工作我做得最少，能参加地下党的会师大会，是党组织给我的无上光荣。地下党公开后，我才发现自己在校时精心培养并发展成外围组织的一位新生，年纪虽小却已是拥有多年党龄的老党员了。"

1949 年 2 月，按照上级党组织指示，协和成立了第一届党支部，吴绥先任支部书记。1949 年 8 月，协和地下党组织向群众公开，先期成立了职工支部、学生支部两个党支部：职工支部委员会由支部书记祝寿河、副书记兼组织委员邹德馨、保密委员沈淑尹组成；学生支部委员会由支部书记李佩珊、组织委员郑企静、宣传委员饶毓菩组成。两个支部共 26 名党员。1949 年 10 月，协和团支部成立，团支部书记由饶毓菩兼任。支部的成立使全院群众思想空前活跃，学习党的政策、马列主义基础知识的热情高涨，协和学生自治会、工人会、职工会、教授联谊会、全院性学习委员会等组织纷纷成立。

在上级党组织的领导下，公开后的党组织广泛团结群众、组织群众，为中央人民政府接管协和医学院和协和医院做了思想上、组织上的准备，起到了铺路奠基的作用。

协和人的新中国印象

1949 年 8 月刚刚考入燕京大学医预科的陈寿坡，在开国大典当天亲身参与并感受了新中国的诞生，当时的一幕幕令他终生难忘。陈寿坡是张孝骞教授的首批研究生、著名消化内科学专家，如今已过鲐背之年，回忆起当日情形仍记忆犹新："10 月 1 日凌晨三四点钟，我就起来了，在清华大学附近搭乘小火车到西直门，下车以后步行到天安门广场。那天广场上有很多人，大家全都兴高采烈，当亲耳听到毛主席在天安门城楼上发出'中华人民共和国中央人民政府成立了'的庄严宣告时，我的内心无比兴奋与激动。"

很多像陈寿坡一样的医学生，最初也是一门心思念书而已。可是对国民党执政时期老百姓在"三座大山"压迫下的艰苦生活，他们有着深刻的感性认识。我国变态反应学奠基人之一、协和变态反应科第二任科主任叶世泰教授还清楚地记得："国民党统治时期的上海物价飞涨，发了薪水要赶紧去买米买面，否则第二天就可能买不起了。中国共产党执政后，各方面都逐步正规起来，给人耳目一新的感觉，这对我的思想产生了很大的触动。我有很多同学曾是富家千金，也纷纷上街打腰鼓、扭秧歌，庆祝解放。还有很多老教授，本来满脑子西式思想，后来都慢慢转向共产党，转变成'为人民服务'了。"

在党支部的领导下，一系列早期的群团组织相继成立。

1949 年 2 月，协和选举产生了第一届学生自治会。在学生会的组织下，同学们参加夏令营，参观白求恩医校，1950 年暑假还去内蒙古参加防治鼠疫工作等。这些工作促使协和学生逐步走出象牙塔，走进工农大众中接触实际，体验人民群众的生活。

1949 年 5 月 1 日，成立了以工人为主的医学院工会，医院张林培任工会副主席，6 月 19 日扩大为职工会，吸收教职员工参加。

1949 年 5 月 22 日，教授联谊会成立。组织召开教授座谈会，开展参观老解放区、参加防疫工作、参加土改参观团等各种学习活动，帮助大家了解共产党的方针政策。第一届教授联谊会主席为张锡钧，委员有邓家栋、冯兰洲、李宗恩、李克鸿、吴英恺、何观清、林巧稚、张鋆、张孝骞、胡正详、谢少文、裘祖源，共 13 位教授。

1949 年 5 月 27 日，医学院机务处突然宣布解雇 11 名工人和 1 名职员，他们均为工会会员。主管总务工作的美国人鲍恩作出的这项决定，引起了全院职工的惊异和关注。广大工人纷纷要求工会维护工人的工作和生活权利。6 月 1 日，时任工会主席的周德兴等 8 位工会代表与院方领导商谈，要求恢复被开除工人的工作，得到学生会、教授联谊会的支持和调解。在北京市委和市总工会的领导下，经过两个月的谈判交涉，终于有理、有利、有节地与院方协商一致，妥善解决了这一问题，提高了工会的威信，团结了广大职工。此次事件后，一批专家、教授纷纷主动申请加入工会组织。

1949 年 11 月 5 日，全院性学习委员会成立，学委会有常委 7 人，团支部代表 1 人，负责全院职工学生的政治学习。学委会按中央教育部的要求，在学生中开设政治课，包括"新民主主义论""辩证唯物主义社会发展史"等课程，请外院知名教授星期天上午来院讲大课，组织全部教职员工参加听课并分组讨论。

当五星红旗在中华人民共和国的国土上冉冉升起，人民真正成为国家的主人，医学的价值也由此得到了真正充分的彰显。

四　铸就中国医学的典范

20 世纪初叶的国内外社会环境以及协和创办者拥有的雄厚资本，为协和的发展提供了极为有利的条件，现代医学以其最前沿的配置系统出现在中国的土地上，助推了整个西方科学的传播。而更重要的是，这也标志着一个新阶段的开始，即中国医学界知识分子在协和这一得天独厚的条件下，不出国门就学习到当时最先进的科学医学理念和医院管理理念，努力促进现代医学的本土化，进而为促进整个中国的医学进步发挥了全方位的作用。因此，协和在中国的诞生和发展，不仅是西方医学传入中国的重要事件，也是中国知识分子将西方科学本土化的重要范例。

医学领域的卓越成就

协和创办之初就将科学研究确定为重要任务之一，选题着眼于中国特有的、重大的、需迫切解决的医药卫生问题，确定了紧密结合临床的科研方针。当时中国主要医学刊物《中华医学杂志》(中、英文版)、《中华生理学杂志》首任主编皆由协和人担任，杂志刊登的论著多出自协和医师，协和学术报告亦常见诸美国著名医学杂志。协和产出的高水平研究对中国现代医学的发展起到了重要推动作用，对世界医学也作出了重要贡献。

建院之初的协和设有内科、外科、耳鼻喉科、眼科、妇产科、放射科、病理系、公共卫生系、营养部、病案室等科室，内科又包含传染病、心脏病、胃肠病、结核病、血液病等专业，医院共设 250 张床位。这一时期中国医学领域的学术成果无不镌刻着协和的烙印。

在钙磷代谢研究方面，我国内分泌学奠基人和开拓者、医学教育家刘士豪作出了突出贡献。刘士豪 1919 年进入北京协和医学院学习，1925 年以总成绩第一名毕业，并获协和毕业生的最高荣誉奖——文海奖学金。刘士豪于 1924 年发表了第一篇关于钙磷代谢研究的论文，1927 年提出"渗透性钙"的作用，引起国际关注。20 世纪 20 年代后期，在时任妇产科主任马士敦（John Preston Maxwell）对中国北方妊娠妇女骨软化症研究的基础上，韩诺恩（R. R. Hannon）、刘士豪、朱宪彝、王叔咸、周寿恺、郁采蘩等对骨软化症继续开展深入研究，在国内首次证明维生素 D 缺乏的因果，在国际上首次证明健康哺乳妇女母乳中含有维生素 D，首次提出用维生素 D 治疗营养性骨软化症的最小剂量。1942 年，刘士豪与朱宪彝在 *Science* 发表论文，提出的"Renal Osteodystrophy（肾性骨营养不良）"是第一个由中国人命名的疾病，他们提出的双氢速变固醇对该病有明确疗效、提供的疗效证据及作用机制的推论，30 年后被证实。20 世纪 80 年代，美国著名内分泌学家帕菲特（A. Parffit）教授指出："多年以来，北京协和医院的论文为当时的世界构建起了人类维生素 D 缺乏症的知识大厦。"

在胃肠、心肾、血液、神经病学研究方面，20 世纪 20 年代，林可胜因发现"肠抑胃素"而闻名国际，是我国胃肠内分泌学的先驱，我国许多生理学领军人物都曾在他的实验室进修过。林可胜与马文超从细胞学角度研究了高尔基体改变与胃分泌间的关系。30 年代，张孝骞在临床率先使用组胺法化验胃液分泌，提出发热对胃分泌功能有抑制作用的新论点，论文发表在美国的《临床研究杂志》（*Journal of Clinical Investigation*）上。林可胜与尼科利斯（Heinrich Necheles）在国际率先开展人工肾研究，在血液透析发展史上具有重要意义。1930 年，董承琅提出黏液性水肿可引起明显的心脏增大和心肌损害，治疗后心脏可完全恢复正常，论文发表在《美国心脏病杂志》上。1937 年，邓家栋报道中国第一例嗜酸细胞白血病。许英魁发表多篇论著，提出中国多发性硬化的病理特点不是硬化而是坏死、软化灶；指出脱髓鞘病变可能为一氧化碳直接侵害或为缺氧的结果，这一结论奠定了一氧化碳中毒的病理基础，论文在英国《脑》杂志发表后，为许多国外教科书所引用。1942 年他在美国《神经精神科记事》上撰文，阐明了维生素 B_1 和烟酸缺乏时神经系统病变的特点，对临床诊断和治疗有重要意义。

眼科学研究中，20 世纪 30 年代，孔裴德（Peter Kronfeld）对正常眼和异常眼的生理学及交感、副交感神经系统进行研究，罗宗贤和张峨证明磺胺类药物对沙眼治疗是有效和安全的。

在糖代谢研究方面，1934 年，刘士豪收治并详细报道了我国第一例胰岛素瘤病例，这是当时国际第 17 例胰岛素瘤报告。这篇题为《伴低血糖和高胰岛素血症的胰岛细胞腺瘤：1 例手术切除肿瘤前后血糖和代谢研究报告》的 12 页病例报告刊登在 1936 年的《临床研究杂志》上。

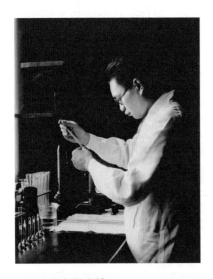

■刘士豪在做实验

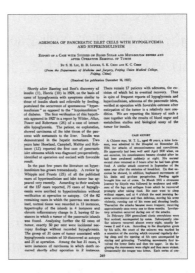

■1936 年，刘士豪等发表在美国《临床研究杂志》上的文章

新中国成立后，刘士豪担任北京协和医学院生物化学系主任，1961年，他在协和建立了中国第一个内分泌科，并担任首任科主任。

20世纪20年代，协和学者发现饮食调整可使多数糖尿病患者血糖得到一定程度的控制。1930届协和毕业生、中国肾脏病学奠基人王叔咸于1935年发表了《糖尿病之简易实用治疗法》，提供糖尿病的治疗原理、实用的治疗方法供各大医院门诊和普通医药病房参考。张孝骞1933年通过测定糖尿病酮症酸中毒患者的血容量，证实补液法可恢复血容量。

协和外科始终引领着世界外科发展的潮流。早期综合性大外科已具备开展专科手术的能力，很多工作都是开创性的。20世纪20年代初，泰勒（Adrian S. Taylor）受导师"美国现代外科之父"霍尔斯特德（William Stewart Halsted）的影响，在协和将丝线技术应用于手术，反过来促进了丝线在美国外科手术中的推广。当时国外流传一句话：把丝线介绍到美国外科界的，是协和医院的外科和手术室。

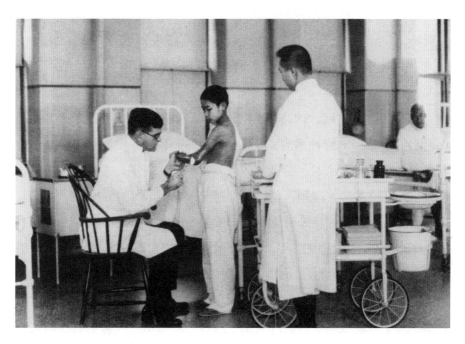

■ 协和首位外科主任泰勒（左）在为烧伤患者进行伤口清创

20 世纪 20 年代，协和医院外科成立了骨科和泌尿外科专科，这标志着骨科、泌尿外科在中国开始成为外科中的独立分科。1921 年成立的协和骨科是我国第一个西医骨科，可以开展骨折治疗、畸形矫正、关节成形、脊柱骨折减压等手术。协和骨科第一任中国籍主任孟继懋 1937 年与骨科第二任主任米尔特纳（Leo J. Miltner）合著的《骨折与脱臼入门》（*Primer on Fracture and Dislocation*）成为国内第一本现代骨折教材，在传播骨与关节创伤的治疗理念方面发挥了巨大作用。孟继懋还于 1941 年首创孟氏截骨术，1945 年首创孟氏肩关节融合术。

协和的泌尿外科是中国最早的泌尿外科专科。1922 年，中国最早的泌尿外科专业医师谢元甫在国内率先开展耻骨上膀胱造瘘术、睾丸鞘膜积液瓶状修补术、膀胱癌切除术及肾切开取石术等手术。

在整形外科领域，20 世纪 20 年代，谢元甫用 Dakin 溶液联合皮片移植，解决了感染性创面的修复难题，刘瑞恒、贝克（Beck）及韦伯斯特（Jerome Webster）开展唇裂、齿槽嵴裂等修复手术；20 世纪 30 年代，董秉奇、张先林等开展腭裂修复手术；1940 年开展颌面整形手术。

在神经外科领域，1925 年以来，协和开展第一例三叉神经感觉根切断术、脊膜膨出修补术等；1927 年至 1939 年间，关颂韬开展脑异物取出术、脑肿瘤切除术、脑室穿刺造影术等；1933 年，方先之开展颅骨骨折切开复位术。关颂韬、赵以成撰写《颅骨骨折》《脑部损伤》等论著，二人被公认是中国神经外科先驱。

在胸外科领域，1937 年，王大同用肺门止血带结扎法，完成中国第一例左肺下叶切除术，比世界首例仅晚了 5 年；1940 年，年仅 30 岁的吴英恺成功施行中国第一例经胸腔食管下段癌切除及胃—食管胸内吻合术，为中国食管癌外科治疗奠定了基石，娄克斯与吴英恺合写的文章刊登在美国《胸外科杂志》上；1941 年，张纪正采用支气管、肺门血管分别结扎法，为鳞癌患者成功进行了中国第一例左全肺切除术，距世界首例仅 8 年。

1921 年，协和耳鼻咽喉科作为一个独立的科室，同年开展首例乳突根治术、乳突单纯切除术等；耳鼻咽喉科首位中国籍主任刘瑞华 1922 年开展食管镜食管扩张术、喉镜检查取异物等；1930 年开展电测听和前庭功能检测，将支气管镜下取气管异物技术引进中国。1932 届协和毕业生张庆松是我国耳鼻喉科和变态反应科的主要开拓者，他于 1938 年首先在中国开展临床变态反应学工作，1941 年开展全喉切除术。

在妇儿疾病与婴幼儿营养研究方面，1929—1931 年间，协和率先提倡产科病人适用脊椎麻醉。1935 年协和将肿瘤治疗方法引入妇科，并于放射科共同校正了用来测定治疗恶性肿瘤放射剂量的离子剂。林巧稚在国内最早开展孕期母体免疫预防新生儿破伤风工作。1938 年，林巧稚对胎盘前置和胎盘早剥进行深入观察，发现鸦片成瘾是中国女性胎盘早剥原因，胎儿高死亡率和早产与孕母营养不良关系密切。祝慎之首先证实大豆蛋白含有多种氨基酸，加入盐类及维生素 A、维生素 D 后可作为饲婴佳品。诸福棠首先发现低钙可致 6 个月以下婴儿手足抽搐，所著《实用儿科学》1943 年首次出版，成为全国通用的儿科参考书。

这一时期，这些卓越的医学领军者以辉煌的医学成就，为协和在中国乃至世界学术舞台上占据了一席之地。除此之外，协和在用药管理、医学技术等方面的亮点也灿若星辰。

协和自建院起就非常注重药物安全管理。1923 年，协和在《中华医学杂志》上发表了一篇介绍毒性药品贮存方式的文章。文章介绍，药物保存除了专柜存放、置于蓝色玻璃瓶中，还特别强调严格的瓶签管理及剂量审核管理。对麻醉药品的管理同毒性药，设专用出入账簿。1925 年，《化学药业杂志》刊登了一篇全面介绍协和医院药剂科工作流程的文章，从处方形式到发药交代，从麻醉药的严格管理到内部培训的考核项目，面面俱到。正是在这样的严格管理下，协和医院建院第一年开出的 35000 张处方没有一张差错。

在影像诊断学方面，1919 年，霍奇斯（Paul C. Hodges）将影像诊断学引入中国；1922 年，研制出中国第一台适应电压大幅波动的廉价 X 线机。20 世纪 30 年代初，中国放射学科奠基人、时任协和放射科主任谢志光描述中国人肠结核、长骨结核 X 线征象；提出的髋关节投照位置被称为"谢氏位"被国际沿用至今。汪绍训提出用 X 线对早期肺癌进行筛查。1941 年，协和放射科副教授徐海超建立了我国第一个 X 线照射量定值。

在临床病理诊断方面，病理系主任胡正详发现严重贫血继发的髓外造血灶不仅见于肝、脾、肾等处，也可在颅骨内形成髓外骨髓化生与增生；20 世纪 30 年代对锥虫感染动物观察和分型，应用超活体染色鉴别细胞；发现大单核细胞形成的单核细胞瘤。

现代物理康复治疗方面，米利安（Mary McMillam）1939 年发表在《中华医学杂志（英文版）》上的文章《现代医院的物理治疗》，是该领域最早见诸中国期刊上的文章。

独树一帜的教学传统

我国最早开创八年学制临床医学教育的是北京协和医学院。这所学校前身是 1906 年成立的协和医学堂，1917 年北京协和医学院成立，1919 年改名北京协和医科大学，之后几经更名，2006 年定名北京协和医学院。学校教学传统集中表现在全院从院长、主任、专家、医师到后勤员工，人人关心教学，将培养一流医学人才视为己任。协和遵循"高起点、高标准、高水平"的原则，形成了以教师为主导、学生为中心，重视床旁实践和自学能力培养，重视个性化教学，独具特色的教学传统体现在医预科、医本科及毕业后教育各个环节。住院医师制、总住院医师制、淘汰制、导师制、客座教授制、大查房、临床病理讨论会（CPC）等长期形成的独特而优良的教学传统为协和培养了大批医学精英，是协和成功和辉煌的重要基础，在中国独树一帜，为人称道。

长学制教学

协和的八年制教育致力于培养一流的医学精英人才。八年制医学教育主要包括两部分：医学预科教育（简称"医预科"）和医学本科教育（简称"医本科"）。

医预科阶段课程主要包括自然科学和人文科学，旨在培养学生独立查阅文献、思考问题和实验室动手能力。医预科教育时长为三年（1979年后调整为两年半），且多与其他大学合作完成。

学生上完三年的医预科，经过考试后进入协和开始五年的医本科教育学习。医本科教育分为临床前期（也称基础医学）和临床期医学教育两个阶段。八年制中的四年级即为临床前期，这个阶段强调对重要概念的理解、消化和掌握，重视培养动手能力，以及制备教学标本和建立教材档案。临床期医学教育从八年制中的五年级开始到八年级实习结束（五年级学习知识，六至八年级为见／实习期）。其中五年级是在医学基础课程之后，首先学习内科诊断学（包括物理诊断的全部内容和症状学）、实验诊断学和放射诊断学；六年级开始做见习生（Clerk），分别到内科、外科、妇产科轮流见习；七年级除通过各种形式的讨论，巩固对内科、外科、妇产科的学习外，主要时间用于眼科、耳鼻喉科、口腔科、皮肤科、儿科、神经精神病科的见习；最后一年即八年级为临床实习阶段，医学生的主要学习方式是：通过参与医疗过程，学习发现问题、分析判断、作出处理的基本方法和技能。

结合 20 世纪中叶以来的医学科学迅猛发展和国内外医学院校育才成功的历史，在一定意义上说，医预科教育这个阶段的成效，对医学人才的素质起着至关重要的影响和作用。

黄家驷、吴阶平、邓家栋、吴瑞萍等一代名家都是从燕京大学的医预科进入协和医学院，他们曾不约而同地提到医预科教育对自己成长成才的重要性。1933届协和毕业生、著名儿科教授吴瑞萍曾深刻地描述大学预科的作用："燕大校训指引了我一生的奋斗方向和服务目标。同时，先人后己的优良作风，也是我在燕大读书时期养成的。此外，我也养成了凡是对别人不利的事情，不管多么细微，也绝不肯做的习惯，这一切都是母校给我的教育，使我一生受益匪浅。"

"十年树木，百年树人"。协和"树人"，做到了精神、品质、本领、实力和潜力的综合培养。许多协和前辈多年后仍感恩于八年制教育，使他们获得了独立思考、独立判断以及运用书本知识解决实际问题的能力。

住院医师培养

医生是个需要不断实践、受教育的职业，需要有永不满足、终身学习的强烈愿望，需要有精益求精、甘于奉献的崇高精神，需要有淡泊名利、宁静致远的思想境界。这一切品德的形成，离不开一个关键的阶段——毕业后的住院医师培训。

1921年创建之初，协和就建立了住院医师培养制度，是高质量人才培养的核心制度之一，因突出强调知识、技能和素质三大要素的有机结合和"奇高的成才率"，而被称为"通向医学大师的必由之路"，迄今被医界奉为经典。

协和是中国住院医师培养制度实践的摇篮和先行者，协和的发展也是一部住院医师规范化培训制度不断发展、不断完善、不断进步的实践史。同时，协和也见证着一代又一代的住院医师从成长、成熟到成为医学专业人才艰辛而自豪的过程。北京协和医院住院医师规范化培训经过了近百年的探索，形成了独到的体系。

　　住院医师，顾名思义即住在医院里，每个进入临床科室实习的医学生和住院医师都要严格遵守 24 小时负责制，即不论日夜，随叫随到，对病人"全面、全程负责"。这时的住院医生具有双重身份，既是医院的正式医生，又是根据工作需要接受毕业后教育的学生，住院医师制体现了协和医院独特的育人方式。

　　协和医院的住院医师不仅有毕业于本校的医学生，如林巧稚、诸福棠等，也有来自其他医学院校的优秀毕业生，如张孝骞、吴英恺等。从外校、外院来的毕业生，不管是否做过临床工作，都要先担任一段实习医生，再转为住院医生，以确保他们拥有与协和相同的理念和规范。协和也同样注重临床医学与基础研究的结合，比如著名的微生物专家谢少文教授就在协和医院接受过住院医师、总住院医师的训练，他后来讲述微生物学课程时深入浅出，总能紧密结合临床，与之前的培养有很大关系。在抗美援朝期间，谢少文出任反细菌战的首席专家，在微生物学领域取得巨大成就，这与他在住院医师阶段打下的扎实基础密不可分。

　　我国风湿病学创始人、著名风湿免疫学专家张乃峥这样回忆他在协和担任住院医师的经历："一周休息半天，每两周休息一个整星期天，其他时间除在宿舍外，都花在病房、门诊、图书馆和实验室，此之谓 24 小时值班制。"在他做住院医生时，一人管十四五个病人，主任巡诊时，"病历挂在病床前，报告病历、回答病情全凭记忆，唯恐有疏漏。勤奋锻炼了记忆力和精练扼要的表达能力。"

　　名医不是速成品，老协和的住院医师实行聘任制与严格的淘汰制，每年有三分之一的人要停聘。而每年只能有一人胜出的总住院医师遴选，更显严苛。自 1924 年协和医学院开始有首届毕业生以来，协和每年要在内、外、妇产各科中推选出一名总住院医师。前 15 位内科总住院医师依次是：张孝骞、刘士豪、杨济时、谢少文、吴朝仁、钟惠澜、朱宪彝、卞万年、陈国桢、邓家栋、王季午、马万森、郁采蘩、朱贵卿、章安从。如果将住院医师培养比喻为"宝塔"模式，总住院医师就

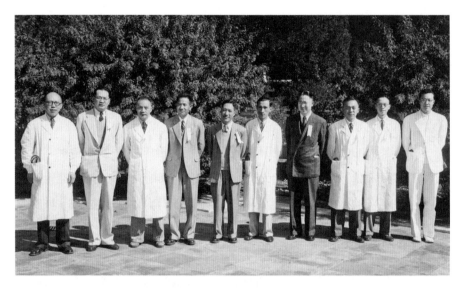

■ 1949 年 10 月 9 日返校日，历届内科总住院医师合影
左起：张孝骞、刘士豪、谢少文、吴朝仁、朱宪彝、邓家栋、马万森、朱贵卿、
张安、方圻

是这个"宝塔"的尖儿，是责任最重、工作最辛苦、锻炼最全面的职位，
担任过这个职位的医生后来都成为医学界的栋梁之材。

终身学习

协和的办学方式曾被总结为：严格的学生入学标准、残酷的逐年级
淘汰制度、独特的"一对一的导师制"。这种方法导致民国时期的协和
医学院只有少数产出——每年平均只有 16 位毕业生。但正是这"极少
数产出"，后来却成就了中国医学界的大半精英。

协和向来以学生"少而精"为人称道，对医学生实行的是"没有商
量余地"的"淘汰制"。每年到毕业时，被"淘汰"的学生往往要达到
三分之一以上。1924 年首届毕业生仅有 3 人，分别是侯祥川、梁宝平
和刘绍光。但这种严苛而全面的教育模式让每一位协和毕业生都终身
受益。

协和强调环境的熏陶和师者的言传身教。从临床期医学教育开始，学校会给每位学生指定一位导师，导师由副教授或教授担任。他们是协和的临床医师，同时承担着对本科生、研究生、博士生和年轻医生的教学工作。

像张孝骞教授这样德高望重的老专家，一贯主张年轻医生要待在病房里。张孝骞教授的研究生陈寿坡在做住院医师时曾私下里问过张孝骞，为什么一定要24小时守在医院？"他跟我说，这其实是对年轻医生的一种培养，从这个病人收入院，到观察他的

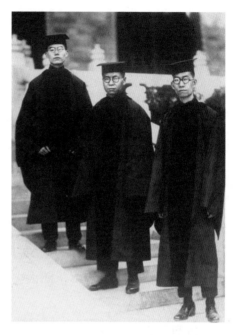

■ 1924 年协和医学院首届毕业生合影
左起：刘绍光、梁宝平、侯祥川

病情不断变化的过程，你只有亲眼看见病人病情变化的过程，才能做到对这个疾病的发展变化了然于心，这是培养年轻医生最好的方法。"张孝骞的谆谆教诲影响了陈寿坡的一生。在 6 年住院医师生涯中，陈寿坡亲自负责自己所管病人的抽血、化验、输液以及新入院病人三大常规的化验，而且要在第二天早晨主治医师查房之前完成。不过确如张孝骞教授所说，连同做总住院医师一共 6 年的锻炼，陈寿坡感觉"看到病人心里有底了，再也不用到处去找上级医生了"。张孝骞对陈寿坡说过的令他印象最深的一句话就是："你呀，就不能离开病人！"

中国工程院院士、北京协和医院妇产科名誉主任郎景和教授的办公室里一直挂着一张画像。他说："某种意义上，这个人影响了我的一生。"这个人，就是郎景和的老师，协和第一任中国籍妇产科主任，被称为"万婴之母"的林巧稚。

林巧稚的一生颇为传奇。她是北京协和医院第一位毕业留院的中国女医生，她终身未婚，没有自己的孩子，却亲手迎接了5万多个新生命的到来。她家里床头一直放着一部电话，这部电话见证了她无数个不眠之夜。林巧稚曾说："我唯一的伴侣就是我床头的那部电话，我，随时随地都是值班医生。"她不希望产妇阵痛时去抓冰冷的栏杆，总是会主动伸出温暖的手。成为著名专家后，她还是愿意摸摸病人的头，给病人掖掖被角……她的一举手、一投足都体现着对病人深切的爱。

林巧稚经常说，医生的对象是活生生的人，看病不是修理机器，医生不能做纯技术专家，要到病人床边面对面地观察、关心、照顾病人。这是何等重要的真知灼见和从医准则！体现着大医的严谨与大爱。正是在这样的潜移默化影响下，郎大夫真诚地说出："医生为病人开出的第一张处方是关爱。"

协和的老师中不乏德高望重的大专家，他们的授课方式极具魅力。

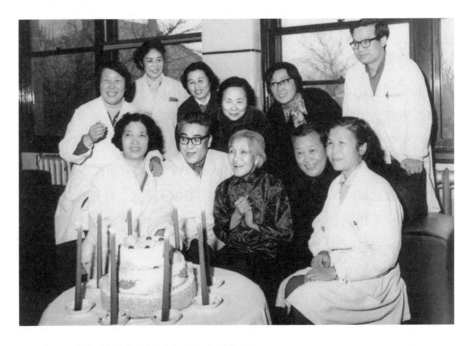

■ 妇产科同仁为林巧稚（前排左三）庆祝生日

有一次，我国临床癫痫及脑电图学奠基人冯应琨教授在黑板上写下"癫痫"两字，问同学们是否见过癫痫病发作，同学们回答没有，只见冯教授突然倒地，四肢抽动，口吐白沫，吓得大家手足无措，面面相觑，冯教授这才站起来不紧不慢地说："这就是癫痫病发作。"经历过这样的场景，学生们一辈子都不会忘记"癫痫"的症状了。

每位导师的言传身教真诚而鲜活，传递给学生的是一种独一无二的个性力量。学生在与导师一对一的交流中，慢慢地被触动、唤醒，得到觉悟、成长。协和的育人传统以及医德准则在一代一代传承中，逐渐演变成新老协和人珍视并引以为傲的精神力量。

大查房

协和的大查房制度始于 20 世纪 20 年代，是当年协和最具魅力的活动之一，对不断提高医疗质量起到了重要作用。每次大查房的病例，都给参加者留下深刻的印象，也是一个难得的学习机会。

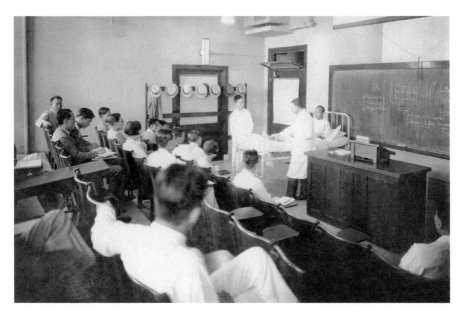

■ 内科大查房

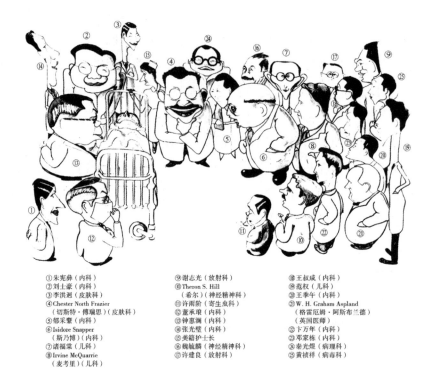

①朱宪彝（内科）
②刘士豪（内科）
③李洪迥（皮肤科）
④Chester North Frazier
（切斯特·傅瑞思）（皮肤科）
⑤邰采臻（内科）
⑥Isidore Snapper
（斯乃博）（内科）
⑦诸福棠（儿科）
⑧Irvine McQuarrie
（麦考里）（儿科）

⑨谢志光（放射科）
⑩Theron S. Hill
（希尔）（神经精神科）
⑪许雨阶（寄生虫科）
⑫董承琅（内科）
⑬钟惠澜（内科）
⑭张光璧（内科）
⑮美籍护士长
⑯魏毓麟（神经精神科）
⑰许建良（放射科）

⑱王叔咸（内科）
⑲范权（儿科）
⑳王季午（内科）
㉑W. H. Graham Aspland
（格雷厄姆·阿斯布兰德）
（英国医师）
㉒卞万年（内科）
㉓邓家栋（内科）
㉔秦光煜（病理科）
㉕黄祯祥（病毒科）

■ 漫画《协和内科大查房》

大查房制度中最具特色的就是内科大查房。1940届协和毕业生林俊卿曾以幽默的笔触，用漫画的形式画过一幅协和内科大查房的"名场面"。从张孝骞教授的几百篇日记中也可以看到，每当参加了一次高质量的大查房，已身为教授的张孝骞仍会像孩子一样兴奋。内科大查房场面十分壮观，内科医生几乎全部到场，还会邀请放射科、病理科、外科、基础学科人员和外院医生等，加上护士，人数最多时可达300人。一般查房会持续两个小时，由住院医师汇报病史，各级医师进行体检询问，主治医师进行中心发言，最后是大查房最精彩的部分——自由讨论：各种鉴别、诊断、论述济济一堂，洋溢着学术自由的气氛。这一沿袭了百年的制度，因越来越得到兄弟医院的认同而被推广开来，至今仍然令出席过"协和内科大查房"的国内外人士感到惊讶与赞许，因为很少有人见过如此高水平、如此热烈的临床病例讨论景象。

在这样的环境中培育和成长起来的协和人，被形象地描述为是被协和的文化"熏"出来的。这种"熏"不是指一时、一人、一事，而是通过一整套制度体系和言传身教的代代传承，形成协和的精神内核。

高等护理教育的先河

1920 年，北京协和医学院护士学校成立，这是中国最早、也是当时唯一一所本科水平的高等护理学校，教育水平等同于当时西方国家顶级护校水平，开创了我国高等护理教育的先河。

协和护校学制四年或五年，每届学生人数不超过 25 人。护校对学生从严、从难要求，首届共招收学生 3 人，但 4 年后仅有曾宪章 1 人顺利毕业。虽然当时社会上对护士这一职业的看法尚不甚开明，毕业淘汰率也很高，但实际上协和招录到的学生的水平往往高于预期要求。仅以 1940 级学生来说，被录取的 20 人中有 5 人已经大学毕业，其中一位已在燕京大学生物系当了三年助教。这些学生大多有志于护理事业，有发展和提高我国落后的护理事业的强烈愿望。

在老协和护校的毕业典礼上，佩戴毕业徽章是沿袭已久的一项仪式。这枚闪闪发光的徽章上刻有"勤、慎、警、护"四个大字，这也是协和护校的校训——勤，是指勤奋学习，勤快工作，勤于思考，勤于发现和解决问题；慎，工作谨慎小心，一个人的时候更要慎独；警，警觉对待病情发展，警惕患者情绪变化，保持高度的责任感；护，用真心、爱心、责任心呵护患者，尽力使其达到身心舒适和迅速康复。

协和护校校长兼任医院护理部主任，各科护理教师兼任本科病房护理督导员，肩负病房管理和临床教学的双重任务，责权一致，使护校学生学以致用、学用一致，充分体现了理论联系实际的教学精髓。全院有通用的基础护理操作规程，各专科又有特殊规程。一些曾去过美国考察

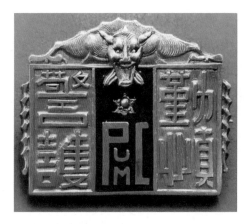
■ 协和护校校徽

的人评价，协和的护理质量可媲美当时美国最优的护理水平。

据 1925 届协和护校毕业生王雅芳回忆，在她上二年级时，每天早上 7 至 9 点是晨间护理实习，要给 8 个病人换被铺床，4 个罩角都要铺成整整齐齐的方角下垂，还要为不能动弹的病人擦拭身体……所有工作必须在两小时内完成。因此护士们每天都是争分夺秒、行走如飞。以致若干年后，她走起路来别人仍然赶不上。

据 1943 届协和护校毕业生李懿秀回忆，在协和医院做护士时的工作经历，与几十年后卫生部门提出的优质护理服务的内容颇有异曲同工之处：了解病人的个性、习惯，摸索他们的喜怒哀乐、忧虑烦恼，寻找他们生病的原因，观察疾病的发展和归转，了解医生的治疗方案，用减轻痛苦、解除忧虑、保持幽静来帮助病人入眠，而不是单纯依靠安眠药；用病人习惯的方法、可口的食品和温和的语言，劝导他们多进饮食以增加营养；利用给病人擦拭身体的机会，观察体征和肢体活动以了解病情变化……即使是端便盆的工作也不轻视，因为通过对大小便的观察，可以发现许多病情，有利于病人的及时治疗。总之，学得愈多，懂得愈多，就愈感到护理工作的责任重大。

协和护校的基础护理课上，老师通常会一开始就对年轻的护士们

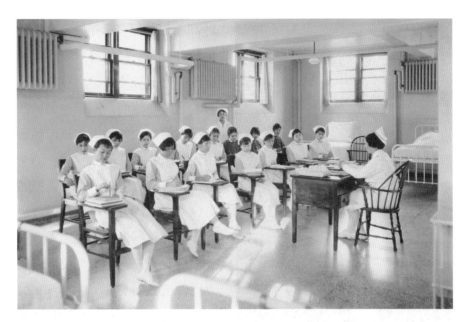

■ 护校学生在上课

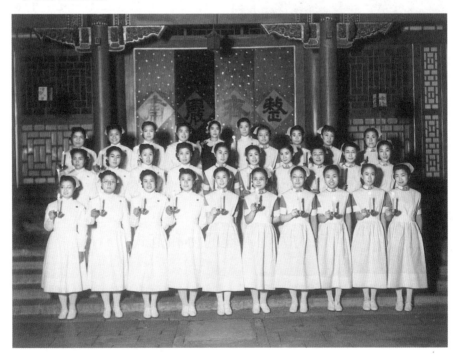

■ 护校学生毕业典礼

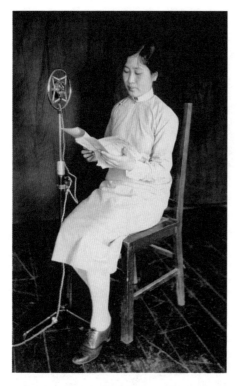

■王琇瑛通过广播为民众宣讲卫生健康知识

讲："不论你们多么年轻，病人的年龄有多大，在病房里，你们就应该像母亲对待孩子一样地爱护病人，关心他们，照顾他们，并且把你们学到的知识无遗漏地运用到工作中去。"

在当时的中国，让女人照顾男病人，被认为是一件伤风败俗的事。协和不仅开风气之先，成立了一所真正的护士学校，而且力图改变这种落后的社会观念，吸收受过教育的年轻女性到协和来。其护理理念更不只是简单地护理病人，还要全面了解病人的心理、职业、家庭等，宣传防病胜于治病。

通过开办培训班和进修班，协和护校为全国培养了众多高级护理人才。百年间，协和走出了王琇瑛、陈路得、林菊英、黎秀芳、刘淑媛、吴欣娟等6位南丁格尔奖获得者，对我国的护理事业发展产生了意义深远的重大影响。

现代医院管理的协和范式

协和建立之初，就确立了严格、标准、规范的现代医院管理模式，通过规章制度明确所有岗位的职责、纪律和工作常规，许多管理模式至今仍具有极大的借鉴意义。

协和的"专家治院"制度是引领学科发展的重要法宝。建院之初的协和医学院及协和医院的组织架构就体现出了医学院与医院、学系与科室之间的关系。医学院实行董事会管理，13 名成员均由美国中华医学基金会（CMB）聘任。董事会下设院务委员会、教授委员会、预算委员会、图书馆委员会和病案委员会等，各委员会主任均由权威专家担任。这支专家队伍是领导班子决策的智囊团，是执行层面有力的助推器，也是人才和干部培养的重要平台。

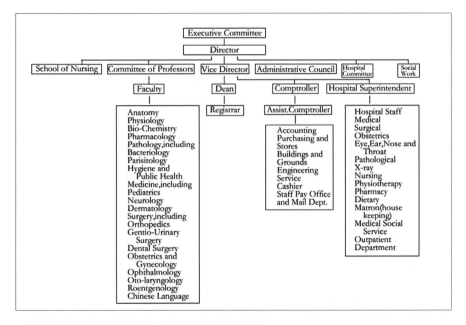

■ 建院之初的协和医学院及协和医院组织架构图

在协和人的印象里，医院的管理一向很严格，力求把对病人的尊重做到极致。医院规定，走路声音要轻，说话声音要低，不允许穿硬底鞋，特别是高跟鞋，以免走路有声响。协和的所有工作人员上班不许吃姜、蒜、葱等刺激性气味的食物，也不准吸烟。如果偷着吸烟被发现，当即就会被开除。医院对住院医师、护士的后勤服务非常周到，衣服被褥的清洁、宿舍的打扫都有专人负责。医院设有医生专用食堂，哪怕是夜间完成紧急手术，食堂里还随时有人给医生热饭。协和的医师没有后顾之忧，只需考虑怎么更合理地为病人进行诊断治疗。

当时的协和不仅拥有一流的医护人员，也有一流的动力、机械设备，包括发电厂、高压锅炉房、制冰厂、笑气厂、煤气厂、汽车房、洗衣房、缝纫室、印字室、电话房、机修厂、电工厂、斋务处和制图室，井井有条的管理制度保证了医院各方面工作的顺利进行。

医院规定：每台锅炉使用3个月就要停下来修理除垢。4台发动机组也需要轮流检修，规定每周一次小检，3年一次中检，更换活塞环等零部件；10年要进行一次大修，更换铣汽缸等其他部件。这种精细化的管理模式，保障了医院各项工作顺利运转，大大提高了安全系数。

斋务处负责整个协和的门卫、病房、科室、宿舍、库房以及外国专家宿舍的安全、防火、防盗等各项保卫任务。斋务处的工作既繁重琐碎，又极其重要，因为整个医院能否正常安全运行，与斋务处的有序管理和缜密组织直接相关。夜间执勤的门卫必须携带巡更表，该表内放有一张特别印制的记录纸，在外面还附有十把不同印迹的钥匙，用这些钥匙插

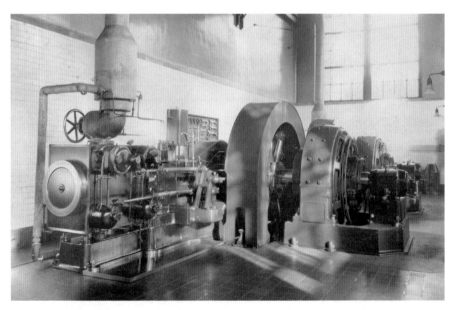

■ 四台蒸汽动力直流发电机组、总发电功率为735千瓦的电厂

入表孔内就可以在记录纸上记录下不同的钥匙印记和插入时间，斋务处就用这种方法来检查夜间门卫执勤的工作情况。如果发现夜间巡逻人员没有按钥匙路线巡逻，斋务处负责人有权扣其薪金或开除。因为这一制度相当严格，所有执勤人员都非常认真负责地执行，绝对不敢投机犯懒。

除此以外，协和严格的保卫制度还体现在对物品的保管上。那时学生在走廊里都有一个铁柜，用来存放衣服书籍等，要求随时锁好。医院规定夜班值班人员一定要把每一个柜子的门把拧一下，如果发现没锁好，就把里面的东西取走，第二天上交主管部门。粗心的学生前来领东西时，当然免不了挨骂。由于这种严密的保卫制度，老协和几乎从未发生过重大失窃案件。

在谈到老协和的规范化管理时，常常会提及一把"总钥匙"。老协和的钥匙分三级管理：一把总钥匙可开启全院所有房间门；分总钥匙能开本楼各房间门；房间钥匙只能开本房间门。钥匙为铜质，为美国耶鲁公司特制，上面刻有"YALE"字样。总钥匙和分总钥匙由院长办公室专人管理，在夜间值班或其他紧急状况下授权使用，这样既保证了安全，又满足了应急需求。

关于这把总钥匙，协和流传着这样一个故事：一个闷热的凌晨，一名腹痛难耐的患者被送到北京协和医院急诊科，医生初步判断为急腹症。为明确诊断，急需为患者做一个腹部超声检查。医院的青年员工宿舍里，正在熟睡的超声科医生接到电话后，立即来到医院为患者做检查。当她赶到急诊超声检查室门口后才想起来，检查室唯一的门钥匙没带。急腹症必须马上处理，耽误不得，怎么办？就在这十万火急的时刻，这

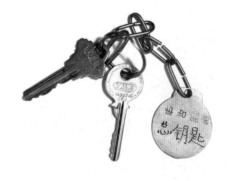

■ 沿用至今的老协和的总钥匙

位医生突然想到了总钥匙，于是匆匆跑到总值班室说明情况，夜间总值班立即带上总钥匙前往检查室打开了门，患者顺利做上了检查，诊断为急性胆囊炎。总钥匙的使用为患者赢得了宝贵的抢救时间。这把总钥匙沿用至今，其精心的设计彰显了以患者为中心的精细化管理理念，这一理念从建院之初就融入在协和人的血液中。

时间就是生命，这句话在医院更凸显其价值。协和独特的子母钟设计体现了协和人对时间的理解。医院的每个地方都能方便地看到楼道里的壁钟。全院的壁钟都与 F 楼（会议室）的母钟相连，母钟带动子钟，使全院的时钟保持一致。

在电话没有普及的年代，为保障医护人员第一时间收到通知，赶到患者身边，协和创建了一种既简单又实用的"信号灯系统"。当时的住院医师吃、住甚至理发都在医院，没有特殊情况不允许出医院，病房呼叫医生靠的就是协和独有的信号灯系统。《话说老协和》记载，20 世纪二三十年代，在协和医院的走廊、餐厅、图书馆、宿舍等各个地方都装

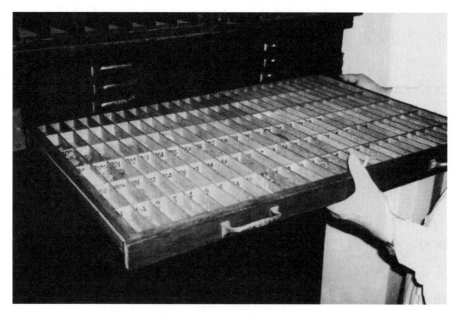

■ 老协和为全院各个房间设计的分总钥匙和房间钥匙

有信号灯，医院每个人都有自己对应的号码，需要通知某人时信号灯就亮出其号码，这个人看到了就要马上赶回科室。如果半小时内电话和信号灯都找不到人，总机便会报告院长办公室，第二天总住院医师就会找他谈话。次数多了，下一年度就有被解聘的危险。

在一个个折射协和先进管理理念之精妙物件中，还有一枚特殊的小邮票——协和妇产科老前辈林崧教授之子林永烈先生代表全家向协和捐赠的一枚老协和邮票。这枚邮票上的图案是孙中山先生的肖像，正下方印有"中华民国邮政"字样，与众不同之处在于票面上带有"PUMC"（Peking Union Medical College，北京协和医学院的英文简称）的打孔字母。

林永烈老先生介绍说，这是在 20 世纪 30 年代协和使用的一枚"公用邮票"，一直到 1942 年初协和关停时才停止使用。由美占菲律宾发行的快递公事邮票最早也是在 1931 年出现，这让我们看到了老协和总能将国际上最先进的管理办法率先应用到自身的医院管理中。

职员因工作用途可从科室领取邮票，经收发室审核后才能发走信件。一旦发现私人使用，将严格处罚。林永烈回忆说："协和人不占公家一点便宜，哪怕是一根铅笔都不会拿回家。当时协和的铅笔上都印有'PUMC'的字样，要求不能带出办公室，下班回家后若还要工作，只能用自己的笔。如果被人看到非工作时间使用带有'PUMC'字样的物

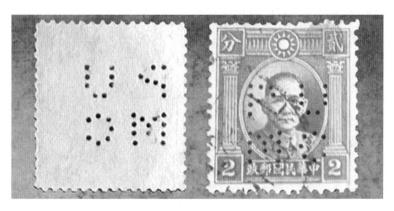

■ 老协和带有"PUMC"打孔字母的"公用邮票"

品，就觉得再也没脸见人了！恨不得找个地缝儿钻进去！"

　　林老还回忆说，老协和的工作人员并不多，但工作却井井有条。究其根本原因，在于有一套行之有效的管理制度，所有员工都按规章制度办事。协和的洗衣房有一套科学的管理制度，每人衣服上都有一个号码，按时送洗，衣服洗完后，要先送被服处检查，扣子掉了给补上，有小破处补好，破得太大才换新的。污染的和洗净的被服分别从不同通道送取，绝不允许把病人换下来的衣被在病房地上抖开清点，而是装入污衣袋。遇有破旧的被服，由缝纫室修补或改制他用，即使是大小便失禁病人使用过的褥垫、丁字带、尿布等，也绝不随意浪费。

　　一张邮票、一根铅笔乃至一件被服在协和都有标识、有代号，这在今天叫作精细化管理。实现精细化管理，建立制度是基础，执行到位是目标，而在小小邮票上打孔的字母都对协和人起到了无形的约束作用，让人们对自己的思想和行为时刻加以规范和约束，这便是协和的价值观。

　　"夜间巡逻记录纸""总钥匙""子母钟""信号灯""打孔邮票"……这一系列令今天的设计者们仍然惊叹不已的"巧思"，折射出的正是协和人对"生命至上"理念的尊崇，闪耀着老协和标准化、精细化管理理念的光芒。科学周密的制度、严谨严格的管理、一丝不苟的执行以及一切服务临床的原则，这些都已深深地烙印在协和的基因里，并凝聚成代代相传的协和文化。

第二篇

坚韧前行

伴随着新中国的诞生，党的领导深入到国家建设的方方面面。中央人民政府接管北京协和医院，协和人投身中国共产党领导下卫生健康事业波澜壮阔的洪流中。从新中国成立到改革开放前的近三十年时间里，医院虽经几度更名，隶属机制发生变迁，但始终高举党的旗帜，坚守理想信念，以人民健康为中心，以国家安康为己任。

在抗美援朝"立国之战"中，协和人唱着"雄赳赳、气昂昂，跨过鸭绿江"，义无反顾奔赴前线，舍生忘死救治伤员，揭露细菌战罪行，创设野战外科学。在社会主义建设中，协和人支援全国各地建立医院及医学院，创设学科、培养人才，为党和新中国医疗卫生事业发展拼尽全力。在动荡岁月里，协和大批著名专家教授先后奔赴祖国广袤的农村，起伏的山梁，颠簸的马背，深一脚浅一脚的泥泞，就是他们叩问民瘼、行医教学的"第二战场"。

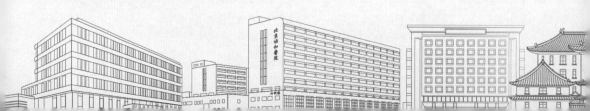

新中国成立后开展了声势浩大的知识分子思想解放运动，协和人从思想深处自觉接受党和政府的领导，践行党为人民服务的宗旨。林巧稚大夫说，"个人奋斗的力量是渺小的，党、祖国和人民才是巨大力量的源泉。只有把自己的志愿与国家、民族的命运结合在一起，才有出路"。这句话真切地反映了当时协和老一辈知识分子的心路历程。协和专家从"不为良相、便为良医"的志向，提升到"党启发了我从医的自觉"。

　　"党的领导加旧协和"是中央对协和办院办学方针审慎思考后的顶层指导思想，更是对协和的肯定、呵护与关爱。在这一方针指引下，党委重张协和秩序，赓续优良传统，提炼"三基三严"。忠于科学的事业精神和忠于人民的奉献精神两大意识流汇合在一起，支撑着协和人在艰难岁月里坚韧前行。

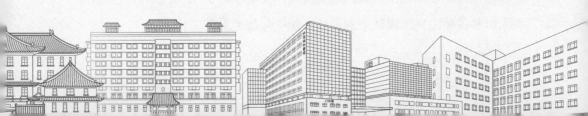

五 抗美援朝中的协和功勋

1950 年 6 月，中华大地上的硝烟尚未完全散去，朝鲜内战突然爆发。美国立即进行武装干涉，同时命令其海军第七舰队侵入台湾海峡，公然干涉中国内政，阻挠新中国的统一大业，把战火烧到了鸭绿江边。中共中央在召开多次会议、反复权衡之后，毅然作出了抗美援朝、保家卫国的历史性决策。

在奔赴朝鲜战场的抗美援朝志愿军队伍中，不乏协和人的身影。无论是在炮火纷飞的最前线还是支援抗战的大后方，协和人都以极大的爱国热情、忘我的工作态度，投入到伤员救治、支援前线的工作中，并作出了卓越的贡献。

雄赳赳气昂昂，跨过鸭绿江

1950 年 10 月 19 日，中国人民志愿军跨过鸭绿江，踏上了战火燃烧的朝鲜大地。10 月 25 日，志愿军打响了入朝后的第一仗，以光荣的胜利拉开了中国的"立国之战"——抗美援朝战争的序幕。这一天后来被定为中国人民志愿军抗美援朝纪念日。

"保和平、卫祖国，就是保家乡"的宣传教育，极大地激发了全国各阶层人民的爱国热忱。全国各地掀起参加志愿军的热潮，成千上万的祖国优秀儿女斗志昂扬奔赴朝鲜战场，大批铁路员工、汽车司机、医务人员和各种民兵志愿队来到前线，担负起战地勤务工作。

当时，北京几家大医院都派志愿者参加了抗美援朝手术队。"白衣战士亦英豪，辗转沙场斗志高。"协和219名医护人员报名参加志愿军手术队，外科主任吴英恺、吴阶平、冯传汉等17人作为北京市抗美援朝志愿队第二队成员奔赴前线，抢救志愿军伤员。其中，吴英恺担任第二队顾问，吴阶平任队长，冯传汉任副队长，罗桂珍负责护理工作。协和手术队的每位医护人员都以保家卫国的姿态，全身心守护着前线"最可爱的人"。实习医生连利娟随队奔赴长春市医院，接管从前线医院转送来的伤员，给外科医生做手术助手，帮伤员打石膏、拆线换药等。

协和医院和医学院先后派出包括护士、学校护理教员等在内的61名志愿者。王琇瑛、李懿秀、马振麟带领第一批护理教学队奔赴沈阳军区，为后方医院培训护士长50名，并到鸭绿江边考察战场救护工作。

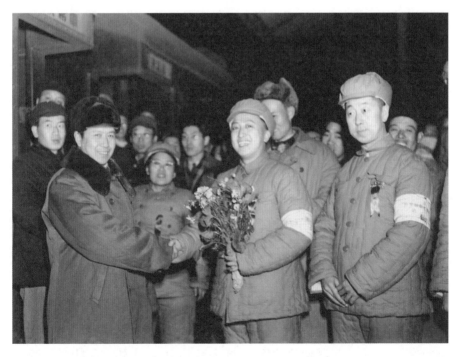

■ 北京市抗美援朝志愿队第二队离京时，中央卫生部贺诚副部长、市卫生局张文奇局长等前往车站送行，前排右一为吴英恺，右二为吴阶平

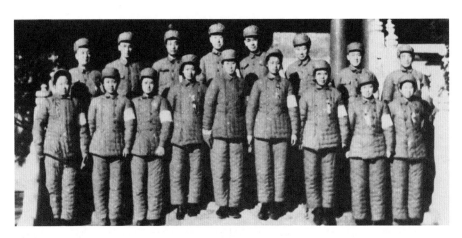

■ 北京市抗美援朝志愿队第二队的协和队员出发前合影

19 岁的男护士黄金龙在东北军区第 13 陆军医院参与救治，护士苗文娟是唯一一位跨过鸭绿江的协和护士。《百年协和护理》一书中记录了苗文娟当时的工作状态：物资紧俏，纱布都需要反复使用，苗文娟就在冰凉的水中清洗纱布，双手冻得通红干裂……没有一顿饭是按时吃的，抽空抓起已经冰凉、干硬的食物就往嘴里塞，在地上找两根树枝擦一擦就当筷子用……睡觉也是一件奢侈的事情，苗文娟闭上眼睛还能依稀听见远处传来的枪炮声和战士们保家卫国的嘶吼与呐喊声，风雪如刀子般刮过面颊，但是不能流泪，因为泪水会被冻住。

英雄伟岸，守护英雄的事业同样庄严而崇高。协和人对志愿军英雄日夜守护、精心施治，通过多科会诊、多次手术，拼尽全力争取最少伤残、最佳康复的这份坚守和担当，也将被历史所铭记。

在这场与时间赛跑的生命保卫战中，协和人还运用卓越的科研能力，充分发展了野战外科学、流行病学、细菌微生物学、输血学和烧伤整容等学科，在特殊的战场上取得特殊的成就。前线的卫生条件简陋，极易发生感染。1951 年 3 月，志愿军中患鼠疫的就有 13 人，患脑炎、脑膜炎的 44 人，患其他急性病的 43 人，其中 36 人死亡。11 月，曾任协和医学院公共卫生系主任的何观清教授带队，奔赴朝鲜战场调查疫情和士兵营养状况。在紧张的前线救援空隙，吴英恺总结出了《野战外科学》的实战经验，为进一步提高战伤救治水平提供了重要依据。吴英恺回国后，与黄家驷、曾宪九等医学大家在北京市抗美援朝手术队的基础上，建立了全国第一个地区性学会——北京外科学分会。学会一直发展至今，为北京乃至全国的外科学发展作出了巨大贡献。

救治祖国"最可爱的人"

抗美援朝时期，为了解决中国人民志愿军伤病员的医疗问题，1950年11月8日，中央军委总后勤部卫生部向北平协和医院借了250张病床，成立了北京第二医院。22日，咨询委员会讨论决定，北京第二医院改称"中国医院"，与协和医院合作救治伤病员，其总原则是：中国医院负责伤病员的组织工作，协和医院负责医疗工作，行政管理和财政各自独立，具体事宜由双方派有关人员组成行政、医疗、经济三个小组，分别进行工作。1951年1月2日双方开始合作。1月20日，中央人民政府接管私立北平协和医院，更名为"北京协和医院"。2月24日，中国医院与北京协和医院合并，定名为"中国协和医院"。

1951年5月21日，协和医院接收首批118名志愿军伤病员，开始执行治疗任务。为了迎接这一光荣任务，从3月起，全院党政工团一起行动起来，迎接祖国"最可爱的人"。

当病床不够时，他们把自己的钢丝床和床垫让出来；当血液不够用时，他们自愿把自己的鲜血献出来。工会出面组织了400余人的担架队、330余人的输血团，年迈的张鋆教授、胡正详教授等也带头参加献血。"一切为了伤病员，为了保家卫国，做好医疗工作的主要条件是真诚热爱伤病员。"时任外科学系主任的吴英恺教授这句肺腑之言表达了全体协和人的心声。

首批志愿军伤病员于5月21日下午3点到达医院时，全体医护人员在协和医院西门热情列队欢迎。他们对伤病员照顾备至，每个伤病员都由护校同学护送进入病房。中央卫生部、北京市卫生局、中国人民抗美援朝总会和分会以及北京协和医学院、协和医院的各级领导都亲自到病房慰问。

志愿军伤员中有一位中国人民解放军第 27 军的毕参谋，因"左小腿炸伤、开放性左胫骨粉碎骨折、左胫骨骨髓炎"由东卫第一陆军医院转入北京协和医院。

东卫第一陆军医院的病案详细记录了毕参谋从战场到医院的过程。"于 4 月 23 日（正是第五次战役的时期）在前线被弹片炸伤，左小腿胫骨外侧伤，当时流血很多，感到头昏，逐渐失掉知觉。醒后被卫生员包扎后，每日简单换药。曾服过 4 包磺胺，注射破伤风血清。5 月 16 日归国到通化，无何处置。于 5 月 18 日转来本院，见到左小腿胫骨前外侧有 6cm×6cm 大的创面，肉芽良好，胫骨部另有约 4cm×4cm 的缺损，创内有脓汁流出，有碎骨片存在。"

北京协和医院的出院记录记述了毕参谋的诊疗过程：1951 年 5 月 30 日作死骨切除术及骨牵引，6 月 11 日作植皮术，7 月 6 日作交腿植皮术，

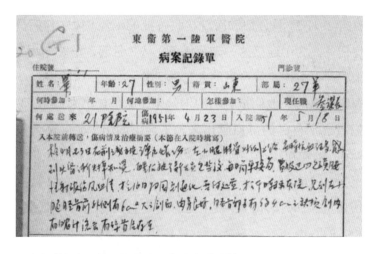

■ 毕参谋在东卫第一陆军医院的病案记录单

7月27日作交腿植皮割开术，9月25日作植骨术，1952年1月24日作切开排脓，2月13日作创口二期缝合。经积极治疗后，毕参谋的骨折、创口均愈合，于1952年2月29日下午出院。

毕参谋在协和医院住院284天，经历7次手术，先后有50余位医生参加了救治工作。其病程记录、手术记录、会诊记录等各类病案文件中留下签名的医生有：孟继懋、王桂生、宋献文、邵令方、朱洪荫、谷铣之、刘洪基、吴蔚然、陈光昭、胡懋华、王福权、谢少文、解毓章、刘玉清、朱贵卿、曹松年、张学德、李洪迥、张庆松、曾宪九、丘耀元、朱预、劳远琇、梁铭、梁栋、陈坤生、田博智、田瑞明、王德修、赵溥泉等。

为了救治志愿军伤员，付出再多努力也是值得的。毕参谋所在的第27军曾参与1950年11月27日至12月24日的长津湖战役。在这次战役中，中国人民志愿军凭着钢铁般的意志和英勇无畏的战斗精神，征服了极度恶劣的环境，打退了美军最精锐的王牌部队，创造了抗美援朝战争中全歼美军一整团的纪录，收复了"三八线"以北的东部广大地区，扭转了战场态势，彻底粉碎了"联合国军"总司令麦克阿瑟"圣诞节前占领整个朝鲜"的美梦，成为朝鲜战争的拐点，为最终到来的停战谈判奠定了胜利基础。

为治愈志愿军伤员们身心遭受的战争创伤，协和特派总护士长冯祥如、来自湖南军区医院手术室的护士李纯等到志愿军病房，精心照护并陪伴开导伤员，送上协和护理的人文关怀。李纯当时是一名开朗健谈、深受伤病员喜爱的小护士。她记得有几位病人脸伤得特别厉害，有的人失去了一只耳朵，有的人嘴巴歪了，情绪波动都很大。尤其是一位满脸伤疤的志愿军伤员，每次吴蔚然大夫参加大查房后，他就会闹情绪。李纯经过多次与他谈心才得知，原来是因为看到吴大夫英俊的脸庞，联想到自己的容貌，就忍不住伤心难过。所以病房护士们有一项非常重要的工作，就是常去病房做思想工作，安抚他们的情绪。李象棠护士长带领护士对他们进行"话疗"，有时候一沟通就是一个多小时。

冯祥如总护士长回忆，那个时候下班后常与同事们一起自发去探

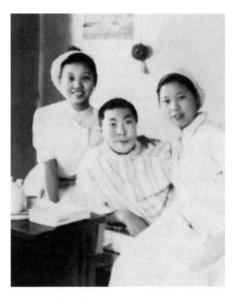

■ 志愿军病房护士长李象棠（左）、护士李纯（右）与志愿军患者合影

望接受治疗的志愿军战士们，还会用轮椅推着他们到三楼广场看电影。有一位轰炸机飞行员在出院很久后，还经常给冯祥如打电话。他说："我一辈子也不会忘记协和护士的帮助。没有你们，就没有今天的我。"

为进一步加强国防，中国人民抗美援朝总会发出号召，动员全国各阶层人民开展"捐献飞机大炮"运动。在爱国主义精神的鼓舞下，许多工厂夜以继日地为志愿军生产军需物品、武器弹药。广大农民踊跃交售"爱国粮"，全力保障前线的物资供给。协和教职工也纷纷响应总会发出的号召，为国家捐献物资。园艺组工人率先捐献了自己一个月的工资，发电厂、机务处、病理科……全院各部门均积极参与。时任协和抗美援朝分会负责人、公共卫生系教授何观清主持召开座谈会，与会人员一致同意增加星期日门诊，把收入献给国家。医技辅助科室把利用业余时间加班服务的收入捐献出来；科研人员把自己业余编译的稿费捐献出来，有的教职工还把自己的存款以及心爱的饰物、纪念品捐献出来，如1941届协和毕业生、著名放射学专家胡懋华教授把她在燕京大学读书时因名列前茅所得的金钥匙也捐献了。

到1952年5月底，全国人民支援朝鲜前线的捐款，可购买战斗机3710架，有力地支援了志愿军英勇作战，为战争的胜利提供了坚强保障。

科学揭露"细菌战"罪行

1952 年 1 月,美军在实施"绞杀战"一再受挫后,公然违反国际公约和人道主义原则,在朝鲜战场和中国东北地区秘密实施"细菌战"。美军将鼠疫杆菌、霍乱细菌、伤寒杆菌、痢疾杆菌、脑膜炎双球菌、脑炎滤过性病毒等十多种病菌经过培殖,附着在动物、昆虫的身上或树叶、棉花、食品及宣传品等物体上,制成"细菌弹",由大炮、飞机发射散布,并以水源、交通要道和居民集中点为目标投掷。他们对执行此项任务的人员都严格保密,仅称之为"不爆炸的炸弹"。美军此举严重违反了人道主义原则,给中朝军民造成了巨大伤害。

随着这些"细菌弹"的落地,朝鲜历史上早已绝迹的鼠疫、霍乱等传染病又出现了,回归热、天花、伤寒也开始流行。中国与朝鲜联合抗疫,组建了一个公正、独立的国际科学家团队,开始实地调查取证。由周恩来总理钦点、时任中央人民医院院长的钟惠澜教授成为中方 6 名专家联络员之一,同时他亦被委任为中央防疫委员会反细菌战科技研究组副组长,主持国内反细菌战研究室的工作。

钟惠澜与其他 5 位专家联络员陪同国际科学委员会的科学家到平壤附近的朝鲜防疫队实验室调研。由于白天美军飞机空袭不断,专家们只能白天在防空洞内工作,晚上外出调研,为了避免吸引敌方注意,车辆不能使用照明灯,钟教授一行还在考察途中遭遇过车祸。

有一次,钟惠澜等人走出防空洞,到十多米外的一幢平房去取资料。他们刚刚离开平房不到 3 分钟,一枚炸弹不偏不倚地落在平房顶上,顷刻间把平房炸成一片废墟,炸弹片飞溅到他们脚下。这种狂轰滥炸、炮火连天的场面每天都在上演,在当时硝烟弥漫的朝鲜,钟惠澜等专家时刻面临生命危险。几十年后,钟惠澜回忆起这段经历,常常自豪地说:"死有重于泰山,有轻于鸿毛。如果我为了反细菌战而牺牲,死也无悔。"

调查结束后，国际科学委员会的各国科学家及钟惠澜等中、朝两国专家撰写了题为《调查在中国及朝鲜的细菌战事实国际科学委员会报告书及附件》的著名黑皮书，有 630 页之厚，以 8 种文字公诸于世。这一调查结果公布后，美军在朝鲜及中国东北进行细菌战的事实终于大白天下，引起了全世界的强烈反响。钟惠澜就此事先后撰写了 9 篇论文，发表于 1952 年、1953 年的《人民日报》《中华医学杂志》《微生物学杂志》等报刊上。论文用确凿的材料和科学证据，阐述了美军实施细菌战的事实。钟惠澜教授亲口对他的学生张乃峥教授讲："过去我亲美，今天反细菌战我狠狠打了老美一下子，这是我一生中的愉快。"

除了钟惠澜教授，还有很多协和人也为反细菌战作出了不可磨灭的贡献。至 1952 年 3 月，479 名协和人报名赴朝参加志愿军防疫工作。其中教员及医师 72 人，技术人员 34 人，护理人员 144 人，学生 56 人，

自美帝國主義悍然在朝鮮滅絕人性地撒佈細菌，以圖挽救其註定的失敗命運後，已經激起中朝人民和全世界愛好和平人民一致的憤怒。近日 職院員工學生亦紛紛簽名參柔赴朝參加志願防疫工作，以便用實際行動來痛擊美帝的滔天罪行。截至目前為止，簽名者已有四百七十九人。茲將統計數目列後。敬贈謹，並乞指示是禱。

救日及醫師 七二人
技術人員 三四人
護理人員 一四四人
學生 五六人（內包祈醫科四年級全體學生二十一人，其餘為港修生及見習員）

教員 二五人
工友 八七人
其他 六一人
共計 四七九人

甄量

軍委衛生部

歌 李宗恩 張之強

一九五二年三月五日

■ 协和报名赴朝参加志愿防疫工作人数统计表

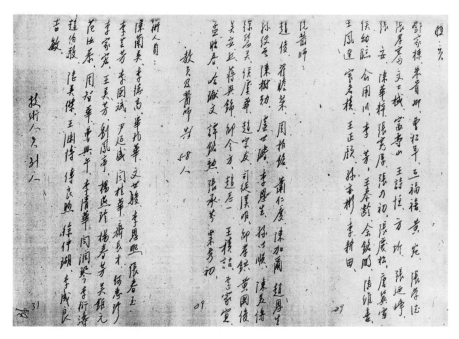

■ 协和报名赴朝参加志愿防疫工作的部分人员名单

职员 25 人，工友 87 人，其他 61 人。

何观清教授带队先后两次奔赴朝鲜战场，应用流行病学知识和技术，为粉碎帝国主义的细菌战立下了功劳；著名内科学及传染病学专家、微生物学及病毒学专家张学德进行了反细菌战实验室研究并参加了国际调查团的资料整理和著述工作，成为东德柏林和奥地利维也纳的"美帝细菌战展览会"代表团骨干成员；检验科齐长才和俞用川为鉴定美军投掷的细菌携带物提供了实证；谢少文主持反细菌战东北调查团的实验室鉴定工作，

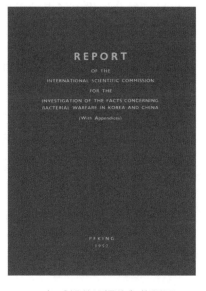

■ 1952 年《细菌战报告》的封面

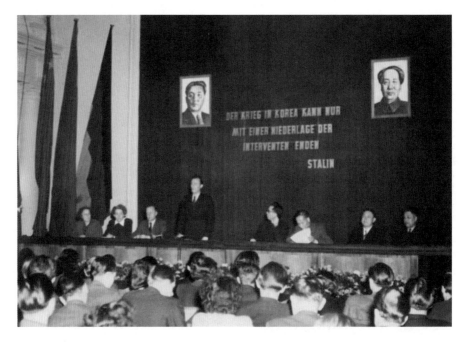

■ 张学德出席在东德柏林召开的"美帝细菌战展览会"

找到细菌战确凿证据，受到国务院嘉奖；协和人还参编《细菌战报告》，为世界反细菌战作出了卓越贡献。

奖章辉映伟大抗美援朝精神

使命如山，忠诚如铁。在党和国家、人民最需要的时候，协和人用热血和无畏书写了荡气回肠的英雄诗篇。沉甸甸的奖章是党和国家授予参加抗美援朝协和人最高的嘉奖。

许许多多协和人的名字被镌刻在了历史光辉的一页上。何观清先后荣获朝鲜民主主义人民共和国二级和三级国旗勋章各一枚。1953年5月至1955年1月，方圻参加抗美援朝志愿军，于朝鲜开城志愿军谈判代表团医院工作，1954年1月，方圻荣立抗美援朝三等功，并获得抗美援朝功勋奖章。原工会常务副主席周国柱1953年在中国人民解放

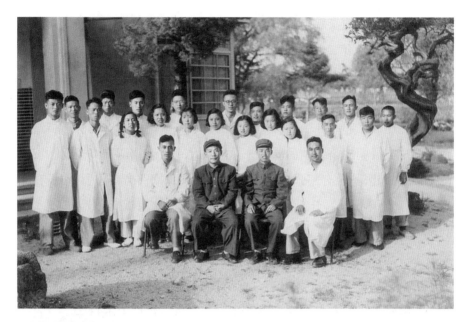

■ 志愿军停战谈判代表团医院全体工作人员合影，后排左五为方圻

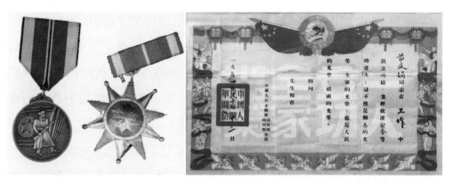

■ 方圻荣获的抗美援朝功勋奖章　　■ 苗文娟荣获的"抗美援朝三等功"奖状

军汽车 32 团荣立抗美援朝三等功；原宣传处处长张燕 1953 年荣立抗美援朝三等功；苗文娟、王琇瑛、黄金龙 1954 年荣立抗美援朝三等功；妇产科连利娟 1951 年在长春抗美援朝手术队时立小功一次；外科费立民 1951 年在长春抗美援朝手术队时立小功一次。获得表彰的还有申文敏、马振麟、胡正详、邸瑞馨、郭淑媛、冯传宜、尹昭炎……协和人舍生忘死、白衣出征，用大无畏的奉献精神与舍我其谁的使命担当，受到了国

家的嘉奖与世人的崇敬。

1954—1955 年，吴英恺担任战伤外科医疗研究组组长，研究组的工作受到彭德怀、刘伯承、聂荣臻等多位开国元帅的表扬。"这些人都是国家的宝贝，要好好支持他们的工作。"

李纯还回忆起一件令她特别难忘的事。一天，外科支部协理员给了她一张抗美援朝战争胜利后周恩来总理在北京饭店宴请抗美援朝功臣的请柬。"协和医院只有一张邀请函，给了我，我特别高兴！"宴席设在北京饭店，当天下午，李纯穿着军服连衣裙走进北京饭店。她回忆："我的席位是进门的第三桌。大家一起唱着'雄赳赳、气昂昂'的志愿军战歌，等待开席。一会儿，周总理来了，大家起立，热烈鼓掌。周总理点头微笑，到每一桌和大家敬酒。这场庆功宴对我是一个鼓励，每次想起，我就鞭策自己要更好地为志愿军服务，更严格地要求自己。"

2020 年 10 月 23 日，党中央、国务院和中央军委在北京人民大会堂隆重举行纪念中国人民志愿军抗美援朝出国作战 70 周年大会，中共中央总书记、国家主席、中央军委主席习近平在大会上发表重要讲话。习近平总书记指出："在波澜壮阔的抗美援朝战争中，英雄的中国人民志愿军始终发扬祖国和人民利益高于一切、为了祖国和民族的尊严而奋不顾身的爱国主义精神，英勇顽强、舍生忘死的革命英雄主义精神，不畏艰难困苦、始终保持高昂士气的革命乐观主义精神，为完成祖国和人民赋予的使命、慷慨奉献自己一切的革命忠诚精神，为了人类和平与正义事业而奋斗的国际主义精神，锻造了伟大抗美援朝精神。"

伟大抗美援朝精神是对英雄的中国人民志愿军的最高礼赞。这些拼尽全力挡在死神和伤病员之间、为新中国的英雄们迎来生命曙光的协和战士们，所践行的敬佑生命、甘于奉献、救死扶伤、大爱无疆的职业精神，同样书写了中华民族精神谱系里浓墨重彩的一笔。

六 融入党领导下卫生健康事业的洪流

抗美援朝战争打响后，美籍协和工作人员陆续撤离，仅由校长李宗恩与美国中华医学基金会保持联系。当时协和工作人员的心里五味杂陈，一方面担心协和今后办院的资金来源难以维持原有的标准；另一方面又非常渴望由中央人民政府早日接管协和，开启中国人自己管理、自己建设协和的新征程。

1951年中央人民政府接管协和后，陆续派驻党员干部进入协和，使协和真正融入祖国的怀抱。协和人迎来了破天荒的思想大解放，他们逐渐接受党的思想和领导，从旧时医者救死扶伤、知识分子为科学献身的朴素思想上升到为了国家、人民利益的精神层面，形成了"为人民服务"的自觉。

新中国百废待兴，面对卫生健康事业新阶段的新难题，协和人与党和国家同心同向，真正将"济世"的医术融入"救世"的共产主义事业，成为共产党领导下卫生健康事业的一支"铁军"。

中央人民政府接管协和

1951年1月20日，中央人民政府教育部和卫生部接管私立北平协和医学院和北平协和医院。医学院更名为"中国协和医学院"，医院更名为"北京协和医院"，由此开启了在党的领导下中国人自行管理、建设协和的新历程。

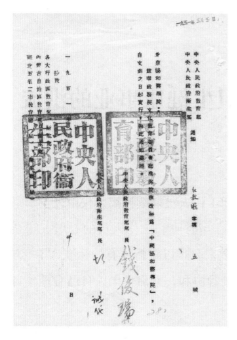

■ 中央人民政府教育部、卫生部关于"北京协和医学院"更名为"中国协和医学院"文件

李德全——这位 30 年前曾在协和医院门口观看开幕典礼的燕京大学女学生，此时以中央人民政府卫生部部长的身份接管协和，她与教育部副部长钱俊瑞一同向协和全院职工宣布：中国协和医学院院长仍由李宗恩担任；经费由教育部划拨，只会比原来多，不会比原来少；学校的组织结构和规章制度不变，学校标准不能降低，要办得比以前更好；教职员工原职原薪，学生可领取人民助学金。

这些妥善周到的措施得到了广大师生员工的热烈拥护，医学院和医院人心安定，秩序井然。协和人以极大的爱国热情投身社会主义建设，教学、医疗和科研工作如常开展。

这一时期，为改善我国人民群众得不到健康保障、疾病丛生、缺医少药的状况，国家建设急需医疗卫生人才。国家的号令就是协和人的行动。1951 年秋，协和扩大招收医学生 42 名（原定每年不得超过 30 名），护校学生 30 名（原定每年不得超过 25 名），进修生 76 名，培养了大批优秀医学人才。同时，针对进修人员，协和开办了大量特别训练班。除了开办解剖、病理、生理、药理、微生物和寄生虫等师资训练班，还受军委卫生部的委托，组织开办了神经生理专修班、志愿军防疫、空军医师训练班等多个培训班。

第一届全国卫生工作会议提出"以预防为主"的方针后，我国的公共卫生领域也迫切需要人才。协和公共卫生护士班学员人数激增了4—5倍，致使协和公卫教学力量青黄不接。加之各训练班学员多由组织上选派，基础知识水平参差不齐，且教师岗位任务有所变化，因此给教学带来很大困难。但在爱国热情的鼓舞下，协和的教师们克服重重困难，很好地完成了教学任务。

此外，协和医学院的校外教学任务也颇为繁重。谢少文、冯兰洲、裘祖源、何观清、金荫昌等知名教授分别受邀到北京大学、山东齐鲁大学等校讲学，为细菌学、寄生虫学、药理学、公共卫生学、流行病学的高级师资班培训人才。后来这些培训班学员大多成为国内相关学科的骨干教师。

在党的领导下，协和更加深入地感受着大地的脉搏、倾听着人民的声音。

北京协和医院三度更名

在1951年至1957年间，根据国内外形势和新中国建设的需要，北京协和医院曾三度更名、两度更改隶属关系。

1951年1月20日，中央人民政府接管私立北平协和医院，将其更名为"北京协和医院"，此为一度更名。

抗美援朝时期，为治疗志愿军伤病员，军委卫生部曾向协和医院借用250张病床，成立军委总后卫生部直属"中国医院"。1951年2月24日，政府决定将"中国医院"与"北京协和医院"合并，定名"中国协和医院"，此为二度更名。

1957年11月25日，卫生部决定：中国协和医学院与中国医学科学院（由中央卫生研究院1956年更名而来）合并，医院更名为中国医学科学院北京协和医院，此为三度更名。

穿着军装进协和

1951 年 6 月 22 日，北京市军管会选派军事代表张之强任政委，参与协和的全面管理。自此，协和撤销董事会，设立校务委员会。所有公文表格一律改用中文，财务和会计则改用政府单位会计制度。

1952 年 1 月 1 日起，协和医学院及协和医院转为中央人民革命军事委员会建制，受军委和地方双重领导，史称"军管时期"。协和历史上的"军管时期"虽然不长，却是共产党接管协和后一个新的起点，对协和早期"红色基因"起到了延续与巩固作用。

军管时期，陈寿坡正就读于协和医学院。当时班上包括他在内的一

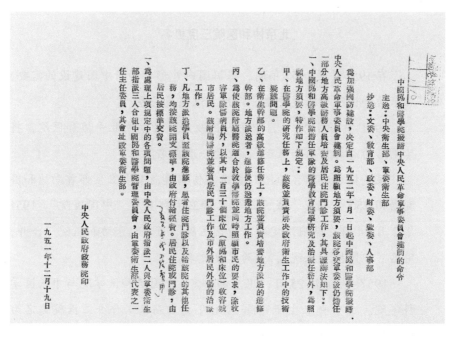

■ 1951 年 12 月 19 日，中央人民政府发布中国协和医学院划归中央人民革命军事委员会建制的命令

大半同学追求进步，自愿参军。"穿着军装进协和"的场景令他至今记忆犹新：大家下课从礼堂回宿舍，全都身着军装，列队齐行，成为了一道独特的风景。

无论是军人出身还是半路参军的医学生，他们虽与老协和的医学生多有不同，但同在协和优良传统的熏陶下练就了精湛的业务能力，又在党的坚强领导下逐渐成长。他们将协和的科学精神和为民情怀，与共产党所秉持的"全心全意为人民服务"的精神信仰融为一体，凝聚和内化为新时期协和的红色基因，熔铸成熠熠生辉的协和文化。

对这些新生力量的加入，老协和人的态度是开放和接纳的。毕业于长春第三军医大学医疗系的郭玉璞 1953 年被分派到协和医院内科时，是张孝骞主任接待了他。"张主任说话非常客气，很欢迎我们来，说有什么困难都可以来找他。"

"打开协和窗户看祖国"

新中国成立前的协和，一直处在东西方文化价值观的交融碰撞中。中央人民政府接管后，党组织领导协和全院师生员工参加了一系列社会政治运动，使他们在土地改革、"三反"、"五反"、知识分子思想改造等运动中经受了锻炼。协和人迎来了一次破天荒的思想大解放，爱国主义思想得到了极大弘扬。

1950 年，"面向工农兵""预防为主""团结中西医""卫生工作与群众运动相结合"成为指导新中国卫生工作的四大方针。自此，全国普遍建立起基层卫生组织以及各种专业防疫机构和防疫队伍，开展了大规模的爱国卫生运动。

协和高级知识分子第一次近距离地看到祖国从广大农村到各地城市、从工厂学校到社会各界所发生的深刻变化，亲身感受到了人民翻身当家做主人的激动和喜悦，感受到了各阶层人民精神面貌的焕然一新。

协和人随即以更大的爱国热情投身到社会主义建设中，为新中国的医学研究、疾病防治、学科建设、人才培养及主要医疗机构的创建等作出了特殊的历史性贡献。

深入指导农村卫生事业是协和的一项重点工作。1950年暑假期间，由周金黄教授带队，80位协和师生组成两支队伍，分赴河南、皖北配合治理淮河的中央防疫队，参加了农村卫生调查，组织培训卫生干部，进行卫生宣传和诊治工作，也在为劳动人民服务中锻炼改造自己。

1951年初，协和全院师生在李宗恩、张孝骞、周华康、邓家栋、聂毓禅、何观清、方圻、王德修、王文彬等一大批骨干专家的带领下分赴四川、西北、安徽等地的农村参加土改。金荫昌、周华康两位教授前往西北土改工作团；邓家栋、裘祖源两位教授前往四川土改工作团；张锡钧教授率团参加川西土改工作团；张孝骞教授率团参加华东土改工

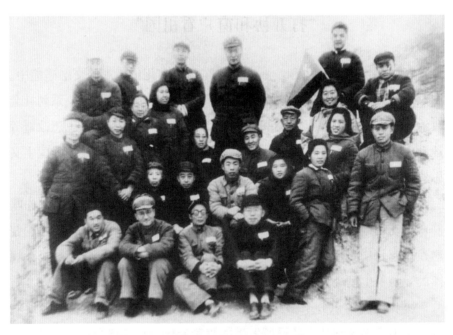

■ 1951年初，大批骨干专家赴农村参加土改。图为时任华东土改团分团长的张孝骞（前排左四）与团员们在安徽蚌埠合影

作团。

　　"知识分子的思想改造"是新中国成立后党和国家高度重视并要着力解决的问题。1951年9月，周恩来总理在京津两市高校教师学习会上，结合自己参加革命思想转变的经历，勉励一切有民族思想、爱国思想的知识分子，努力站到人民的立场，再争取进一步站到工人阶级的立场。10月，毛泽东主席指出，思想改造首先是各类知识分子的思想改造，是我国在各方面彻底实现民主改革和逐步实行工业化的重要条件之一。

　　协和作为高级知识分子高度集中的医学殿堂，如何让知识分子完全接受党的思想和领导？为了鼓励大家贴近群众，真"干"实"干"，并在思想层面凝聚共识，1952年5月，一场声势浩大的思想改造运动在协和拉开了序幕。在"团结、争取、教育、改革"基本方针的指导和市委领导下，当时派驻协和的工作队一进门就宣布了"要团结百分之百群众"的政策，在具体工作中采取了批评帮助、摆事实讲道理和个别谈心等各种方法，历时四个月基本完成了知识分子思想改造运动。

　　这次运动时机好、方针对、方式好，是协和教职员工有史以来第一次参与针对自身改造的政治运动，使多年沉积的思想观念得到了更深层次的净化和解放。全院批判了"亲美、崇美、恐美"的思想，进一步提高了协和教职员工对党、对社会主义的认识，增强了民族意识，初步建立了为人民服务的思想。

　　在此之前，协和很多专家教授都在青年时期接受了大量的西方教育。尽管他们同情人民，但只是在医学上尽其所能。直到有一天才真正敞开心扉，接受党的引领，到人民中去。张乃峥教授曾真实诚恳地表达："新中国成立前乃至解放初期，绝大多数老协和人，包括当时像我一样的青年人，都是比较亲美、崇美和恐美的，但新中国成立后第一批参加土地改革的、第一批参加抗美援朝的都有老协和人。协和人奉献精神的表现之一就是相信党，党要他们做什么他们就做什么。"

　　林巧稚教授是知识分子思想改造的典型代表。她生长在旧社会，青少年时代深受基督教影响，曾以"不为良相、便为良医"为志愿。面对灾难深重的旧中国，她心怀隐痛，立志要以一技之长为祖国、为人民做有益的事情，因而踏上了医学科学的征途。中华人民共和国的成立，使林巧稚很快感受到"国家好起来"的各种崭新气象，并以满腔热忱与勤奋不息投身于国家医疗卫生领域的建设。当国家邀请她参政议事时，她便积极为制定婚姻法、妇女劳动保护法规等规划建言，还多次组织大规模的预防宫颈癌普查。她用自己的亲身经历告诉世人："个人奋斗的力量是渺小的，党、祖国和人民才是巨大力量的源泉。只有把自己的志愿与国家、民族的命运结合在一起，才有出路。"

1952 年 9 月，她在《打开"协和"窗户看祖国》一文中深情写道：

> 过去 30 多年，我从"协和"窗内看祖国，炮愈响，我把窗户关得愈紧。什么动力叫我自觉自愿打开"协和"窗户，看见了我们可爱的祖国呢？
>
> ……
>
> 我从"协和"窗里也看到解放军纪律严明，有高度的爱国精神，能吃苦耐劳；我看到短时间内物价平稳，交通迅速恢复，到处都在建设，人民事业不断发展。从这一连串的事实，我开始认识这个政府与从前的政府不同，是为人民做事的政府。
>
> ……
>
> "三反"运动中，在"协和"揭露出严重的贪污、浪费和官僚主义，我才体会到技术脱离不了政治。我开始从被动地参加学习到主动地参加运动……当时我阅读了不少文件。结合事实，学习毛主席著作，从《实践论》《矛盾论》到《关心群众生活，注意工作方法》，没有一个观念脱离大众的利益，我体会到人民领袖的伟大。在思想建设运动中，我更进一步地认识了人民政府对我们的关怀……我得到了一连串的教育，对自己落后思想作斗争。我觉

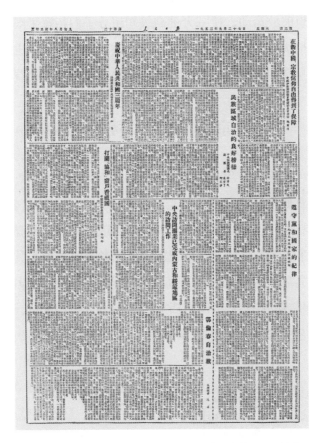

■ 1952 年，林巧稚在《人民日报》上发表《打开"协和"窗户看祖国》一文

悟到共产党与人民政府是为人民服务的，以人民的利益作为衡量的标准。就是这个真理感动了我，唤醒了我……

"协和"的窗户打开了，竖起了毛泽东时代的五星红旗，"协和"的工作人员全都站起来了。我们为祖国伟大的进步感到光荣骄傲！

曾任北京协和医院副院长的董炳琨这样写道："林巧稚有心口一致的特点，想不通的事绝不说假话。《打开"协和"窗户看祖国》的文章在《人民日报》发表，对当时思想改造运动起了很大推动作用。"

这次思想解放运动，使一大批高级知识分子们拓宽了眼界，看到了实质，思想很快转了过来，并敢于纠正错误，解剖自己，也扩充了协和人为事业献身精神的新领域、新内容——为党和人民的利益奉献终身。

北京协和医院党委成立

度过了一年多的"军管时期"后，1953年，中国人民解放军总后勤部卫生部直属中国共产党委员会批准中共北京协和医院委员会成立，批复文件中写道："现已经党委研究批准：由该院政治委员罗诚同志为党委书记，以丁志辉、樊迪虹、朱朝成、杨忠孝四同志为委员。"

党委成立后，协和医院各项工作有序开展，思想建设得到了进一步加强。翻开20世纪50年代的档案，"以'一切为了病人'为总目标"赫然在目，与半个多世纪后协和所提出的"以人民为中心，一切为了患者"的办院方向同出一辙。许多知识分子的思想发生了深刻的转变。医院进行了一系列调整改革，许多过去挂不上号或看不上病的病人都得到了治疗。在整风运动中，大家进一步讨论了做医务工作的目的究竟是为个人还是为病人，因而进一步明确了医务工作为社会主义建设服务的观点。

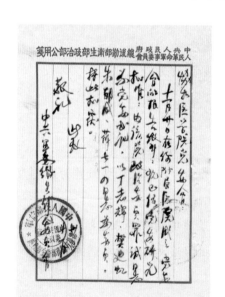

■ 中国人民解放军总后勤部卫生部关于协和医院党委成立、党委书记及党委委员任命的批复

1955年前后，一大批高级知识分子加入中国共产党，其中包括张锡钧、邓家栋、许英魁、胡懋华、冯传宜、张茞芬等声誉卓著的医学大家。至1958年底，医院共有党

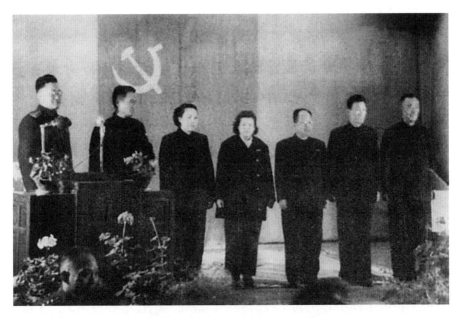

■ 1955 年前后，十几名高级知识分子加入中国共产党。图为入党宣誓仪式，张之强（左一）主持，左二起为冯传宜、胡懋华、张茞芬、张锡钧、邓家栋、许英魁

员 184 人，其中含正式党员 166 人，预备党员 18 人，党员队伍进一步壮大。

1958 年，中共中国医学科学院北京协和医院总支委员会经正式选举产生。总支委员会成立了 4 个业务小组：党政组、医疗组、行政组、研究培养干部组，下设五大支部：内科支部、外科支部、妇产科支部、五官科支部、院直支部。重大问题均在支委会进行讨论，并分工负责，有力保证了支部的核心领导作用，真正将党的意图贯彻到工作中去、贯彻到群众中去。如妇产科支部常针对不同问题，召开支委扩大会，吸收行政领导参加研究，保障集思广益，把握正确的方向。同时，支部研究决定的举措，由科主任提交科务会议，参加科务会议的成员包括支部成员、科主任、各病房主治医生、护士长及住院医师的代表，这样既加强了集体领导，又贯彻了群众路线。

这些举措让协和人看到，在党的卫生工作和知识分子工作的政策下，在医院党委的领导下，医院各项工作得到了蓬勃发展，全体协和人都对协和的未来充满了希冀。

党启发了我们从医的自觉性

在医院党委的带领和组织下，协和的高级知识分子接触和学习了马克思列宁主义、毛泽东思想后，能够自觉地运用辩证唯物主义和历史唯物主义哲学观点来观察问题、分析问题，并与医疗业务工作密切结合解决问题。

张孝骞教授发表了《在临床工作中学习和应用〈实践论〉和〈矛盾论〉的体会》，是他辩证唯物主义医学观形成的重要标志。文章透彻地分析了临床工作中理论和实践的关系，诊断、治疗中各种认识、手段、方法和结果之间的关系，令人信服地阐述了正确的世界观对医疗实践的重要性。

1942届协和毕业生、著名医学科学家、外科学家、两院资深院士吴阶平也在学习和工作中结合自身实际，总结出"实践、思考和知识相结合"的经验，在医学界产生了广泛影响。

在医院党委的领导下，每一名知识分子都见证了医院的巨大变化，经历了思想的洗礼与升华。著名神经外科学专家、协和医院神经外科教授冯传宜在1956年的入党申请书中写道："解放后几年来，我亲眼看到党领导全国人民所取得的政治、经济、文化各条战线上的胜利……入党就是为党为革命做更多的工作。"

同年，著名神经病学家、曾任协和医院神经精神科主任的许英魁教授也提交了入党申请书："解放后7年来，我首先经过一年多的观望阶段，继而被层出不穷的新事、新物、新人所教育了、鼓舞了，我认识到了革命的人生观及共产主义的世界观之伟大意义……同时更要由党的周围加入党内，把个人的前途和共产党的前途密切联结在一起，对党和革

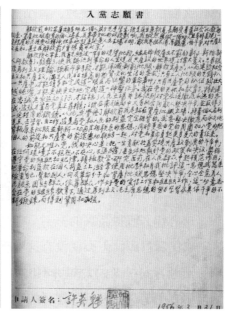

■ 1956 年冯传宜的入党志愿书　　　　　■ 1956 年许英魁的入党志愿书

命负起更多更大的责任来。"

"老协和人入党从来不是出于对权力和功利的追逐，而是对信仰的坚守与理想的追求。"原协和内科党总支副书记白纯政由衷地认为，"为人民服务，既是协和医护人员的职业初衷，也是中国共产党的目标追求，他们的信仰是一致的。这也正是为什么一家起初由美国人办的医院，却能得到党的充分信任和支持，并在党的领导下，面对历次重大任务时从未辜负党和国家的信任，总能出色地完成其历史使命的根本原因。"

著名内科学家、心血管病专家、原北京协和医院名誉院长方圻教授也是一个典型代表。在他看来，传统的道德意识会让每个从医的人做一个"正派的大夫"，但是发生在 20 世纪 50 年代的一件小事却触动了他的灵魂。

一天，他看到一位年轻医生垂头丧气地回到宿舍。一问才知道，原来这位医生当天接诊了两个病人，都是常见的肺结核，他觉得从中学不到什么新的东西，没兴趣。这个念头震惊了方圻："医生和病人，究竟是谁为谁服务？是我为病人服务，不管是什么病都全心全意去治；还是病人为我服务，我能从他身上学到东西就情绪高涨，学不到就漠不关心？"

方圻慢慢发现，自己以前所谓的"正派的大夫"，主要是出于对病人的同情和怜悯，有"恩赐"的心态，根本谈不上爱病人。在这样的心态下，对病人在感情自然就有亲疏之分。他自我检讨："有一次，一位当时很有名的明星来找我看病，我感觉飘飘然的，非常高兴。后来一想，这有什么值得高兴的？不一样是在尽医生的本分吗？我给那么多工人、农民看过病，怎么就没有这种感觉？""还有，知识分子讲自己的病情很清楚，农村老太太却讲不出什么。可是你想想，正是这个老太太，她需要你更多帮助、更多解释的时候，你反而不耐心了。从那以后，每当我遇见这类病人，都在心里提醒自己尤其注意态度。"

党的教育潜移默化地改变着"方圻们"的工作心态，也使他们的思想境界得到了极大提升。方圻每天晚上都要静静回想"我今天有什么做得不够的地方"？几十年如一日的"三省吾身"。"我开始爱病人了。"方圻教授总结他的感悟，"这些感受让我明白了一个道理——'为人民服务'有别于旧道德。传统的医德告诉你要'怎么做'，不告诉你为什么；但党的教育让我明白为什么要这样做，把这种精神升华了。所以，新中国成立后出现了一批像白求恩那样的医生，是党启发了我们从医的自觉性。"1956年，方圻正式加入中国共产党。

"党启发了我们从医的自觉性。"方圻教授的这句话道出了许多协和人的共同心声。正是在党的领导下，协和人在更大的历史舞台上真正坚守了为国为民为医的立场，融入党领导下的卫生健康事业的洪流，昂首挺立在中国卫生健康战线的最前沿，成为党和人民最信赖的力量。

新中国卫生健康事业的脊梁

1953 年，协和医学院本科生教学和招生停止，协和医院的任务转变成"为全军培养高级师资和提高部队医务干部水平"，从原来培养顶尖医学人才的定位向卫生干部进修过渡。

1955 年 6 月，新中国第一批学部委员（院士）名单公布，张孝骞、林巧稚、吴英恺、黄家驷、诸福棠、钟惠澜、张锡钧等 7 名专家均位列其中，林巧稚是其中唯一的女性学部委员；担任全国医学科学委员会主任委员的协和人占到医药卫生界一半以上；中华医学会 15 个专科学会会长中有 12 名是协和人；中华医学会系列杂志中发行量较大的 30 种杂志的 44 位主编中协和人也占到半数。

因此，国家主要把协和医学院及协和医院当作宝贵的医疗资源和技术力量加以"重用"，大批的协和医疗技术骨干被抽调用于充实和组建新的医疗机构，把协和的传统、作风、教育与科学理念、组织体制和管理经验带到了全国。

协和为全国输送了大批医学领军人才。如军队系统的中国人民解放军总医院（301 医院）、中国军事医学科学院、解放军胸科医院，中国医学科学院系统的阜外医院、整形外科医院、肿瘤医院、血液病研究所、皮肤病研究所，以及北京医院、北京妇产医院、北京儿童医院、首都儿科研究所、北京积水潭医院、北京友谊医院、北京佑安医院、北京同仁医院、中日友好医院等医院的创办者中都有大批协和人的身影。此外，许多协和名家分赴上海、广东、天津、河北、山东、江苏、浙江、安徽、湖北、陕西、四川、广西、贵州、福建、青海、云南、香港、台湾等地担任数十家著名医院的院长及学科创始人。

中国人民解放军总医院 1951 年时的名称为"中国协和医学院第二临床学院"，曾被称为"小协和"，因为在筹建该院的过程中，几乎抽调了协和专家队伍的半壁江山。由于协和医院由军队管理，既不方便，也不利于保密工作，于是周总理亲自指示，将协和医院划归国家卫生部，重新成立一所归属于军队的高水平医院。由此才有了后来著名的301医院。在那个连初中生都是"宝贝"的年代，协和医院却抽调了黄宛、黄大显、陆惟善、叶慧芳、李耕田、吴之康、马承宣、李功宋、康礼源、匡培根、曹起龙、卢世璧、汪月增、丁自超、高育璇、曹丹庆、徐海超、曾逖闻等一大批专家支援301医院的筹建，并将当时在协和医院进修的80名全军医生抽调半数过去，后来聂毓禅也参与帮助全军筹办护士学校，培养护理人才的工作。1953年10月，总后方勤务部卫生部决定将"中国协和医学院第二临床学院"改为"军委直属机关医院"。协和医院团队为301医院的快速创建提供了最重要的技术支撑。中国军事医学科学院迁京后，按照中央要求，张学德、吴德昌等多名医生和学者先后调入军科院或其下属医院或研究所，为国防医学事业作出了许多鲜为人知的贡献。

1951年，诸福棠、吴瑞萍、邓金鎏将北平私立儿童医院无偿交给国家，改称北京市第二儿童医院。1955年，北京市第二儿童医院与北京市第一儿童医院合并，并伴随新大楼的落成，成为新的北京儿童医院，诸福棠全权负责新院筹建并出任院长。

1958年，北京妇产医院落成。林巧稚参与从选址到规划设计的全程，并担任首任院长。

同一时期，孟继懋出任北京积水潭医院首任院长，邓家栋创建了血液病医院（血液病学研究所），宋儒耀参与筹建了整形外科医院，吴英恺则先后筹建解放军胸科医院、阜外医院。而朱宪彝回到天津创建了天津医学院并长期担任院长。这些专科医院的建立均是国家主导的，最终对该学科或该地区的发展起到了非常重要的推动乃至引领作用。

1968年冬，北京协和医院院长、党委书记林钧才接到命令，调任新成立的桂林南溪山医院院长，次年又将张乃峥、陈寿坡、蒋明、刘焕民等人调入南溪山医院加强各相关科室专业力量。直至抗美援越战争结束后，南溪山医院移交地方，完成援助任务的协和人在 1976 年才回到协和。

部分协和人在完成创建新医院的任务后即回到协和，但大多数从此离开了协和，为开拓我国的相应医学专业贡献力量，也继续为培养全国的医学人才默默奉献。在新中国医疗卫生事业发展和医疗卫生服务体系建设中，协和作出了不可替代的贡献。

附：协和培养的两院院士及一级教授名单

张孝骞（1897—1987）
中国科学院学部委员（院士），一级教授，著名内科学家

林巧稚（1901—1983）
中国科学院学部委员（院士），一级教授，著名妇产科学家

胡正详（1896—1968）
一级教授，著名病理学家

刘士豪（1900—1974）
一级教授，著名内分泌学家

张庆松（1908—1982）
一级教授，著名耳鼻咽喉科学家

罗宗贤（1905—1974）
一级教授，著名眼科学家

李洪迥（1908—1993）
一级教授，著名皮肤病学家

许英魁（1905—1966）
一级教授，著名神经病学与精神病学家

曾宪九（1914—1985）

一级教授，著名外科学家

宋鸿钊（1915—2000）

中国工程院院士，著名妇产科学家

王世真（1916—2016）

中国科学院学部委员（院士），著名核医学家

史轶蘩（1928—2013）

中国工程院院士，著名内分泌学家

刘彤华（1929—2018）

中国工程院院士，著名病理学家

郎景和（1940— ）

中国工程院院士，著名妇产科学家

邱贵兴（1942— ）

中国工程院院士，著名骨科学家

赵玉沛（1954— ）

中国科学院院士，著名外科学家

毕华德（1891—1966）

一级教授，著名眼科学家

林树模（1894—1982）

一级教授，著名生理学家

汤飞凡（1897—1958）

中国科学院学部委员（院士），一级教授，著名微生物学家

沈克非（1898—1972）

一级教授，著名外科学家

陈翠贞（1898—1958）

一级教授，著名儿科学家

胡懋廉（1899—1971）

一级教授，著名耳鼻喉科学家

谢志光（1899—1967）

一级教授，著名放射学家

诸福棠（1899—1994）

中国科学院学部委员（院士），著名儿科学家

吴朝仁（1900—1973）

一级教授，著名感染病学家

钟世藩（1901—1987）

一级教授，著名儿科学家

胡传揆（1901—1986）

一级教授，著名皮肤病学家

聂毓禅（1903—1998）

一级教授，著名护理教育家、护理行政管理专家

钟惠澜（1901—1987）

中国科学院学部委员（院士），一级教授，著名内科学家

荣独山（1901—1988）

一级教授，著名放射学家

秦光煜（1902—1969）

一级教授，著名病理学家

朱宪彝（1903—1984）

一级教授，著名内分泌学家

余㵑（1903—1988）

一级教授，著名微生物和免疫学家

冯兰洲（1903—1972）

中国科学院学部委员（院士），著名寄生虫病学家

谢少文（1903—1995）

中国科学院学部委员（院士），著名微生物和免疫学家

邓家栋（1906—2004）

一级教授，著名血液病学家

黄家驷（1906—1984）

中国科学院学部委员（院士），一级教授，著名胸心外科学家

周寿恺（1906—1970）

一级教授，著名内分泌学家

王季午（1908—2005）

一级教授，著名传染病学家

黄祯祥（1910—1987）

中国科学院学部委员（院士），著名微生物与免疫学家

吴英恺（1910—2003）

中国科学院学部委员（院士），一级教授，著名胸心外科学家

吴阶平（1917—2011）

中国科学院学部委员（院士）、中国工程院院士，著名泌尿外科学家

刘玉清（1923—　）

中国工程院院士，著名放射学家

孙燕（1929—　）

中国工程院院士，著名肿瘤学家

卢世璧（1930—2020）

中国工程院院士，著名骨科学家

七　赓续协和优良传统

1960 年前后，林钧才、董炳琨两位医院管理专家受中央委派，相继来到协和担任院领导。他们凭借出色的个人能力与默契的合作，在短时间内通过深入调查研究、客观分析老协和制度、深刻理解"协和育才之路"的基础上，恢复了老协和的优良传统，对医院各项工作进行整顿，迅速改变了医院面貌，也对协和在"文化大革命"后的迅速复苏起到了决定性作用。这段黄金岁月在协和历史上被称为"林董时期"。

"党的领导加旧协和"

协和为全国输送了大量的医学骨干，但协和自己的人才储备却愈发捉襟见肘，科室不全，技术队伍参差不齐，青黄不接。住院医师制、总住院医师制等制度也停滞了，协和是否还能担负起培养医学精英、高级医学人才的重任？

看到"老协和"的好传统与制度都在一点一点消逝，协和老一辈教授忧心如焚。张孝骞在心里反复思考着几个问题：协和医学院的性质更改后，还能不能承担为国家培养优秀医学人才的重任？如何定位以后的发展方向？他认为，我国仍然需要一所较长学制和高水平的医学院，以培养较高水平的医疗、教学和科研人才。

1957 年 3 月，张孝骞先后参加中国人民政治协商会议、中华医学会、协和医学院等的学习讨论会，在会上直言不讳地表达了自己的想法。3月22日，张孝骞在《人民日报》第二版发表了《目前医院工作中的几个问题》。5月14日，张孝骞又在《健康报》发表《医学教育中要解决的几个问题》，提出了著名的"医学教育三问"："一问高等医学教育的要求到底是什么？二问我们要培养出哪样的学生？三问临床医学到底要怎样来教和学？"

5月，张孝骞本着对中国医学教育的历史责任感，抱着巨大的政治勇气，撰文《中国协和医学院应该恢复医学生教育》，上书中央谏言恢复协和长学制的医学教育，同年被国务院批准。11月25日，卫生部通知："现确定中国协和医学院与中国医学科学院合并后的名称为中国医学科学院，其附属医院称为北京协和医院，直接受中国医学科学院领导。"

张孝骞极力主张，"从速开办几处年限较长、学生较少、基础课程较好、教学质量较高的医学教育中心。这样做是符合国家的长远利益的。""若是这个论点正确的话，让我们来考虑有无必要和可能在协和恢

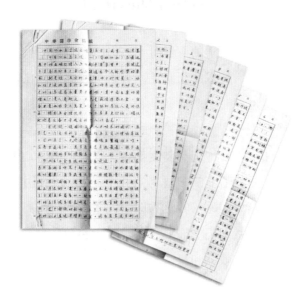

■ 张孝骞"建议"的誊清稿

复这一类的医学教育"。

张孝骞的建议得到了周恩来总理、北京市委书记彭真同志和中共中央宣传部部长陆定一同志的支持。1958年，陆定一部长和中国医学科学院党委书记张之强就"培养了世界一流医学人才、为我国作出过重要贡献的老协和要不要恢复"进行了长时间的商谈。中心话题是老协和培养了世界一流的医学人才，为我国作出过重要贡献，需不需要恢复这个学校？陆定一同志说："我表示赞成。"

协和在医学界的影响力无出其右，多位国家领导人极为重视。彭真同志说："要真正学习协和的好传统、好办法，你们应该做好这项工作。"还说："协和可以将工作人员的服装都和原协和一样……既然学，就真学。"周恩来总理指示当时医科院领导说："协和是世界有名的学校，恢复协和不要单纯从业务技术方面看，它对医学界和国际上都有影响的。"

1959年6月，经国务院批准，同意由中国医学科学院筹备，以原

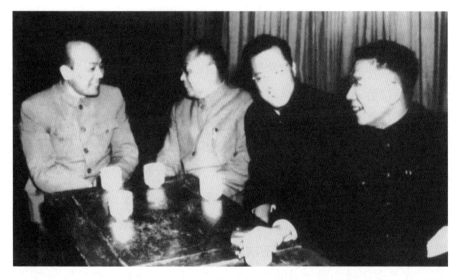

■ 1959年6月5日，陆定一（左四）与张之强（左三）等领导同志商谈医科大学复校问题

协和医学院为基础，恢复长年制的医学院，周恩来总理亲自定名为"中国医科大学"。陆定一同志在中国医学科学院党员干部大会上说："中宣部和卫生部一致认为，协和医学院多年来培养了一批有真才实学的人才，有一套办医学教育的经验，只要有党的领导，可按老协和医学院的办法办。"这段话表明了中央和政府对原协和医学院的基本评价和复校后的办学方针。这个方针后来被大家简化为"党的领导加旧协和"。

为了恢复医本科教育，市委和市政府决定将位于协和旁边的北京市第三医院全部房地产无偿拨给中国医科大学筹建校舍。经过3个月的紧张筹备，中国医科大学成立，9月5日开学典礼在东单三条礼堂举行。中国医学科学院院长黄家驷被任命为中国医科大学校长。

1960年5月，陆定一同志在全国文教书记会议上再次强调"基础理论知识只许提高，不许降低，只许广，不许窄"，"中国医大八年制不许动"。1960年，邓小平同志在协和住院时，听取汇报后指示："要千方百计办好协和，这不仅是关系我们医学教育的提高问题，而且还有国际影响问题。"最后说："只有一条，协和必须办好，我请文教办林枫同志来，你们提出具体方案。"之后，时任全国人大常委会副委员长的林枫同志参观了协和，举行了座谈。为解决发展空间问题，他和学校领导一起察看了协和周围的中央美术学院、法国教堂等单位。林枫回去与北京市领导商议后，由北京市委副书记刘仁同志提出了一个"从东单路口到基督教青年会，共建6栋大楼"的计划。尽管这个计划由于种种原因未能实现，但可看出当时中央和北京市政府对协和的重视程度。

张孝骞终于盼到了这一天。多年来，他从没想过放弃，即使受到误解和污蔑，甚至被戴上"复辟旧协和的一套"的帽子，他仍初心不改。他说："我们应当从整体出发，而不应单纯为协和考虑。今天的关键是，国家应不应该开办这样的医学院，次要的问题才是利用哪些医学院来办。"正是由于他高瞻远瞩的大局观，实事求是、坚持真理的科学态度，敢讲真话、不畏挫折的大家风范，才使得国家和政府下大力气把这样一所投入高、学制长、学生少的医学院校恢复起来。他对中国医学教育作出了不可磨灭的贡献，也因此受到了党和人民的高度评价。

走群众路线，靠专家治院

毛泽东同志把中国共产党在长期革命斗争中形成的优良作风概括为：一是理论联系实际的作风；二是密切联系群众的作风；三是自我批评的作风。这是中国共产党区别于其他任何政党的三个显著标志，也是我们加强党风建设的主要内容。

1961年1月，党的八届九中全会正式决定对国民经济实行"调整、巩固、充实、提高"的八字方针。毛主席号召全党恢复实事求是、调查研究的作风，要求全党同志大兴调查研究之风，一切从实际出发，1961年由此成为"实事求是年、调查研究年"。中央发出的指示实际上是向全党提出了端正思想路线的问题，党的实事求是、调查研究的优良作风在一定程度上得到了恢复，为各领域的调整提供了重要的思想基础。

在八字方针的指引下，乘借全党兴起的调查研究之风，协和也迎来了20世纪60年代难得的"黄金发展期"。为真正落实周恩来总理"党的领导加旧协和"的指示，中央委派林钧才（1960—1968年担任医院院长，1962—1968年担任党委书记）、董炳琨（1959年来院，担任副书记、副院长）两位管理专家先后来到协和工作，由此开启了协和历史上为人称颂至今的"林董时期"。

1960年12月，林钧才同志由华东军区总医院（现南京军区南京总医院）调到协和医院担任院长，被补选为党委委员及党委副书记。医院党委正式成立常务委员会，常委由张绍逖、董炳琨、林钧才、吕巨奎、路新书、田玉红、冯传宜7位同志担任。

被急调北京时，林钧才甚至都不知道是要到协和医院上任。当他到卫生部报到，向接待他的崔义田副部长请示"如何办好协和医院"时，

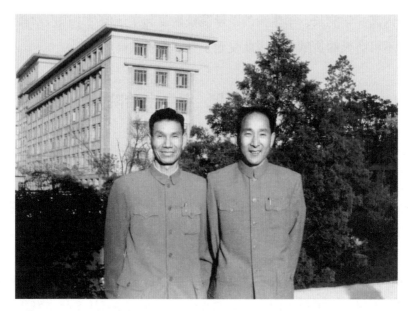

■ 林钧才（右）与董炳琨（左）合影

崔部长答说："周总理调你来，他不会看错人的，按你的想法办，我们相信你。"崔部长专门传达了周总理的指示——"协和医院在亚洲乃至全世界都很有声望，一定要办好协和，办不好影响不好。"

林钧才趁机提出三点要求：第一，由自己重新组建领导班子；第二，召回被遣散的专家们；第三，恢复老协和的医疗秩序。卫生部痛快地答应了他开出的条件，解除一切束缚手脚的羁绊，让他可以信心满满地大干一场。

"我一来到这个医院，就感到好像站在医院群峰中的一座'高峰'上，眼界更加开阔"。同时，林钧才也清醒地知道，在这个殿堂级的医院，他只是一个初入战场的新兵。他深谙调查研究的重要性："决不能先入为主，带着框框下去搞调查，为自己的主观臆断找'根据'……不作调查，只是冥思苦索地'想办法''打主意'，须知这是一定不能想出什么好办法，打出什么好主意的。"

在林钧才书记的带领下，医院党委厉兵秣马，大行调研之风，开展了历时一年半、规模大、有纲目、政策性强的深入调研，以"知无不言，言无不尽；言者无罪，闻者足戒"为原则，鼓励全院畅所欲言。这是协和历史上一次实事求是、具有重大历史意义的深入调查研究。

在调研的过程中，医院党委深入每一个科室、机关、病房，甚至包括后勤的每一个班组，进行认真细致的调查、研究和分析。当年陈寿坡还是一名年轻的内科住院医生，在他的印象里，林院长经常和各个科室的主任、党支部书记谈话，深入医院的每个角落，甚至到洗衣房去调研。原护理部主任、我国著名护理专家李纯教授回忆："我到机关工作后，到了1960年秋天，协和医院的院领导换了，林钧才担任院长兼党委书记，董炳琨当副院长，主管医教研工作。护理恢复了夜班制度。董院长抓得比较紧，每天早上要亲自听取夜班工作汇报，有什么问题马上就作出指示。我是护理干事，董院长提出的问题，我就要去了解情况、解决问题。"

在医院党委事无巨细、耐心细致的调查研究下，医院各方面的问题逐渐浮出水面。但调研结果也使院领导们感到很沉重，许多新的机遇和挑战一下子涌现出来，治理整顿协和比预料的艰难得多。人们把协和医院当时的形象概括为"忙、乱、脏"，具体来讲这种"忙、乱、脏"表现在：医疗任务庞杂，战线过长，力量分散，工作重数量不重质量；医院的整体综合功能削弱；医疗基础工作制度破而未立，秩序混乱；医疗质量下降，事故增多；医、教、研关系失调，工作不到位；高级知识分子情绪消沉；青年知识分子不敢在业务上下功夫；党政关系、青老关系紧张等。

林钧才和董炳琨意识到，纷繁复杂的观念和矛盾在这里交织。想要解决这些问题，是巨大的挑战，要拨开荆棘攀登上这座高峰，没有捷径，只能依靠群众，做好知识分子的工作则是重中之重。

为调整党和知识分子的关系，落实知识分子政策，坚持"百花齐放、百家争鸣"方针，中央先后颁发了《关于自然科学研究机构当前工作的十四条意见（草案）》（即"科学十四条"）、《教育部直属高等学校暂行工作条例（草案）》（即"高教六十条"）等文件。医院党委深深意识到，对高级知识分子，尊重和信任比什么都重要，要重视他们的意见，他们是协和医院的宝贵财富。但新官上任，怎样才能做好高级知识分子的工作呢？邓小平同志的话为他们指明了方向：党的领导干部要和知识分子交朋友，关心帮助他们；要老老实实当好勤务员，为科学家服务，替他们解决困难。

在"林董"的带领下，医院成立专门调研组，认真听取协和群众特别是老专家和老职工的意见。全心全意倾听群众心声，踏踏实实走群众路线。为了解除群众顾虑，开了许多场名为"神仙会"的座谈会。渐渐地，全院人都深切感受到了院领导的良苦用心。医院党委怎么说大家都愿意听，愿意按要求的去做。

为了拉近和老专家的感情，调动专家的积极性，林钧才院长非常有心地为老专家庆祝生日。张孝骞生前曾对友人说过，他平生最珍视的礼物之一，就是1962年协和医院内科全体同仁为他庆祝65岁生日和祝贺他在医学领域工作40周年时，送给他的一幅齐白石的《九鸡图》。医院还出面请郭沫若在画心两侧的留白处为其从医育人的职业生涯作诗题跋："天上碧桃红烂漫，群雏欢喜乐春风。医为仁术增人寿，济世同期返大同。"林钧才院长亲自出席他的生日宴并致祝寿词，大家一起郑重地送上礼物……张孝骞的研究生陈寿坡清楚地记得，他当天特别高兴，对医院的未来也充满了希望。

这幅珍贵的《九鸡图》在动乱岁月中不知遗失何处。"文化大革命"之后，张孝骞心心念念地想找回，但始终没有音讯。直到他去世后的第十年，也是他诞辰100周年的1997年，在其家人、医院与公安机关的共同努力下，终于追回了这幅《九鸡图》。如今，它已由张孝骞的后人捐给医院，静静地悬挂在协和院史馆的一隅，无声地见证着老一辈协和人与同一战壕中的领导、同志们的深情厚谊。

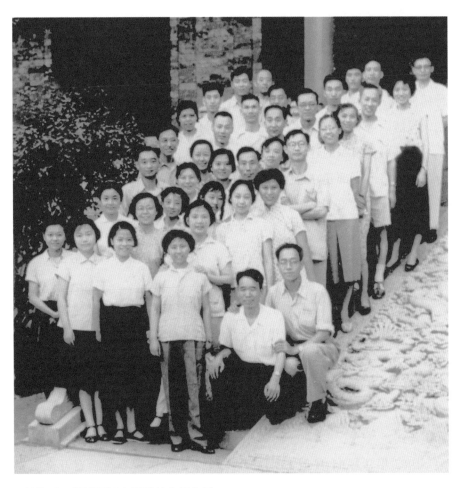

■ 林钧才、董炳琨与内科部分人员合影

　　为了更好地发挥专家们的积极性，院党委还提出让老专家带研究生，培养学科发展的骨干力量，教授们都非常积极地商议讨论研究生人选。后来，林钧才院长提起当年为什么要鼓励老专家招收研究生时，这样说道："我们作为院领导只能出出主意，提提方案，但是要落实，还是要靠这些老专家。不把老教授们的积极性发挥出来，医院怎么能办好？"

　　"走群众路线，靠专家治院"使党的"密切联系群众"的优良作风在协和得到了淋漓尽致的体现，为打造"林董时期"的黄金岁月奠定了坚实的群众基础。"当我们的政策、我们的工作真正体现了协和人的愿望和意志时，协和医院的精神就随之焕发出来，形成巨大的推动力，这种精神不是空洞的口号，而是衍生于一代代协和人的优良素质，不能压制，只能因势利导。"林钧才说。

在基层党组织的建设上，林钧才将部队的优良传统带到了协和，充分发挥了将"支部建在连上"的优良传统。业务骨干如郭东来、罗玲担任五官、内科党支部书记，负责外宾工作的二门诊1963年设立党支部，张芬兰为首任专职党支部书记。积极关心群众，了解支部的各项情况，为医院的全面建设提供可靠组织保证，是将党建与业务深度融合的生动体现。

1962年6月27日下午至6月30日，北京协和医院组建新一届党委的条件基本成熟，全体党员怀着满腔热情和期盼，迎来了中共北京协和医院第一届党的代表大会。大会为期四天，27日下午听取党委的工作报告，28日全天至29日上午进行小组讨论，29日下午进行大会发言，30日上午宣读上级党委指示并进行选举，30日下午召开总结大会，举行闭幕式。

1962年9月11日至15日，中共北京协和医院委员会召开全院党员大会。9月15日举行的大会选举林钧才、董炳琨、陈坤惕、吕巨奎、方圻、王继武、冯传宜、路新书、罗玲、吴蔚然、孙玉珊、田禹疆、翟都印等13人担任党委委员。在9月25日召开的第一次党委会上决定：林钧才担任党委书记，董炳琨、吕巨奎担任党委副书记，另与路新书、田禹疆、冯传宜、陈坤惕共同担任党委常委。

在新一届党委的带领下，医院各项秩序逐渐得到恢复。近60年后的今天，协和仍赓续"倾听百姓声音"的传统，坚持党的群众路线，紧密联系、依靠群众，使党的优良作风得以发扬光大、踵事增华。

秉承传统，恢复秩序

"旧协和"的辉煌成就不仅源于令人高山仰止的专家教授，更源于协和标准化的管理制度和规范化的秩序，它们经过代代相传，已内化为一套"不成文"的传统。医院党委通过一年半的深入调研，得出了基本结论："协和医院依靠其坚实的基础工作，严密的医疗组织结构，全院的高素质，标准化、规范化的全程质量管理，协调的、恒定的、常轨的运行机制和执着的对高新技术的追求精神，创造出很高的医疗质量和水平，通过科学管理建立起一个出成果、出人才的'高产稳产'基地，铸成我国临床医学的'火车头'。"

在全面深入调查研究的基础上，医院党委经过深思熟虑，出台了《关于协和医院当前加强医院管理，提高医疗质量的十二条意见》《医院工作暂行条例》等标志性文件，并陆续推出了一系列强有力的改革措施，顶住压力，排除一切干扰，坚决贯彻执行。协和医院由此重回正轨，步入了一个全新的发展阶段。

恢复老协和的制度和传统，这种想法要得到刚刚从轰轰烈烈的政治运动中走过来的群众的认同，并不是一件容易的事，要落实到行动则更为困难。林钧才和董炳琨二人配合默契、风雨同舟，面对这一庞大的系统工程，组成"文武双全"的最佳拍档，

■《关于协和医院当前加强医院管理，提高医疗质量的十二条意见》

为治理整顿恢复协和秩序做了大量卓有成效的工作。

医院党委贯彻党中央指示精神，首先恢复了老协和的教育体制和传统。在林、董二人的带领下，医院党委遍访张孝骞、林巧稚等多位老专家及各方代表，决定贯彻"在提高医疗质量的基础上，做好教学工作，积极开展科学研究"的方针，把医院建设成八年制医科大学的临床教学医院和临床研究基地。

医院采取"五定"措施：定方向、定任务、定人员、定设备、定制度，从查房、会诊、病例讨论、消毒隔离、临床送检、交接班等入手，健全医疗记录、加强病案管理、建立医疗护理常规、进行基础训练、恢复学术活动。重建撤销的科室，调回必要的技术骨干；重振协和"三宝"；组建各学科临床教研组，重组扩大各科实验室。

在深入调查研究、客观分析老协和制度、深刻理解"协和育才之路"的基础上，协和从国内一流医学院中选拔多批优秀学生来院接受严格的基本训练，借此将几十年实践证明有效的总住院医师制、住院医师制、实习医师制以及总护士长夜班制等重新恢复起来。协和那些原本摒弃了的优良传统也一步步恢复起来，比如大查房、病历书写规范、临床病理讨论会、检察监督制度和严格的值班、交班制度等。

总住院医师制、住院医师制和实习医师制，是健全医师梯队结构和有利干部成长的好制度，但要恢复就需要动一番脑筋。研究了医院现实情况后，借助党委全院整顿的东风，时任外科主任曾宪九率先在1961年恢复总住院医师制，因为总住院医师需要的人少，涉及面小，相对好做。总住院医师制恢复后的第一任"外科老总"是孙德麟医师。1962年实习医师制恢复，协和连续3年面向全国几所重点医学院校招收实习医生30名，按照协和要求进行一年的强化培养，实习医生毕业后择优留院担任住院医师。董炳琨等亲自去北京医科大学和上海医科大学挑选优秀学生，管珩、吴良洪、黄公略、张思源、罗爱伦等都是在那个时候来协和的。随着第一批实习医师留院，住院医师制必须建立，这个难关也就跨越了。后来这一批实习医师都成了中国医学事业再度辉煌的中坚力量。

三级医师查房制度也随之恢复。每次曾宪九查完房后，总会激发起大家进一步探索和求解的欲望。不仅协和医院外科医师渴望参加曾主任每周的查房，20 世纪五六十年代，北京市各大医院的外科主任、医生也纷纷来协和医院参加查房。

1962 年，医院成立了学术委员会，张孝骞任主任委员，董炳琨任副主任委员。其任务是对科研计划、科研成果、科研论文进行讨论、鉴定、上报，并对高级人员的晋升进行评议。这对医院形成浓厚的学术空气起到了积极的促进作用。

为了激发大家的积极性，摆脱政治包袱，党委采取了多种方法：正确评价知识分子们在政治上的进步以及思想上存在的问题；按专长和个人意愿安排工作，精简兼职、社会活动和会议，为医生配备助手，保证每周 5 个工作日用于医疗、教学、研究工作。凡是政工、行政干部的事，不准抽调技术人员去做，尽可能为医务人员创造一个良好的、能全神贯注工作的环境。

在党"以医院为中心开展预防工作"的方针指导下，协和进行了很多院外的预防工作。至 1962 年，协和共派出医疗预防队伍 208 人次深入多省工厂、农村，紧密结合生产和群众生活，大力开展疾病预防工作。在控制痢疾、麻疹、肝炎等主要传染病方面取得了很大的成绩；各科还结合研究，对子宫颈癌、沙眼、龋齿、高血压等常见疾病进行了大规模的普查与治疗工作，积累了丰富的防治工作经验。

医院党委的领导力在这一时期也得到了显著增强。1958 年以来接受新党员 33 人，且党员在各阶层各部门中都有分布，党员占比从15.4% 增至 19.6%，党的队伍和力量得到了壮大。通过加强思想政治工作，完善领导体制，实行在党委领导下的院长负责制和民主集中制。科室党支部由领导改为监督保证，尊重党委领导人的职权，涉及科学技术的问题实行领导、专家、群众三结合的讨论原则。同时，加强行政保障系统的功能，后勤供应、管理实行"一竿到底"。就这样，思想政治工作逐步渗透到业务工作中，党委深入了解医教研工作的特点、规律和具体过程，进而结合业务进行思想教育。在工作方法上，党委强调避免简单粗暴，坚持和风细雨、说服教育的方法，关心知识分子的生活，建立互相尊重、互相信任、互相支持的合作共事关系。尽管因国内外形势的急剧变化，这段治理整顿的时间仅有 3 年零 8 个月，但通过"林董时期"的全面治理整顿，老协和的优秀传统得以逐步恢复，医院各项工作摆脱"忙、乱"局面，趋于规范，医疗质量显著提高。

在追溯这段不平凡的历史时，董炳琨老院长写道："协和医院 1961 年开始进行带有拨乱反正性质的整顿建设，在领导的大力支持下，经过艰苦细致的思想工作和上下一致的努力，因时就势地恢复和重建了一些老协和在医学教育、人才成长、业务发展和质量保证等方面行之有效的规章制度，思想上转了一个大弯子，注入新的思想内容的协和优良传统得以逐步恢复和确立。"

在老协和优良传统恢复的过程中，即使是病房的卫生和环境这样的事情，医院都非常重视。1964 年，全院动员开展保持病房和医院场所的安静和干净活动，简称"二静（净）"。院领导亲自做思想工作，选内外两个病房试点，做到点面结合。

20 世纪 60 年代在协和医院进修、曾任解放军总医院电子修理室主任的罗明英回忆起当时的协和医院，忍不住啧啧称赞："协和医院管理得那叫一个好，白天病房和走廊里根本听不到一点声音，掉一根针都听得老清楚；地擦得那叫一个干净，借着反光看，地面上一个脚印都没有；门把手、水龙头、窗户上的插销都擦得铮亮，能照见人影；厕所地面的小马赛克砖，只要掉一块就马上补上；工作服洗得干干净净，熨得平平整整，人人都显得特别文明和精神……我在协和医院进修的时间不长，但学到了这辈子最重要的东西——认真！"

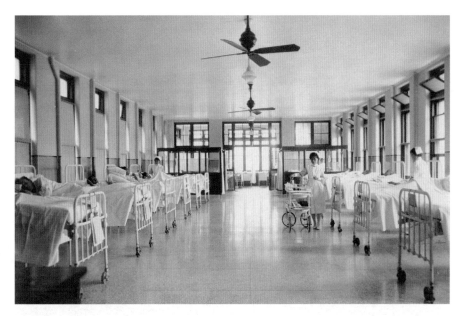

■ 协和宽敞明亮的病房

　　协和对林钧才来说，既是施展才能的舞台，同样也是学习的平台。晚年林钧才回忆起协和时说："我在协和工作的几年学到的东西最多，而且不仅仅是业务上的，在精神层面、在做人方面、在眼界方面都有很大的提升，这是因为我站在了巨人的肩膀上！"正如他所说，在这里他遇到了张孝骞、林巧稚、吴英恺、黄家驷、吴阶平、曾宪九、方圻、吴蔚然等享誉中外的大医生，他们既是他的老师，也是他一生的朋友。

　　1966 年 5 月 11 日至 16 日，医院召开了新一届党员大会并改选了党委会，最终确定由林钧才担任党委书记，董炳琨、宋祥逢、吕巨奎担任党委副书记，另有白琴、罗玲、王琦、刘国俊、翟都印、陈坤惕、方圻、陈敏章、王继武、葛树珊、李林共 15 人组成新一届党委会。其中，林钧才、董炳琨、宋祥逢、吕巨奎、白琴、罗玲、王琦共 7 人组成党委常委会。同年 9 月 29 日，医院更名为"中国医学科学院北京反帝医院"。新一任领导团队面临的则是更为动荡的岁月，他们在或平坦或崎岖的道路上，依然奋力为协和把舵定向。

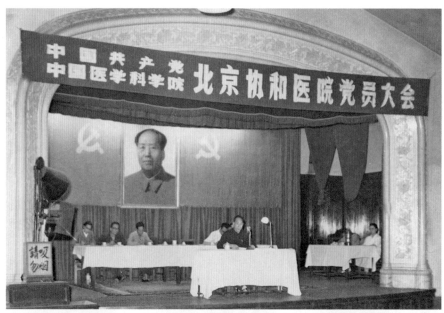

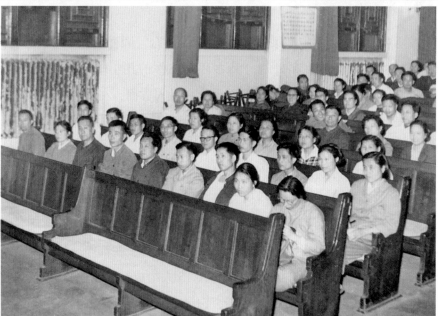

■ 1966 年，北京协和医院党员大会召开

提炼"三基三严"

在医院党委的带领下，经过无数次座谈会，结合现场调研，协和将几十年来办院的经验教训加以总结，对医疗、教学、科研及后勤保障工作进行了全面整顿。这些整顿在恢复协和优良传统、制定结合中国实际的规章制度等方面，产生了巨大的影响并取得了显著的成效，让很多协和人重拾信心。

其中最重要的成绩之一，就是 1962 年《老协和医学院教学工作经验初步总结》中提炼出的著名的"三基三严"原则：在学习上要重视"三基"，即基础理论、基本知识、基本技能；在工作和研究上要强调"三严"，即严格的要求、严密的方法和严肃的态度。据协和老前辈回忆，这一在医疗、教学、科研中普遍适用的原则从 20 世纪 60 年代起被印在医学教材的扉页上，很快传遍了全国。

如果说协和精神是百年协和的不朽丰碑，那么"三基三严"就是其坚实的基座，是培育出无数优秀医护人才的沃土。有人说，协和的业务水平高是因为协和的医生护士都是经过严格挑选、层层淘汰留下来的精华，归根结底是协和人的素质好。素质好固然是一方面，但好的素质也要在环境中培养巩固和不断发展。在一个高标准、严要求的环境里，要想跟得上、站得住，就必须付出更多的劳动，经过更多的磨炼。高标准、严要求既是上级对下级的要求，也应是自己对自己的要求。在协和，高标准、严要求既是被动的，但更是自觉的，这种自觉的动力就是立志以精湛的技术为病人服务，为祖国的医学科学事业献身。

无数医学大家都终身践行着"三基三严"的准则，无论他们身处何种困境，都始终不改认真负责、科学严谨的态度与习惯。

协和的临床教学过程中十分强调"三基三严"，许多老师已为一代名医，如张孝骞、林巧稚、吴蔚然等，仍亲自带学生，不厌其烦地传授最基本的物理诊断技术与经验，以及他们广博而严谨的鉴别诊断思辨的方法。

每一位进入临床实习阶段的医学生都要经过一番痛苦的磨炼，通常要求他们在 24 小时内独立完成采集病史、做全面检查、做血尿便三大常规化验，并书写出正规的大病历。导师审改病历十分严格，除了临床检查、鉴别诊断与治疗方案外，连文字语句也逐一修改，如有错误需重写并誊清，常常一份病历要重写两三次才能合格。这样的教学不仅培养了医学生独立思考、独立工作的能力，更磨炼了他们一丝不苟、严谨周密的科学态度。

尽管吴阶平院士在协和医学院的学习生涯中，有过在毕业仪式上担任"学生司仪"的极高荣誉，但令他记忆犹新的却是一次在实习看诊中"挨批"的经历。"有一次，我看了一名肺结核病人，从病史、体征到病程都很典型，我自以为认真地记录了病史、查明了体征就够了，便去请教师复核。那天负责复核的教师是朱宪彝副教授，他审阅了病史，复核了体征之后，问我有没有查痰，是否查到抗酸杆菌？我回答没有查痰，他便严厉地说：'你现在是四年级学生，就想简单化，明年做实习医生，一定更简单了。做了住院医生，还要再简单。到主治医生，自然更加简单了。'这顿劈头盖脸的批评使我无地自容，也正是这次，使我开始懂得了一个医生的主观分析不能代替客观实际的道理。"

协和病案室至今保存着刘士豪在 20 世纪 30 年代写的阵发性睡眠性血红蛋白尿症病人的病历。当时刘士豪还只是一名普通的住院医师，并不是血液病专家，但他依据对病情的详细描述和最基本的 24 小时尿分段检查结果，在当时并没有特殊检查手段的情况下，确诊了那个病人得的就是这种病。曾查阅这个病案的张之南教授对刘士豪教授的做法赞叹不已："他对病情的观察是如此仔细周到，对病情的记录和叙述又是如此清楚详尽，因而具有宝贵的科学和历史价值，是研究疾病和发现新病种的重要依据。"

协和的"三基三严"也体现在护理管理工作中。护士们办事认真，无菌观念极强，爱护患者，为其创造舒适的治疗环境，护士的行为甚至教育了初涉临床的医学生们。据曾在协和工作多年的老专家叶惠芳教授回忆："我们刚进病房做见习医生时，对病房的规矩很不习惯或很不注意，护士们见到了就不断地提醒或督促我们。慢慢地我们也就知道了，病历不能随手放在桌上，应当送回病历柜；用完的东西，比如血压计要放回原处……甚至我们因医疗经验不足、情况了解不够或一时疏忽有所错漏，护士长和有经验的护士也都给我们一一指出。比如开医嘱，我们说、护士写，写完再念一遍给我们听，这个过程中就常常给我们指出不对的地方，因而堵住了很多漏洞。护士对病房的严格管理和她们自身的模范行动，对我们帮助极大，同时也免去了导师们的许多具体琐事，是医学生成长道路上不可缺少的辅导老师。"

协和医院非常强调消毒隔离，对探视控制很严。隔离病人的一切用具衣物都必须经过严格处理，用特殊的盛器送去消毒后，再放到机器内洗涤。有可能成为传染源的污水和污物都要经过初步消毒，再送进医院的消毒池内处理，然后才让其流入市政的管道。

"三基三严"的教学原则是在 1959 年复校之后在"党的领导加旧协和"的办法方针指导下总结提出的，它是对老协和教学经验的继承和发扬。虽然因历史原因，此次复校时间并不长，在"文化大革命"开始后即再度停办，但其影响却甚为深远。

正是受惠于协和严师们的言传身教，20 世纪 60 年代后期毕业分配到缺医少药的大西北基层医院的协和毕业生们，在没有先进仪器设备与化验等辅助诊断的困难条件下，完全凭借扎实的基本功和严谨的临床思维，诊治了许多疑难疾病，为当地群众解除了病痛。

据张志庸等 20 世纪 60 年代末期的毕业生回忆，他们这些未完成八年教学的毕业生都主动要求分配到祖国的边穷地区，在大西北的农村、在一望无际的大草原为农牧民送医送药。正是因为经受过"三基三严"

的基本功训练以及协和传统精神的激励鼓舞，他们的工作很快便赢得了当地领导和劳苦百姓的认可和信任，称赞他们"服务态度好、技术高，是毛主席派来的北京高级大夫"。这些来自协和的医生与其他医生的不同之处就在于，他们永不停歇地学习工作，兢兢业业地埋头苦干，即使在极其困难的环境中，也能作出惊人的成绩。

直至今天，协和仍坚持以"三基三严"作为医学教育和人才培养的准则。"三基三严"的教学模式自从被协和提出后，陆续被我国医学院所采用，成为临床业务培训的基本内容与准则。如今，"三基"培训已成为卫生行政部门对全体医务人员的基本要求，各级医疗卫生技术人员均须参加。"三基"考核必须人人达标，不达标者甚至不能通过执业医师的注册与复注。这也从一个侧面反映出协和创立的"三基三严"的育才方法对整个医疗行业所产生的示范意义与深远影响。

八 动荡岁月志弥坚

20 世纪 50 年代至 70 年代，协和同样经历了前所未有的岁月动荡。一方面出于党和国家领导人对协和知识分子的特殊信任与保护，另一方面是协和人骨子里的乐观豁达与矢志不渝，才使得协和这艘医界巨轮在暴风骤雨中始终稳舵前行，拨开云雾见彩虹。

风雨中的学术坚守

在接连不断的政治运动冲击下，协和平静的学术研究氛围时而被打乱，有的专家被打成"反动学术权威"，"靠边站"到厕所当起了清洁工，还有的被下放到农村当起了种稻子的农民……

张孝骞、曾宪九就是他们中的典型代表。一位当时曾找张孝骞看病的年轻人，回忆起当时的情景：一伙造反派冲进诊室，将张老带上牌子拉出去批斗；一小时后，批斗结束，张老摘下牌子，继续给他看病，病历字迹清晰，诊断明确，丝毫看不出张老对病人的认真程度有丝毫的改变。

曾宪九每天扛着扫帚和拖把，按时到厕所"上班"。他尝试用创新的酸水除垢法清除污垢，结果大获成功，至今协和外科的老人中仍流传着曾宪九是"最好的清洁工"的故事。每天挨完批斗回到家中，曾宪九仍像往常一样坚持学习、工作，没有流露半点不满情绪。妻子葛秦生教授回忆说："我理解曾宪九为什么很多事情回家不讲，一是不想给孩子内心留下阴影；二是怕影响我的情绪。最重要的一点，我认为他还是心中的信念没有动摇。他始终坚信，阴霾总有一天会过去。"

在那个特殊年代，中央领导给予协和专家的关怀、鼓励和信任，也是支持他们在风雨中坚守的强大力量。1972 年，周恩来总理得知张孝骞一大家子人挤在南湾子凌乱狭窄的一间小房子里，立即批示请张孝骞搬入红霞公寓。1974 年，邓小平同志得知年近 80 岁高龄的张孝骞仍每天骑自行车上下班，立即责成卫生部为其配备专车。

正是以张孝骞、曾宪九等为代表的一代大医的坚强、坚持、坚韧、坚守，保障了协和即便在风雨飘摇中仍完成了一些高水平、开创性的工作。

1959—1961 年间，医院共进行了 539 个研究课题，其中 360 个课题产出了论文或总结，很多颇具科学价值。新建了内分泌科、同位素室（即中国第一个临床核医学科）、检验科和中医科等学科，同时根据临床教学需要，从外院调回部分技术骨干，完善了学科布局。

内科　20 世纪 50 年代，在张孝骞主任领导下，大内科成立了呼吸、胃肠、心肾、传染和血液五个专业组。张孝骞提出"发展大内科的整体思想"，框定了内科未来几十年发展的方向。

外科　吴英恺、曾宪九先后主持外科学系。大外科设基本外科、胸心外科、骨科、泌尿外科、神经外科、整形外科和麻醉等专业组。协和外科强大的人才梯队逐步形成，完成多项国内首次开展的高难手术，部分达到当时国际最高水平。

妇产科　林巧稚在国内首先对妇产科进行学科规划，先后成立了生理产科、病理产科、妇科、妇科肿瘤、妇科病理、妇科内分泌、计划生育等专业组，在诸多方面开展研究。宋鸿钊等从 20 世纪 50 年代开始滋养细胞肿瘤绒癌的研究，后取得突破性治疗效果，使该病由过去的死亡率 90% 到根治率 90%。

儿科　1958 年，儿科迁出参与创办中国医学科学院儿科研究所（现

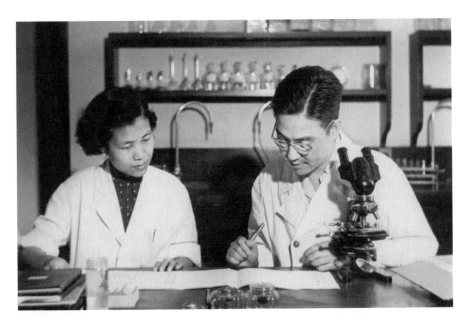

■ 宋鸿钊（右）与同事探讨科研问题

首都儿科研究所）。1961 年，周华康率队返院重建儿科，成员有籍孝诚、潘俨若、朱传橚等。对 Rh 血型不合的新生儿溶血、各类儿童肾脏疾病的诊治居先进水平。

眼科 罗宗贤任眼科主任，成员有胡铮、劳远琇、胡天圣、傅守静、张承芬等。1954 年创建我国第一个视野学专业组，编著《临床视野学》填补国内空白。1958 年开始设立眼底病、青光眼、角膜屈光及葡萄膜炎等专业组，均为国内公认的优势专业。开展沙眼、青光眼、白内障的防盲工作且卓有成效。

口腔科 1953 年，宋儒耀、王巧璋正式组建口腔科，先后担任主任。开创口腔颌面外科，在面颊缺损修复治疗方面独有建树，设立口腔黏膜病专业组。首先开展儿童防龋调查和龋病等预防牙科学研究，提出"糖原病学说"，在第一次全国科学大会获表彰。固定修复学中的冠桥技术国内领先。

皮肤科 1962 年，李洪迥带领周光霁、陈锡唐、文士骏等返院重建皮肤科。建立起全国最大规模的独立实验室和理疗室，完善了皮肤组织病理、临床真菌病学和梅毒检测等实验技术。论文"我国梅毒的控制与消灭"在 1964 年北京国际科学讨论会上引起世界轰动。

神经科　1951 年，神经科从内科独立出来，许英魁任主任，组建神经精神科病房。1952 年与安定医院协作诊治精神疾病。开创我国脑电图学和神经免疫学，改进的电泳技术沿用至今。在神经系统的疑难病诊治方面独树一帜。培养的一批人才成为多家医院神经科事业的开创者。

耳鼻喉科　1949 年，耳鼻咽喉科从外科独立出来，张庆松任主任，逐步开展了内耳、中耳手术，各种传导性耳聋、耳硬化症的手术效果接近国际水平。1956 年，张庆松、叶世泰建立第一个变态反应门诊和实验室，20 世纪 60 年代证实了蒿属类植物花粉是中国北方的重要致敏花粉，由此奠定了中国花粉变态反应研究的基础。

病理科　协和医学院病理学系在国内最早成立，兼管医院临床病理业务，研究工作居全国领先地位。1969 年，刘彤华领导成立医院病理科，王德修、臧旭等先后加入。20 世纪 70 年代制定出内窥镜下胃黏膜活检诊断标准沿用至今，显著提高胃癌诊断水平。与内科、外科共创胰腺诊治协作组，在胰腺病理诊断方面多有贡献。

放射科　1953 年，胡懋华接任主任。设立腹部、胸部、骨关节、中枢神经和五官专业，建立物理工程组，并设有放射治疗组。首创"临床放射讨论会"，制定了矽肺 X 线诊断和分期标准。20 世纪 70 年代率先开展气钡双对比造影，与消化内科、基本外科等合作探索 ERCP、PTC 等新技术，放射学胃肠专业一直处于领先水平。

检验科　成立于 1958 年，张逎初任主任，成员有薛和、李林、陈民钧、林其燧等。设基础检验、生化检验和微生物检验专业组，后增设免疫组、寄生虫实验室、荧光免疫室。1966 年率先研制成功 12 种快速检验试纸。建立免疫球蛋白测定、免疫荧光诊断、8 项荧光抗体免疫技术，开展了 15 种自身抗体检查。建立经典的红斑狼疮细胞（LE 细胞）检查方法，沿用至今。

核医学科（同位素室） 1958 年，周前筹建同位素室，即中国第一个临床核医学科。"文化大革命"后该科更名为"核医学科"。20 世纪 60 年代成功研制国内第一台直线扫描仪和肾图仪，70 年代建立多种脏器扫描方法并在临床应用，1977 年建立放射免疫分析实验室。

药剂科 20 世纪 50 年代，药剂科陈兰英等与皮肤科李洪迥等合作开发了国产煤焦油，研制了新麻滴鼻液、咳四、松万、硅霜等院内制剂，解决了多数科室面临的市售药品不足的问题，其中"协和硅霜"至今深受患者喜爱。70 至 80 年代院内制剂达 300 多种，有效支持了临床发展。

中医科 1954 年，成立了中医室，1955 年，根据周总理"中医要进入西医医院"的指示，成立了由院长直接领导的中医办公室。1958 年，从各科选派西医医师脱产参加"西学中班"。1961 年，正式成立中医科，同时开设中医病房、实验室、针灸门诊和中药房，史济招任主任。名老中医秦伯未、任应秋、陈慎吾、李重仁等作为科室顾问，定期来院指导中西医结合科研工作。

病案科 王贤星长期担任科主任，主要成员有马家润等。1950 年为卫生部编制手术操作分类手册。1951 年，英文病案书写全部改为中文书写格式。1954 年在《中华医学杂志》发表《建立病案学科的重要性》的论文，呼吁开展专业教育，引起重视。不断改进和完善病案索引和登记方法，为全国培养了许多病案管理人才。

营养科 周璿带领查良锭、杜寿玢，建成当时国内唯一的正规营养师培训基地，学制与国际同步。建立适合国情的包括基本膳食、治疗膳食、诊断及代谢膳食的医院膳食体系和整套管理规章制度。编写出版了对全国医疗单位具有指导作用的《营养手册》《饮食学和营养学》《食谱》等著作。

在风雨飘摇的年代，协和专家们始终以坚贞的信念、顽强的意志、宽广的胸怀，恪守着医学之根本、医道之尊严。

到人民中去

1965年6月26日，毛泽东主席作出"把医疗卫生工作的重点放到农村去"的"六二六"指示。毛主席这一指示是针对农村医疗卫生的落后面貌，希望卫生部门能够面向占全国人口百分之八十的广大农民服务，解决长期以来农村一无医二无药的困境，保证人民群众健康。卫生部在《关于把卫生工作重点放到农村的报告》中明确指出，卫生部门的首要任务是：坚决执行中央和主席的指示，切实把医药卫生工作的重点放到农村，坚决依靠党、依靠群众，实行领导、卫生人员和群众三结合，尽快把我国农村卫生的落后面貌逐步改变过来。

协和人积极响应党的号召，走出协和大门到人民中去，走进更为偏远的农村。在全国各地组织的巡回医疗队中，协和医院无疑是其中当之

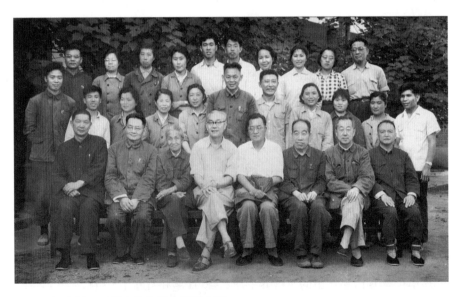

■ 1965年农村巡回医疗队在湖南湘阴合影
前排左起：李洪迥、刘士豪、林巧稚、黄家驷、张之强、李全成、吴英恺、冯应琨；
二排：周华康（左六）、金兰（左八）；三排：张承芬（左二）、曾宪九（右一）

无愧的主力军。其中最耀眼的一支队伍当属 1965 年赴湖南湘阴县的协和巡回医疗队。从当年的合影中可见大师云集：内科张孝骞、金兰，妇产科林巧稚，胸外科黄家驷，外科吴英恺、曾宪九，内分泌科刘士豪，儿科周华康，神经科冯应琨，皮肤科李洪迥，眼科张承芬等赫然在列。这些如苍穹星辰般的医学大家，与贫下中农同吃同住同劳动，为农民看病，想方设法提高农村的卫生水平。

巡回医疗队克服种种困难，因地制宜，在当地一个卫生所里临时搭建了一间简陋的小手术室，开展了数百例外科、眼科及妇科手术。黄家驷描述湖南医疗队的目标："我们要培养乡村医生，能够治疗农村的常见病，了解哪些病需要住院治疗，以免延误。"

年已七旬的张孝骞主动要求下乡，和队员们一起深入村社甚至病人家中。据 1965 年 4 月 5 日《人民日报》报道，新泉社新泉大队 66 岁的贫农社员蒋红春患了恶性痢疾，病情很重。正在那里巡回医疗的黄家驷和张孝骞听说后，马上带领青年医务人员上门出诊。他们细心诊治，直到深夜一点多钟才回去休息，第二天清早又前去探望。经过他们的精心治疗，蒋红春终于转危为安。

来到湘阴农村时，林巧稚已经 64 岁。为准备这次湘阴之行，她预先去了解了湖南洞庭湖地区的常见病，在得知当地眼病多发后，她专

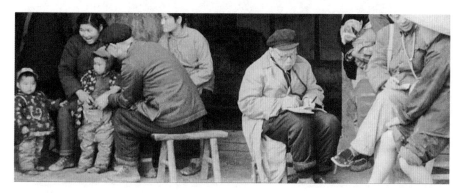

■ 张孝骞为农民诊治疾病

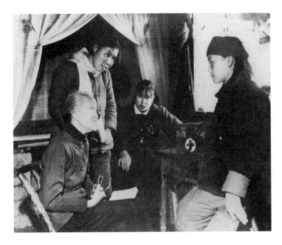

■ 林巧稚带领赤脚医生为孕妇做产前宣教

门去眼科学习，还向中医学习针灸。为了适合劳动，她把常年习惯穿的中式服装放在家里，特地找了行动便捷、便于劳动的服装，只是几十年养成的喝咖啡的习惯，让她犯了愁，好在经请示，组织同意让她带咖啡。农村的卫生条件差，她每天都要亲自检查手术室的消毒情况，要在手术检查床上铺好几层铺巾以防细菌感染。卫生条件虽然简陋，但她的患者却从未发生过感染和并发症。

为进一步改善农村医疗条件，留下一支带不走的医疗队，黄家驷提出，希望举办两年制的半耕半读医学班。因为不想给当地政府增添负担，他婉拒了政府的医学教育经费拨款，坚持勤俭办学。在阴湿多雨的

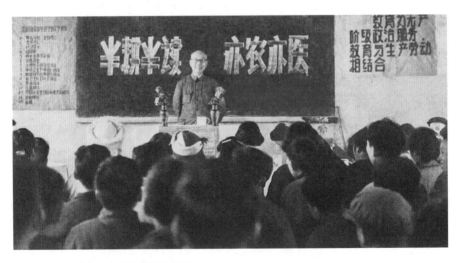

■ 黄家驷为半耕半读的医学班授课

湖南农村，他为确定校址、筹集资金和招收学生而奔走不停。

1965 年 4 月 1 日，设在新泉中学内的半耕半读医学班正式开学了。这个医学班基础课不分学，临床课不分科，为解决农民实际看病需求培养人才，要求学生"学了几种病，就会治几种病"。黄家驷亲自编写讲义并授课，在讲授了细胞、组织、系统、细菌、病毒这些基础知识后，他还指导学员们用显微镜观察微观世界，学员们兴奋地感叹："这在农村是一件破天荒的事。"

协和巡回医疗队在近 4 个月的时间里救治了 3 万多人，为湖南湘阴培养了一批半耕半读的"赤脚医生"。他们还利用空余时间编写了《农村医学》《农村卫生员课本》两本教材，供培训农村卫生员使用；编写《农村妇幼卫生常识问答》，向广大农村妇女普及卫生知识。

阿里地区位于西藏自治区西部，被称为"世界屋脊的屋脊"，高寒缺氧，人烟稀少，条件十分艰苦。周总理得知阿里地区缺医少药，希望北京协和医院带头，派一支医疗队到阿里地区为当地军民服务。随后，卫生部以协和为主，组织了一支中央赴西藏阿里地区医疗队。1970 年，由牛进凯带领 10 位队员组成赴西藏第一批医疗队。周总理接见第一批医疗队时说，你们既是医疗队，又是工作队、宣传队，还是慰问队，代表党中央去慰问边疆军民。1971 年，我国著名重症医学专家、协和重症医学科首届主任陈德昌作为队长，与 8 名队员组成中央赴西藏阿里第二批医疗队。随后的几年里，戈介寿、张继春、于宗和、麦灿荣先后带队奔赴西藏。1970 年至 1977 年间，协和共派出 6 批共计 47 人次赴西藏医疗队，谱写下雪域高原的协和篇章。

张继春任队长的第四批医疗队到了阿里地区后，以协和为主的 6 人去了海拔最高的措勤县和改则县。刚到第三天，突然两个战士跑来说："医生赶快，帮我们抢救一位战士，他昏迷了!"张继春带着几位主力队员立即赶到军区卫生所，看到床上躺着年轻的战士，全身不停地抽搐，神志不清。经诊断，他患的是一种凶险的高原脑水肿。医疗队立即组

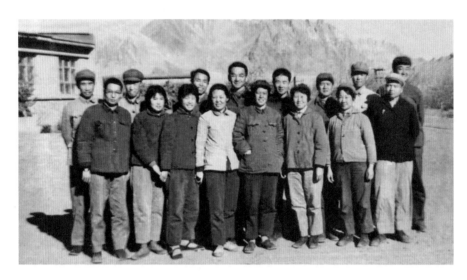

■ 中央赴西藏阿里地区第四批医疗队合影

织抢救，采取了冷敷护脑、气管切开插管、昼夜捏皮球等紧急措施，24小时看护。经过七八天的抢救，战士终于醒了！当地领导评价，你们医疗队不仅抢救了他的生命，而且也给当地军民吃了一颗定心丸，有中央医疗队在，我们的生命就有了保障。

巡回医疗一年内，骨科叶启彬大夫收获了3个"女儿"。出发前，叶启彬的女儿就快出生了，他在阿里时收到"母女平安"的电报，给女儿取名叫"阿里"。他的第二个"女儿"出生在措勤县，产妇是一位必须要做剖宫产的藏民，由叶启彬大夫主刀，潘孝仁大夫麻醉，张继春负责自制吸引器……手术紧张有序地进行着。除了刀剪声，现场一片肃静，伴随着"哇"的一声，孩子终于剖出来了！但随后又出现了同样"哇"的一声，潘大夫也吐出了一大口羊水。原来刚才婴儿的口腔存满了羊水，随时有窒息的危险，潘大夫赶紧猛吸羊水，孩子才脱离了危险。第三个"女儿"出生在改则县，也是剖腹产。"能从肚子里把难产的孩子取出来，太神啦！"当地妇女同胞非常感动，因为难产曾经不知夺走了多少母子的生命。而一个骨科医生能做剖腹产手术，这要感谢林巧稚大夫。叶启彬出发前，林大夫曾对他说："妇产科的工作就交给你了，你要做好。"叶启彬心想，除了实习时见过剖腹产，没做过呀。一旦遇到难产，两条生命就会交到自己手里，就请求看一次剖腹产。林巧稚大夫当作大事来抓："好，我一定办到。"在出发前的一个星期日，叶启彬大夫接到去观看手术的通知，当时是吴葆桢大夫主刀，认真地边做边讲。经过观摩学习，叶大夫心里踏实多了。这项技术也在巡回医疗中起到了大作用。

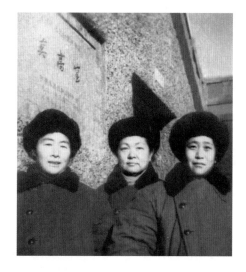

■ 1976年刘彤华（中）在甘肃医疗队

　　协和有个好传统，当专科医生前，都要经过多学科轮转的系统训练。也正因为如此，叶启彬能用木匠的钢锯做截肢手术，还做过肠梗阻、肝包囊虫、眼球摘除、输卵管结扎等手术。为了留下"带不走的医疗队"，叶启彬大夫和潘孝仁大夫还分别在两个公社举办了培训班。

　　西北医疗队的老专家们回忆起农村医疗队艰苦而有意义的时光时，这样说道："每天走二三十里路去给农民送医送药……遇到急诊，半夜里坐着木筏穿过洞庭湖到农民家里做急诊手术……大西北的条件艰苦到难以想象，因为极度缺水，取水主要靠挖一个坑来收集雨水，人和牛羊都从里面取水喝，一年洗一次澡都算奢侈……这些经历很难忘，只有亲身体会了，才明白是怎么一回事儿……但是大家都是真心实意地响应国家'向贫下中农学习'的号召，而且看到帮助病人解决了问题，不仅不觉得辛苦，还觉得是一种快乐。"

　　除了日常工作，医疗队里的协和人还想方设法地做点研究。叶世泰教授回忆说，当时随身带了一些取样器，住在老乡家，就在炕头放一个玻璃片，去到哪里就把取样器放到哪里，随机取样后收集回来统一分析，竟然发现了很多问题。比如，他原以为西北地区寒冷干燥，细菌、真菌和花粉数量较少，但实际上形形色色的霉菌孢子数量很多，甚至比北京地区还要严重。为什么呢？主要是农民的居住条件太差了，炕边堆放各种粮食，很容易长霉，这些情况不深入基层是无法想象和体会的。

基层的现实启发了专家们对医疗制度的思考。著名胸外科专家徐乐天教授在自己还是一名医学生的时候就思考过国家医疗保障制度的问题。1947年，他在天津《大公报》医学周刊版上以笔名徐真发表过《公医制度》一文，认为医疗工作应该社会化和国家化，即实现公医制度或医事保险制度。1950年，刚从医学院毕业的徐乐天跟随卫生部调查团到西北地区进行巡访调研。他感慨道："当我身处贫穷落后的西北地区，看到多年在水深火热中备受煎熬、文盲愚昧的百姓，接触到边远地区少数民族在无医无药或者缺医少药的环境下自生自灭、令人痛心的情景，我一下子认识到'公医制度'在我们这样一个人口众多的大国穷国绝不是什么轻而易举的事情，简直就是空想！"实地调研使他深刻认识到"医疗卫生工作是依靠经济基础的"。

20世纪70年代，徐乐天教授参加平谷协和医疗队，做"赤脚医生"，经历了"两管五改"工作（"赤脚医生"管水源、管人畜粪便；改水质、改厕所结构、改炉灶、改畜圈、改粪便处理）。那时的"赤脚医生"承担多项责任，除了要治病、预防、妇幼保健、计划生育外，还要兼管防疫、公共卫生及环境卫生等工作，工作方式虽然原始而廉价，但医疗队员们从心底认为"这可真是了不起的概念"！"虽然当时限于经济等各方面的限制，'公医'不可能做到，或者不可能做好，但我们的确热火朝天地努力过，体会到'把医疗卫生工作的重点放到农村去'的意义。"回忆往事，徐乐天教授感慨万千。

自1965年至1977年的12年间，协和医院先后派出由著名专家参加的医疗队94批，共计1458人次，足迹遍布全国19个省市的60余个地区。其中仅西藏地区就派出 7 批，西北地区派出 10 批。这支协和大医组成的"梦之队"，深入田边村社、高原牧区，夜以继日、废寝忘食地为农民看病治病，将最精湛的医术送到了最基层的田埂地头。

只要党和国家需要、人民需要，无论条件多艰难、环境多恶劣、情况多危急，协和人都奋不顾身、挺身而出。

1976 年 7 月 28 日，河北省唐山市突然发生 7.8 级强烈地震，影响区域极大，伤亡人数惨重。首都医院组成医疗队赴河北宝坻县、沈阳等灾区抢救伤员，并组织 220 多名医务人员深入工厂、农村等地为群众防病治病；设置 6 个居民和外宾医疗点，担负了数万居民的防治任务；派出 5 人参加抗震卫生知识宣传材料的制作和上万伤员的药品配备方案的制定。

8 月 17 日，在医院党委领导下，医院迅速组成 28 人的房管局系统抗震救灾医疗队，次日加入了紧张战斗中。孟宪志作为队长，带领全队同志任劳任怨，为灾后工地、现场、车间、基层医务室的广大基层百姓送去医药，提供医疗救治。三个月间，医疗队共巡诊 1675 次，诊疗 9025 人次以上，会诊 1389 人次，针灸 377 次，开展小手术 58 次，以及其他诊疗百余人次。医院党委大力支持抗震救灾工作，前方有什么问题，大后方都尽快予以解决。

协和人的身影还出现在防治气管炎、血吸虫病、克山病等重大疾病救治中；出现在河南水灾、海南岛台风等重大的抢险救灾中……协和医疗队走出的每一步，都是与党和国家的召唤、与人民健康的期盼紧密相连的铿锵步履，初心与使命在一代又一代协和人中薪火相传。

学子"回炉"

为整顿纪律、恢复秩序，1969 年底到 1971 年初，在周恩来总理的主持下，国务院及其所属各部委召开了一系列专业会议。周恩来总理鼓励各级干部理直气壮地抓生产、抓业务，"运动与业务不能对立"。1970年至1971年间发生了林彪反革命集团阴谋夺取最高权力、策动反革命武装政变的事件，客观上宣告了"文化大革命"理论和实践的失败。此后，医院工作出现转机，党员重新登记、恢复组织生活，专家们逐步回到工作岗位。

此间最受广泛关注的还是医院名称的变更。1966年"文化大革命"以来，医院一直使用"中国医学科学院北京反帝医院"的名称。1971年底，为迎接美国总统尼克松首次访华，根据周恩来总理的指示和国务院批复，卫生部军管会发文《关于反帝医院更改名称的通知》，医院从1972年1月1日起正式更名为"首都医院"。1972年底，医院由连队建制改回科室制，业务工作进一步开展。

1973年2月，医院党委抓住时机召开了第四届党员大会，大会选举崔静宜担任党委书记，孙季明、陈子扬、顾方舟、宋钦惠担任党委副书记，另与薛沁冰、王继武、罗玲、刘学恩、高宗良、陆召麟共11人组成党委常委。这一时期全院党员人数达268人。

在2月28日举行的医院党员大会开幕式上，明确提出了此次会议的目标是"提建议、表决心、鼓干劲"，要求"到会的同志集中精力，以认真负责的态度安下心来参加这次大会"。大会分析了当前国内的主要形势，明确了必须加强党的思想建设和组织建设，贯彻民主集中制的宗旨；发扬党的理论联系实际、密

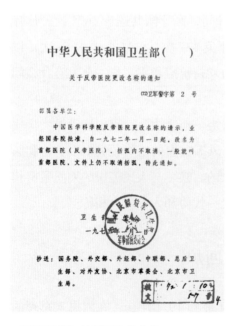

■ 医院更名为首都医院的文件

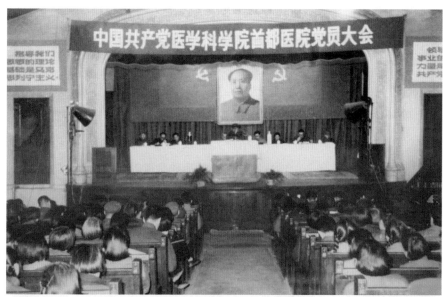

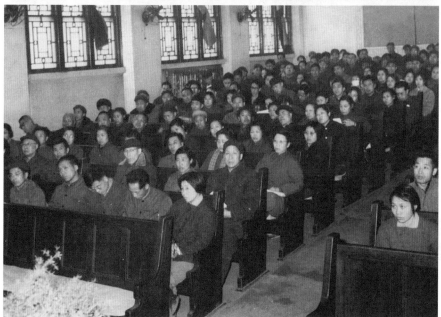

■ 1973 年，首都医院党委会恢复后召开第一次党员大会

切联系群众、批评与自我批评的作风，增强党委的团结，坚持党委集体领导下的分工负责制；加强党员思想教育，健全党内民主生活，有计划地、积极慎重地做好新党员的发展工作；认真贯彻党对知识分子"团结、教育、改造"的方针。

这次大会认真总结了两条路线的斗争经验，使全体党员了解了党的重要指示精神和医院党委的指导思想。大会重点强调要坚持贯彻毛主席"六二六"指示和"五七"指示精神，继续走与工农相结合的道路，"全心全意地为人民服务"，走中西医结合的道路；贯彻"预防为主"的方针，"救死扶伤，实行革命的人道主义"，进一步明确了医院发展方向。

1973年4月18日，卫生部第一次选派优秀青年医生出国进修，首都医院选送陆召麟、姜永金、陈绍先三位赴英进修。同年，最后一届军管会撤走。1973年10月增补方圻为党委委员，12月增补江国柱、李静兰为党委常委，张继春为党委委员。

在党委领导下，医院逐步恢复了团委和学术委员会，恢复了住院病历书写、查房、会诊、交接班等制度，建立了慢性气管炎防治组、抗癌组、计划生育组、针刺麻醉组和地段保健组等，各项工作逐步走上正轨。

从1973年开始到1976年底，在时任协和医大教务长章央芬、教育处处长朱传楷的极力推动下，"文化大革命"期间下放到西藏、青海、陕西、甘肃、宁夏等地的医大学生，有机会重回协和医学院接受培训，史称"回炉"。200多名原协和毕业生陆续回院进修1—3年，骨科邱贵兴院士、急诊科马遂和高文华教授、肾内科李学旺教授、妇产科徐苓教授、麻醉科任洪智教授、内分泌科向红丁和曾正陪教授等，均在这一时期回到协和。

沿用老协和的教学方法对"回炉"学生进行临床训练，为改革开放后恢复研究生招生工作、缓解人才断档打下了基础。

医疗外交中的协和贡献

新中国成立以后，北京协和医院与各国同行保持了频繁的学术交流与友好往来，他们以医学科学交流为媒介，为中国与世界架起了一座特殊的沟通桥梁。

林巧稚从小接受西方教育，也曾多次赴欧美学习和工作，但当她代表中国出访的时候，才真正从心底生出自豪与骄傲。1953 年，林巧稚赴维也纳参加世界卫生大会，访问苏联、捷克斯洛伐克；1972 年出访美国、加拿大；1978 年出访西欧四国。"从前，我搭乘邮船，一叶孤舟漂洋过海，不胜凄凉。而今，前面有红旗引路，后面有亿万人民相依……"这句话表达出林巧稚当时的心声。

1973 年到 1977 年，林巧稚被世界卫生组织研究顾问委员会（当时世界范围内最高级别的卫生顾问团）聘为顾问，出席此间一年一度的会议。她坚持医学发展和医疗援助的正确方向，维护国家与民族的尊严和利益。她的教育背景很"洋化"，流利的英语交流，一直保留着某些西式的生活习惯；但她的行为又很"中式"，始终留发髻、穿旗袍、着布鞋。在外国人眼里，她是一位彬彬有礼却又令人有些敬畏的中国老太太。

由于名医云集且医术精湛，协和医院经常受党和国家的委派，为朝鲜、柬埔寨、老挝、越南、印度尼西亚等邻国元首会诊，甚至代表中方出国执行医疗保健任务。

1962 年到 1965 年，吴阶平教授和方圻教授曾多次率领医疗组下南洋，为时任印度尼西亚总统苏加诺会诊治疗。20 世纪 70 年代末，苏加诺的私人医生将自己写的回忆录《历史的见证》送给吴阶平。吴阶平的助手许永照负责将书译成中文，据他回忆，书中用大量篇幅介绍来自 5 个国家的医疗组为总统治病的情况，其中对中国医疗组评价最高，吴阶

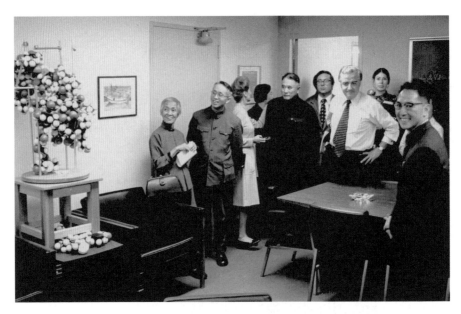

■ 以林巧稚（左一）为团长的中国医学代表团出国访问

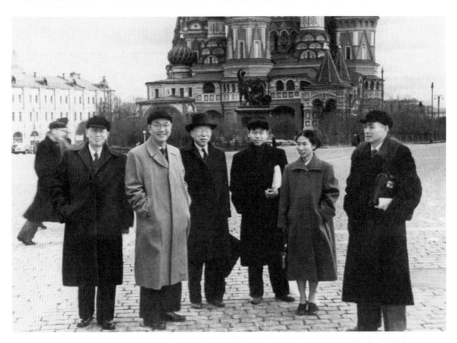

■ 张孝骞（左三）、钱信忠（右一）、黄家驷（左二）作为中国科技代表团成员访问苏联

平的名字在书中出现 7 次，为各国之首。

1974 年，老挝富马亲王突患心肌梗死，向北京、华盛顿、莫斯科、巴黎、曼谷、马尼拉等地告急求援，周恩来总理指派方圻星夜驰援。方圻教授参与制订出最有效的抢救方案。

让著名妇产科专家、原协和妇产科主任连利娟最感自豪的一次涉外医疗，是她为柬埔寨西哈努克亲王夫人即莫尼列公主诊病。"当时，莫尼列公主住在北京医院，邀请协和医生去会诊。我会诊后发现她的卵巢摸着像石头那么硬，基于临床经验和基本功，我断定她长了纤维瘤，建议她切除。她对我们并不是百分之百信任，又去法国检查。法国医生检查后，认为她没长瘤子，还陪同她一起回到中国。我再查还是纤维瘤，虽然是良性，但容易发生纤维瘤蒂的扭转，所以仍然建议手术切除。最后她选择了手术，手术时法国医生就在现场观摩，结果切出来就是纤维瘤。他竖起大拇指说，你们中国大夫真了不起！"

北京协和医院被最早指定为我国涉外医疗机构，多次承担外国元首访华期间医疗保健任务，并根据中央指示成立外宾医疗科和外事组。

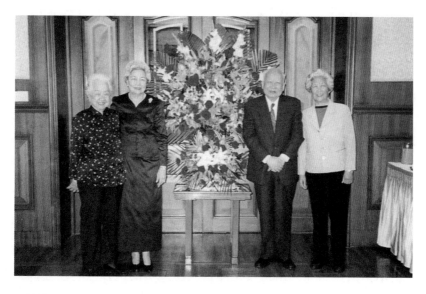

■ 莫尼列公主（左二）手术后与连利娟（右一）合影

1971 年 4 月 6 日，毛泽东主席邀请美国乒乓球队访华。由此开启的"小球转动大球"成为世界外交史佳话。同年 11 月，中国举办国际乒乓球赛，来自 48 个国家和地区的 670 多名外宾齐聚北京。国务院指派协和组建医疗队、外宾病房和救护小组，承担赛事医疗任务。

1971 年 7 月，作为美国尼克松总统访华前系列外交活动之一，美国《纽约时报》副社长赖斯顿（James Reston）先生受邀访华，因急性阑尾炎及阑尾周围炎发作，于 17 日下午 4 点急送至协和医院第二门诊（现国际医疗部）。

总理办公室非常重视，委派医科院吴阶平、外交部新闻司负责同志来院。经全院专家会诊，决定当晚手术，手术大夫为吴蔚然、曾宪九、朱预。手术非常成功，但术后患者出现血尿。小小的阑尾手术，成败关乎国家形象，总理办公室多次来电询问。当晚曾宪九整晚没回家，到图书馆彻夜查阅国外文献，找到血尿原因系由使用青霉素所致，撤药一日后血尿消失。术后第 3 天，赖斯顿因麻药作用和手术创伤感到腹胀腹痛，中医科李占元大夫为他施行了针灸疗法，仅 20 多分钟就使疼痛缓解。这次在协和的就医经历使赖斯顿大为折服，于 1971 年 7 月 26 日在《纽约时报》发表了一篇客观报道，由此增进了美国人民对新中国卫生事业的了解。协和在这一重大国务活动中的出色表现受到周恩来总理的表扬。

1972 年，尼克松总统正式访华时，代表团成员中的联合国儿童基金会主席格兰特先生是公共卫生事业创始人兰安生之子，当他提及自己出生在协和，病案室立即找出其母亲病案。当看到记录自己出生时的小脚印时，格兰特先生惊喜万分。周恩来总理又一次对医院给予表扬。

同年，中国重返联合国并当选常任理事国，在美国纽约设立了中国常驻联合国代表团。在周恩来总理的亲自部署下，代表团设立"医官"岗位，承担国家领导人出访及全体代表团成员的医疗保健任务。20 年间，协和的毕增祺、张尤局、吴梓涛、沈悌、黄征坡、陆慰萱等 6 位医师受外交部、卫生部派遣前往联合国代表团担任"医官",在中国国际关系史上写下了光辉的一笔。

模范共产党员

一名共产党员就是一面旗帜。无论是在动荡岁月追求真理,还是在重大时刻挺身而出,协和党员始终坚定信仰,不负生命誓言。其中,方圻教授是周恩来总理钦点的"模范共产党员",他的大医情怀和崇高风范永远铭刻在协和人心中。

早在 20 世纪 50 年代,方圻教授就以精湛的医术和高尚的医德蜚声国内外医学界。许多大夫一提到方圻教授的名字,都会肃然起敬。

1956 年,风华正茂的方圻教授成为国家领导人的保健医生,并多次代表中方医生到别的国家执行医疗保健任务。1962 年到 1965 年,方圻教授五下南洋,参加了对苏加诺总统的会诊。

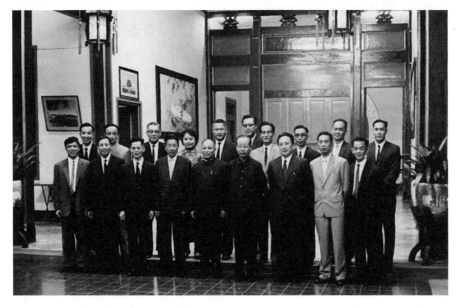

■ 1962 年医疗组在中国驻印度尼西亚使馆合影,后排右五为方圻

名望这么大了，他还给老百姓看病吗？看，不止看，而且同样殚精竭力，绝无马虎敷衍之念。他穿上白大褂出现在熙熙攘攘的门诊，脑子里只有病人，忘记了时间，忘记了饥寒。多少个深夜和凌晨，多少个酷暑和寒冬，方圻教授从床上、餐桌上被唤走，出现在垂危病人的身边，给悲苦中的病人亲友带去了希望和慰藉。他对下级大夫常说的一句话就是，"病人的情况若有变化，请随时叫我！"

"请随时叫我"，一个医生的高度责任感，一个共产党员的博大胸怀，都凝聚在这普普通通的几个字里。方圻教授说，"我们做医生的要时刻想到：救人于痛苦危亡之中，是医生的天职！我们的职业决定了我们的工作不可能是八小时工作制。如果硬要在八小时内外之间，划上一条不可逾越的线，那就不是一个合格的医生，更不是一个好医生……"

"文化大革命"风潮席卷协和的年代，医生护士们纷纷撒下病房去"闹革命"。已升任副教授11年的方圻急了，主动要求管病房。他与小伙子们一样，成了"住院大夫"——理床、打饭、送药、输液、擦地板、扫厕所、端屎端尿、送病人去X线室、推死人去太平间……"这段日子下来，我和病人的感情加深了，有时候也可以休息一天半天的，按理说该放松一下了。可是一走出病房，我就不由想，这个病人发烧没有？那个病人会不会再犯心脏病？心里总是放不下。"

在70余年救死扶伤的从医生涯里，方圻教授经历了太多病人的生死病痛，可他的心却始终硬不起来。"我的悲喜和病人交织在一起。遇见治不了的病人，那种痛苦赶着我往前走，非找到新的办法不可。"

一个医生，又是共产党员，他不仅要尽医生的天职——救治人体的疾病，而且还承担着救治社会疾病的任务。一天清晨，方圻教授接了一个电话，气得全身颤抖，脸都变了色。某部门硬要他为一个外籍华人开个"诊断书"，"证明"此人为其母亲治病花了多少钱，以便他去"报账"。而此人的母亲并未生病，也未治病。方圻教授说："这个字我不能签，协和也从不办这种事。"对方在电话中仍然纠缠不休，说这样做"有好处"……方圻教授问："什么好处？钱吗？利吗？可以把医德和国格也当作商品出售吗？""啪"的一声，他把电话挂断了。"这太不像话了！"他通知医务处："类似这种'证明'，绝对不能开。天塌下来，我顶着！"

多少年了，方圻教授从来没有利用自己的声望、地位和关系，为自家谋取过哪怕一点点小利。面对这些往事，方圻教授淡然地说："这很正常，我们老的保健医生都有一条无形的纪律：'不搞特殊'。"

他心里装的，是病人、同事、事业和做不完的工作，对他自己却极少关心。一天傍晚，方圻教授从医院回来，走进了自家的庭院。他的妻子张福萱从窗口看到他的腿脚似乎不那么灵便了，一步一瘸的。她知道，方圻教授长年累月地站着给人查病，腰椎间盘突出的职业病又犯了，有时疼得无法忍受，可他常是暗暗坚持忍着，不让别人为他担忧。这一次，等方圻教授坐下时，她问："你的腿怎么啦？"方圻教授说："没事啊！"可他却站不起来了。原来他的膝韧带撕裂了，却还想瞒着。张福萱心疼地说："你就不能歇歇吗？钟表还有擦油泥的时候呢！"方圻教

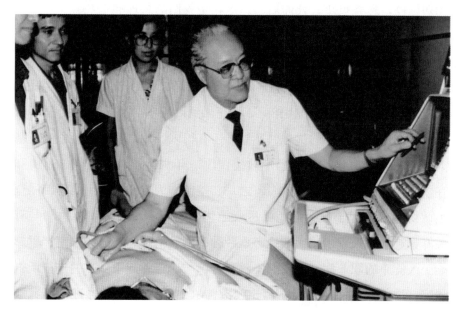

方圻为患者查体

授说:"该做的事太多了,时间不够用啊!"

方圻教授一生获得的褒奖无数,但对他来说,一生最看重的"奖赏"是周恩来总理的一句赞扬。总理病危时,当着方圻的面,示意邓大姐俯身靠近他的枕边,轻声说:"方圻同志,是模范共产党员……"

从周总理病重直到逝世,方圻教授几乎衣不解带地守候在总理病榻前。他守着心电监护仪,留神观察每一个微小变化,反复斟酌诊治方案的每一个细节。总理的一声梦话会将他惊醒,心电图曲线的小小波动也会扯痛他的心……

总理去世后,邓大姐把总理生前使用过的一座金黄色外罩的电子石英钟赠给方圻,留作纪念。办事分秒不误的周总理,生前一直把这座钟放在自己的办公桌上,病重住院,又把它带到自己的病榻旁。邓大姐把它送给了同样分秒必争的方圻教授,含意深远。这座小钟一直摆放在方圻教授家的客厅里,"嘀嗒嘀嗒"的钟声,一如他对总理的深挚怀念。方圻教授曾动情地说:"我接触最多、感情最深的还是周总理,为人民鞠躬尽瘁,忍辱负重,死而后已,这就是我们的总理啊!"

一位"老协和"曾由衷地赞叹:"一位医生行医几十年,接触过的病人和同事不下数十万,不会所有的人说他好,也不会所有的人说他不好。可方大夫是个例外,所有熟悉他的人都说他好。这个'好',是说他病人第一,事业第一,党的利益第一,真正做到以身作则,言行如一!"

协和像方圻这样的优秀共产党员还有很多。我国临床放射学的奠基人之一、原放射科主任胡懋华教授,1956 年加入中国共产党,是协和在新中国成立后较早入党的专家之一。她曾作为特约代表出席第四届全国政协会议,对于社会问题竭尽所能建言献策。1958 年,胡懋华与有关专家赴江西大吉山钨矿实地考察矽肺的发病情况。当时矽肺是严重影响工人健康的职业病,专家们不辞辛苦,与矿工一起下到矿井进行调查研究,取得第一手资料,撰写出《矽肺 X 线诊断与分期标准的研究》,为矽肺的诊治作出了重要贡献。

　　张尤局从事外宾及保健工作几十年，曾任特需医疗部（外宾干部医疗科）副主任兼特需医疗部党支部书记。当他回顾自己工作经历时，谈及很多体会和感悟：要时时刻刻忠于党、忠于祖国、忠于人民；多向组织请示、汇报，严格遵守外事纪律；国际医疗部和保健医疗部均为平台科室，要依靠全院各专科、各职能处室的大力支持，这是做好工作的根本；工作中要有爱心、有耐心，又要细心、有责任心。这充分体现出一位协和共产党员严谨认真的态度、无比忠诚的品格和为民服务的情怀。

　　冯应琨、张孝骞、吴阶平、方圻、吴蔚然……这些协和大医的群像，更是模范共产党员的光荣榜，他们以对党的赤诚之心，书写着无私无畏的崇高人格、心怀苍生百姓的信念坚守，他们将生命的血和泪镌刻在协和的柱石之上，阳光既出，便熠熠生辉。

第三篇

改革扬帆

"青山遮不住，毕竟东流去。"1978 年《实践是检验真理的唯一标准》的公开发表，如同一声春雷，惊醒了沉寂的中国大地，引起了全国关于真理标准的大讨论，形成了思想解放的滚滚大潮，激发了各行各业创新创造的活力。党的十一届三中全会上，邓小平作《解放思想，实事求是，团结一致向前看》的主题报告，会议作出把党和国家工作中心转移到社会主义现代化建设上来、实行改革开放的历史性决策，改革开放从此成为时代主旋律。

　　在浩浩荡荡的改革浪潮里，协和人意气风发迎来"科学的春天"。在党和国家领导人的亲切关怀以及社会各界的大力支持下，协和带头吹响医疗卫生行业的改革号角，在医疗服务、教育教学、科学研究、学科建设、人才培养、行政管理、基本建设、思想文化与精神文明建设等各个方面实现全方位大跨步发展，不断开创新局面。协和人敏锐地抓住开放带来的国际交流历史机遇，将专家请进来交流，将人才送出去培养，极大地

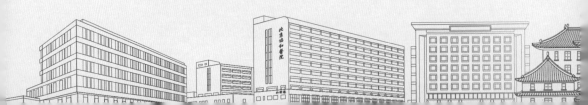

推进了学科发展，赋予中国现代医学更开阔的国际视野、更先锋的改革探索、更恢宏的建设蓝图、更鲜活的发展经验。

党建引领，文化铸魂。春风化雨，润物无声。医院党委抓住思想政治工作与精神文明建设这条主线，大力推进基层党建与业务工作的深度融合，重张协和传统，赓续协和精神，不断为协和优良文化传承注入新的时代内涵，实现医院文化价值体系的新构建新发展。

重要关头，党的召唤就是协和人的行动。在抗击非典、抗洪救灾、抗震救灾、服务奥运，各项重大活动的医疗保障、突发公共卫生事件与灾害救援、医疗对口支援等各项工作中，协和人与党和人民同呼吸共命运，在群众最需要的地方，以生命坚守理想，以担当诠释忠诚。

乘着改革的东风，协和这艘医学的巨轮开启了扬帆起航的新征程，劈波斩浪，勇立潮头。

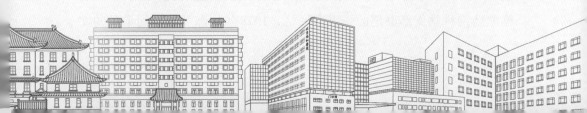

九 改革开放春天里

党的十一届三中全会后，"科学技术是生产力""新中国的知识分子也是劳动人民，是脑力劳动者，是工人阶级的一部分"的提出，大大减轻了长期积压在广大科技工作者心中的苦闷。这次大会被中国知识分子称为"科学的春天"。协和医院党委在拨乱反正、恢复调整的基础上，全面落实党的知识分子政策，医务人员甩掉了历史政治包袱，精神大振，干劲激增，医院焕发出盎然生机。协和人蓄积了数年的干事创业激情就在这一刻喷薄而出。

吹响改革的号角

粉碎"四人帮"后，党中央在知识分子问题上全面拨乱反正。党的十一届三中全会以来，党中央制定和贯彻实施了以"尊重知识、尊重人才"为核心，政治上一视同仁，工作上放手使用，生活上关心照顾的知识分子政策，极大地调动了知识分子投身社会主义现代化建设的积极性、主动性和创造性。协和人翘首以盼的"春天"来了。

1978年，宗淑杰同志从感染内科被抽调至党委，专门负责同志们的平反昭雪工作，落实党的知识分子政策。1978年至1981年间，医院党委在全院大会上为46名同志平反。一大批业务骨干恢复了名誉，重返学术舞台，准备大展身手。药剂科老主任陈兰英教授就是其中一位。据原药剂科党支部书记的张继春回忆，1978年，陈兰英收到平反的文件时，激动得热泪盈眶，哽咽地问道："我可以入党吗?"1979年，陈兰英恢复了药剂科主任的职务，她马上派当时科里仅有的两名大学生分别去了北医和药研所进修。陈兰英也成为全国药剂科第一位招收研究生的导师。1982年，这位年逾花甲的主任光荣加入了中国共产党。

1981年10月30日，医院党委召开第五届党员大会。这次大会是在"文革"结束、开启改革开放新时期的背景下召开的。大会总结回顾了1973年第四届党员大会以来医院发展的情况。医院根据"解放思想，开动脑筋，实事求是，团结一致向前看"的方针，加强和改善了党的领导，调整了院科两级领导班子，明确了党政分工，逐步实行了党委领导下的院长负责制和科室主任负责制，党支部起保证监督作用。占全院职工总数25%的429位党员，在坚持党的路线方针、促进安定团结、带领群众完成医教研及行政后勤各项工作中都起到了积极带头作用。大会针对改革开放新时期的总要求，明确提出了下一阶段的发展目标：为使医院真正成为医疗、科研、教学三结合的基地和解决疑难重症的技术指导中心而奋斗。

大会提出三项重点工作。首先，要将提高医疗质量、改进服务态度放在工作首位，逐步实行管理工作制度化、操作技能常规化、基本设施规格化。门急诊作为医疗工作的第一线，要把好技术质量关，改进服务态度，适当提高和发展专科专病门诊。加强手术管理、病历书写、护理培训、诊断科室和辅助科室的技术管理和质量管理等工作。其次，提高临床医学水平的关键就在于加强科学研究，抓好人才培养。要从战略上思考科研选题，注意引进新技术，加强队伍人员的引进、培训和合作，加强国际交流，逐渐形成各科特长，为填补我国医学空白而努力。再次，要抓好后勤工作，充分调动后勤人员的积极性，牢固树立为医疗服务的思想，主动服务医、教、研工作第一线。同时加快开展业务用房和生活用房的扩建和修建工作。

大会推选王辅民任党委书记，张义芳、王荣金任党委副书记，与方圻、王志明、白琴、冯传宜、艾钢阳、欧阳启旭、黄人健、魏建之等共11人组成党委常委，党委委员还有刘荣范、燕京、于海成、熊世琦、彭玉、王维钧、李纯、宋宝嵩、王环增、徐敬琴等10人。张义芳兼任第一届纪委书记，与王环增、韩淑英、张廷惠、吴秀云、吕敬毅、秦世兰、付福贞、华雨珍等共9人组成纪委委员。这一时期执行党委领导下的院长负责制，人事、保卫工作仍由党委直接领导；行政、业务工作方面，除重大问题必须经党委讨论决定外，均由院长负责主持。

第五届党员大会清晰地规划了改革开放初期医院发展的战略安排，明确了努力方向，凝聚起了全院共识，吹响了改革开放的嘹亮号角。

为进一步提高知识分子的待遇，解决员工的后顾之忧，医院想方设法为员工提供福利。

1952年，医院为了解决员工子女的入园问题，成立了幼儿园，前

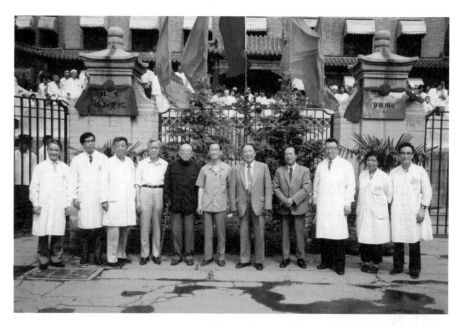

■ 1985年6月，首都医院更名为北京协和医院后，部分领导和教授在医院西门前合影，左起：苏萌、黄永昌、王荣金、顾方舟、张孝骞、陈敏章、吴阶平、朱预、张义芳、戴玉华、艾钢阳

两任园长分别是孙金池、于琴。1983年,党委决定翻修改建幼儿园,扩大收容量,增收40—60名幼儿入托,使大部分员工子女都在医院幼儿园就学。直到20世纪90年代,因政策变化,幼儿园才停止招生。

1982年,医院对原西堂子胡同宿舍旧房进行拆迁,筹建员工宿舍。1984年夏季,员工宿舍楼破土动工。1985年,朱预院长上任后,带领专班进一步推动员工宿舍楼建设。1987年,东单米市大街职工宿舍楼完工,同时后勤部门精心做好房屋分配工作,员工们很快搬进了新房。1990年,通过院领导的积极推进和各方努力,在北极阁住宅院内拆除部分旧房新建职工宿舍的事项获批,新开路宿舍楼、护士楼加层工程等工作也有条不紊地推进。经过几任领导带领相关部门的接续奋斗,医院陆续增加了天坛、方庄、北极阁等多处员工宿舍区,员工住宿条件得到了极大改善。

令大家振奋的好消息一个个接踵而至。知识分子政策的一步步落实,极大调动了协和人的工作积极性。而这离不开与协和有着深厚友谊的领导人——陈云。

1982年的一天,中央领导陈云同志邀请他的医疗组成员吴蔚然等专家在家里一起看了一场电影——《人到中年》。吴蔚然是协和外科医生,20世纪60年代起至北京医院专门从事保健医疗工作。影片放完,灯亮了,只见吴蔚然紧紧握着陈云的手,泪流满面。陈云也深深地被这部电影打动,坐在椅子里,久久没有说话。从会议厅走回办公室的时候,他跟身旁的秘书讲,这部电影是放给我们领导干部看的。

《人到中年》刻画了一对中

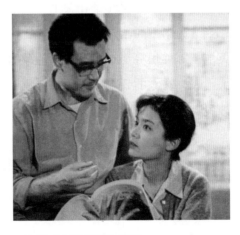

■ 电影《人到中年》剧照

年知识分子的工作与生活状态，其中陆文婷医生的形象更是深入人心。事实上，这部作品与协和医院有着深厚的渊源。《人到中年》电影根据谌容于1980年发表的同名小说改编，而当年谌容笔下的"陆文婷医生"正是以北京协和医院眼科王良乐医生为原型创作的。据老一辈协和眼科医生回忆，谌容的丈夫与王良乐的丈夫是同事，两家人又是邻居，谌容亲眼见证了他们一家人的经历，对知识分子的境遇有了深刻感受。这激起了她强烈的创作欲，便以王良乐为原型，将所见所思诉诸笔端，创作出了影响一代人的优秀作品《人到中年》，该作品也入选中国改革开放40周年最有影响力小说。

正是受到由这部小说改编的电影以及一些反映知识分子生活负担重的群众来信的影响，陈云同志觉得知识分子的生活待遇问题非常严重，他给中央常委写信建议，知识分子是国家宝贵的财富，是基本建设的基本建设。中年知识分子的生活待遇应该提高，要用抢救的办法来抢救他们的健康。中央非常重视陈云同志的意见，很快作出了改善知识分子待遇的一系列决策。

知识分子的身影在国家建设的各个领域也更加活跃了起来。1978年2月和1983年6月，张孝骞作为医药卫生界代表，连续两届当选为全国政协常委，每年都在会上结合医疗卫生工作实际作专题发言。林巧稚当选为第五届全国人大常委，曾宪九、王诗恒、祝谌予、黄家驷、吴英恺、陈坤惕等当选第五届全国政协委员，方圻当选为中国共产党十三大代表。在党的领导下，协和人积极参政议政，聚焦社会热点，关切国计民生，积极建言献策，为推动医疗卫生改革与发展作出了应有贡献。

公立医院改革的试验田

改革的春风唤起了协和人投身公立医院改革的极大热情。20世纪80年代，国家卫生部选择北京协和医院作为全国公立医院改革的第一块试验田，旨在探索出一条卫生工作改革的道路，进而推动整个卫生系统的改革进程。

1983年2月，时任卫生部部长崔月犁率领一个庞大的工作组进驻协和医院。时任北京协和医院院长、后来担任卫生部部长的陈敏章和党委书记张义芳同志积极配合，推动了协和医院的体制改革，其中最为突出的成效之一就是端掉大锅饭，打破分配的平均主义。

概括来说，改革所遵循的原则是：必须有利于患者，有利于提高医、教、研质量，有利于节省国家开支，有利于调动职工的积极性和提高医院管理水平。改革的目标是争取在3至5年内，把协和办成具有中国特色的"医疗、科研、教学"三结合基地，办成全国疑难重症诊治指导中心。

这一改革在后勤部门率先落地。在分管后勤的副院长纪宝华、总务科副科长赵明泗、行政处处长杨宝华等人的努力下，后勤工作以职工食堂、司机班和洗衣房为改革试点，由被动变主动，有了显著的改革成效。职工食堂建立了责任制和经济承包制，按销售额提取一定比例作为奖金的办法，食堂销售额有了大幅度增长，开设了小卖部，多设摊点，大大缩短了就餐排队时间。司机班经过改革后，按照行驶公里数按劳分配奖金，提高了司机的积极性。洗衣房建立了《卫生被服管理制度》和严格的考核制度，主动到病房、科室收送卫生被服，实行计件工资，多劳多得，严格登记手续，洗衣量明显提高。"协和一直在改革。"纪宝华的感慨道出了许多协和人的心声。

1987年，医院成立改革开发处，由蒋王元兼任负责人。1988年更名为改革开发办公室，人员包括蒋王元、吴明江、韩淑英三人。在多个方面都进行了改革的实践和探索，如领导干部的任期制、技术干部的职务聘任制、科室定额管理、后勤部门组织结构和单项承包等。

经过若干年的实践，协和医院总结出六个方面的改革成效和经验：第一，实行院长负责制，扩大医院管理的自主权。第二，实行明确的目标管理责任制，强调责、权、利相统一。第三，打破平均主义的"大锅饭"，贯彻按劳分配原则，分配上明显向一线倾斜，进一步体现知识劳务的价值。第四，挖掘内部潜力，开拓业余兼职服务和专家门诊等项目。第五，调整部分医疗收费标准，试行新技术、新设备按成本收费的办法。第六，发展横向联合，增设医疗服务网点，扩大服务功能。

协和医院的改革经验传播到全国各地，在整个医疗系统引起轰动。全国各级各类医院开展了由点到面、由浅到深、由单项到综合的改革。协和的实践为指导全国卫生系统改革的方向和思路提供了新的依据。

协和当时的改革无疑是艰难的，但奠定的基础和取得的成功经验极其宝贵并影响至今。2008年，根据国家医改方向，北京协和医院在全国率先开展综合绩效考核，遵循的原则就是"病人需要什么，绩效就考核什么"。医院经过精心筹备，反复酝酿，出台了第一版绩效考核方案，之后每年修订一次，从全面综合绩效考核向复合量化绩效考核递进。

这些改革使医院在医疗技术、教学质量、科研水平、行政管理、人才培养、经济效益以及精神文明建设等方面成为全国医药卫生系统的典范。协和人意气风发走上千帆竞发、百舸争流的伟大征程。

开放迎接学术新辉煌

改革开放后，封闭了几十年的国门终于打开，协和人敏锐地抓住了这一契机。在国家对外开放政策的指引下，医院外事交流工作蓬勃开展。凭借着协和人良好的国际声誉和过硬的业务素质，医院千方百计开拓各种渠道，用好各种资助，选派大批业务骨干到国外一流院校和科研机构进行中长期的进修、交流和学习，他们学成归国时将大批国际先进的医学新理念、新知识、新技术、新设备引进中国，弥补了学科的薄弱环节，填补了不少学科空白，积极举办各类学习班、培训班，将新技术向全国推广。

　　协和与美国中华医学基金会（CMB）率先恢复了关系，广泛开展了国际交往活动。除了得到经济上的资助外，更主要的是人员交流更加密切频繁。医院一方面聘请国外教师、医师、科研人员来协和进行学术交流、教学活动及科研合作；另一方面大量派出各类人员出国访问、讲学、学习，进行学术交流、科研合作以及联合培养人才活动。此外，还积极开展在校生的国际交流，如与美国哈佛大学医学院、澳大利亚西澳大学进行部分学生的短期交换学习。

　　根据外事办主任李正林的一篇回忆文章记载，截至 1994 年，协和与 30 多个国家和地区的上百个医疗卫生机构建立了广泛联系与交往，15 年间共接待来院外宾 7761 批，计 21209 人次；为来院进行学术交流的外宾举办学术报告会、座谈会以及新技术演示会 1736 场次，院内外参会者达 71095 人次；承办 15 个国际医学学术会议，参加会议的人数 2235 人，其中外宾 535 人，来自 68 个国家和地区。选派本院职工出国

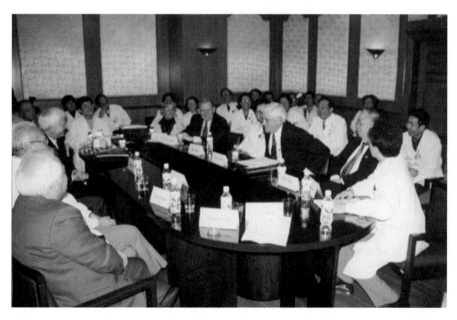

■美国哈佛大学医学院代表团访问协和

访问、考察、讲学、进修及参加国际会议共 1427 批 1786 人次，其中出国留学进修半年以上的有 539 人。仅 1979—1981 年，来院参观、考察、访问和学术交流的外宾共 1378 批 2948 人次；医院派出参观考察访问的医生、护士及管理人员共 78 批 92 人次。同联合国等多边国际机构及双边官方与民间组织建立实施的合作项目累计 48 项，建立了一批国际合作中心。

医院通过国内外交流，引进了大批免税的进口医疗新设备。如 1979 年美国妇科腹腔镜协会主席菲利普斯医生赠送医院妇科腹腔镜等；1980 年瑞典医学代表团成员曼斯·阿克门赠给曾宪九教授经皮穿刺细针抽吸活检技术导管；1981 年加拿大渥太华医院骨科教授阿姆斯特朗赠送医院多功能手术麻醉仪、骨科手术器械；1982 年法国巴黎让·朗格拉奇教授捐赠给医院 10 套人工髋关节；1983 年法国巴黎第五大学加强医疗专科医生卡扎拉赠送给医院呼吸器、定容输液泵等设备。通过国际交流，医院在节流的基础上获得了一流的设备、一流的材料、一流的知识。

广泛活跃的学术交流与友好往来，使协和对国内外医学科学的进展和动态有了更为深入的了解，为医院医疗、教学及科研工作的开展提供了有力的帮助，为改革开放后协和的学术发展抢占了先机，更为其发挥医疗行业的持续引领作用奠定了基础，也使协和再度踏入国际医学教育先进行列。

协和医院之所以能够顺利地开展频率如此之高、人数如此之多的对外学术交流活动，首先得益于改革开放时期我国外交政策的调整，同时与院领导班子多方筹集资源、老教授们利用自己的海外学术关系鼎力引荐是分不开的。院领导积极与上级部门联系，争取各种支持，逐步同多边国际机构及民间组织发展起合作关系。朱预院长、外事办李正林主任为此付出了巨大努力。

冯应琨刚刚恢复名誉担任神经科主任，就立刻着手制定学科发展计划，并利用个人声望、海外关系以及往来学术交流等各种机会，不遗余力地推荐人才，送他们出国深造。神经科的郭玉璞、吴立文、刘兴洲以及外事办李正林等都是经他帮助联系送往国外的。为了感谢对方，他甚至自费宴请或买礼物给国外的导师。冯应琨先后送出 18 位学子，是当时协和医院送学生出国培养最多的教授。这些学生学成归国后都成为独当一面的亚专业学术带头人。

郭玉璞先后在西澳大学和悉尼大学学习，周末难得的休息时间他全都泡在实验室整理资料，回国时收集整理了近百个病例，拍成幻灯片带回国，很快将神经活检、肌肉活检在科室里开展起来。后来成为神经科主任的郭玉璞对老主任的栽培铭记于心："冯应琨主任非常有眼光，在担任科主任后很快就制定了人才培养计划和学科建设计划，送人出国学习，恢复和新建实验室。现在看来，他当时的主张非常正确，眼光非常长远，垂范后辈，泽被百年。"

如今已进入耄耋之年的多位老专家在谈到自己在协和的重要经历时，几乎都会谈到 20 世纪 70 年代末 80 年代初出国访问学习的经历。他们无一不是如饥似渴地学习世界上最前沿的科技知识并把它们带回祖国，在国内开展并推广到全国各地。1980 年，受英国皇家内科学院邀请，著名病理学专家、协和医院病理科老主任刘彤华院士，随同曾宪九教授、陈敏章教授一起访问英国。这次英国之行是刘彤华一生中在国外逗留最久的一次，最令她高兴的是拿到了开展免疫组化研究的"第一桶金"。当时已在神经内分泌领域成绩斐然的 Polak 教授，赠给刘彤华多种肽类激素抗体，使协和在国内首先开展免疫组化这种病理新技术并向全国推广。

同年，在时任儿科主任周华康的大力支持下，籍孝诚赴美国加州大学圣地亚哥分校进修新生儿学。国外许多新技术令籍孝诚感到耳目一新，他学习了如何给新生儿验血、查血气、拍 X 线片等。回国后，他与周华康、后任儿科主任的赵时敏一起建立了协和的新生儿重症监护病房（NICU），从最开始只有 1 台呼吸机和 3 个婴儿暖箱，逐步发展壮大。

卵巢癌血清 CA125 检测技术由妇产科连利娟引进并率先在国内开展。1981 年，连利娟作为访问学者赴美，当时美国刚开始研究卵巢癌抗原，她也参与其中。研究完成后，研究所很大方地把抗原邮给了当时已回国的连利娟。连利娟就在协和妇产科率先建立了肿瘤实验室，并在刘文淑、许秀英两位技师的帮助下，成功提取出了抗体，进而开展卵巢癌肿瘤显像、定位，判断肿瘤是否切除干净，随诊肿瘤复发情况以及化疗后的效果，对卵巢癌的治疗、随诊、监测都起到了极大作用。

协和护理也在改革开放后重新焕发盎然生机。1985 年，令协和护校老校长聂毓禅和护理人念念不忘的高等护理教育终于得以恢复，护理系成立了，医院护理部恢复了。老一辈护理领军人、协和医院原副院长黄人健曾这样描述护理团队的新生："第二代协和护理人将'老协和'热爱专业、严谨求实的工作作风与锐意进取、改革开放的精神有机结合，通过拨乱反正、整改护理管理队伍、重建规章制度、狠抓'三基三严'与传统文化教育，使协和护理重新走上了正轨。""老协和"的护理制度如病房三级负责制等逐渐回归，护理部还在全国率先开展了整体护理和护士继续教育，年富力强的护士长们被选派到国外学习深造。她们将科研与临床护理实践相结合，进行了很多改革，例如用无菌干缸镊子罐取代消毒液浸泡镊子，既保证了消毒效果又节约了消毒液；用床罩取代三单铺床法，节约了护士的人力和时间；还取消了病房用紫外线进行空气消毒等等，这些经验和成果被介绍推广到全国，一直为国内护理界所津津称道。

改革开放的春天里，协和也迎来了"搞科研的最好时机"。让陈德昌印象特别深刻的是："曾宪九主任重新回到阔别多年的外科病房，重新出现在追随他多年的弟子群体中。他常在中午做完手术后从老楼四层手术室下来，跨过一片广场，直上医大教学楼五层，看我做动物实验，或者兴冲冲地穿上手术衣，戴上手套，和我一起干。那时，年逾古稀的主任还没有吃午饭，但他好像什么都忘了，忘了'文化大革命'中他遭

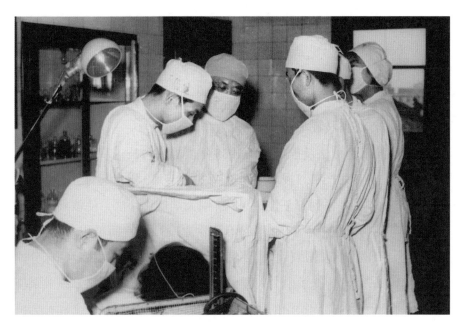

■ 曾宪九（左三）在指导高年住院医师做手术

受的不公平待遇，忘了诸多恩恩怨怨，在他自己的精神世界里上下求索而乐此不疲。"

邱贵兴院士 1968 年在协和毕业时正赶上"文化大革命"高潮，之后在延安市延川县的一家公社医院度过了十年的村医生涯。1979 年，恢复研究生招生制度的第二年，邱贵兴考回阔别已久的协和，成为著名骨科专家王桂生教授的研究生。那时，年近四十的邱贵兴对搞科研依然热情不减，白天出门诊、做手术、病房值班，晚上做研究生论文。为了做动物实验，弄清楚软骨退变的机制，他不仅要养兔子，还要给兔子拍摄 X 线片。他借来了放射科淘汰的 X 线机，亲手扶着兔子，给兔子拍片，为此还吃了很多 X 线……实验结束了，兔子的 X 线片装满了两个大纸箱，他撰写的研究生论文也被评为北京市优秀论文。

在纪念改革开放 30 周年之际，邱贵兴院士接受记者采访时道出了整整一代人的心声："如果没有改革开放，如果没有重新考回协和做研究生，就没有现在的我。可以说 30 年前的改革改变了我的命运，我们有幸赶上了尊重知识和中国快速发展的年代。"

在这一时期，北京协和医院在科研领域产出丰富，一大批高水平的研究成果已直接转化为临床诊治方法，获得了二十余项国家科技进步奖和百余项省部级科技成果奖。

"绒癌的根治疗法及推广"获 1985 年度国家科技进步奖一等奖。中国工程院院士、妇产科教授宋鸿钊等从 20 世纪 50 年代起对绒癌的治疗开展研究，取得一系列开创性成果：首创大剂量化疗法，使该病从死亡率 90% 到根治率 90%。1959 年起不切除原发灶子宫而单用药物治疗，使绒癌患者可生育健康后代。阐明绒癌转移机制，提出的绒癌临床分期法被 WHO 采用，调查了中国人群葡萄胎发病率及高危因素。该成果使绒癌成为最早能够得到根治的肿瘤之一，具有重大的科学意义和社会价值。该成果还获得 1978 年全国科学大会奖和 1982 年卫生部科研成果一等奖。

"激素分泌性垂体瘤的临床及基础研究"获 1992 年度国家科技进步奖一等奖。由中国工程院院士、内分泌科教授史轶蘩牵头，组织内分泌科、神经外科、眼科、耳鼻喉科、病理科、放射科、放疗科、麻醉科、计算机室等九个科室，通过对当时国际最大宗（1041 例）垂体瘤病例的临床分析，总结出我国各种垂体瘤病例的特点，在国际上首次提出垂体卒中后有完全和部分破坏两种结果的概念及治疗原则。通过引进与自主创新相结合，在垂体瘤的诊断与手术、放射治疗、药物治疗及病理研究方面均迈入国际先进行列。初步证明了垂体瘤是对下丘脑激素有部分反应的功能自主性肿瘤；对视交叉血供的研究首次解释了垂体微腺瘤引起视野缺损的机制。该研究成果突出体现了协和多学科协作的综合优势。

此外，"人工胃肠（静脉营养）的进步"、"卵巢癌淋巴转移的研究"获 1989 年度国家科技进步奖二等奖。"胃肠激素及其受体的基础和临床

研究"获 1993 年度国家科技进步奖二等奖。"人胰腺癌的分子生物特点
及反义基因调控对其恶行表型的逆转"、"射频消融治疗快速性心率失常
仪器及临床应用研究"获 1995 年度国家科技进步奖二等奖。"内皮素的
基础和临床研究"获 1998 年度国家科技进步奖二等奖。《现代内科学》
获 1999 年度国家科技进步奖二等奖。"肠粘膜屏障损害和谷氨酰胺、肠
内营养、生长激素对其影响"、"全身感染与多器官功能障碍综合征的临
床与基础研究"、"原发性骨质疏松症的临床和实验研究"获 2002 年度
国家科技进步奖二等奖。"特发性脊柱侧凸的系列研究及临床应用"获
2005 年度国家科技进步奖二等奖。"子宫内膜异位症的基础与临床研究"
获 2006 年度国家科技进步奖二等奖。"帕金森病和痴呆流行病学及干预、
控制研究"、"胰腺癌综合诊治方案的基础研究与临床应用"获 2008 年
度国家科技进步奖二等奖。"胰岛素瘤诊治体系的建立与临床应用"获
2016 年度国家科技进步奖二等奖。"女性盆底功能障碍性疾病治疗体系
的建立和推广"获 2019 年度国家科技进步奖二等奖。

励精图治发展新兴学科

改革开放为协和提供了前所未有的发展机遇,协和迎来了学科的大
发展大繁荣。20 世纪 80 年代起,面对世界以信息化为标志的科学技术
迅猛发展、人类疾病谱变化以及医学模式转变,协和急起直追,紧紧把
握临床医学多学科交叉融合、相互渗透的发展趋势,一方面继续保留和
强化内科、外科、妇产科三大学系以形成合力,综合协调医、教、研全
面发展,围绕"全国疑难重症诊治指导中心"定位,在擅长的传统学科
领域继续攻坚克难;另一方面借鉴世界先进学科发展经验,有计划、有
重点地引进和发展新兴和前沿学科。90 年代,部分专业组根据需要深
化发展,从二级学科脱离出来独立成科,在协和这片科学的沃土里,亚
专科或细分专业领域走上了繁荣发展的道路。

早在 20 世纪 60 年代我国风湿病学还属空白时，张乃峥就被张孝骞主任派往苏联学习风湿病学，回国后开设了我国第一个风湿病专科门诊，在国内首先建立了诊断类风湿关节炎的重要手段之一——类风湿因子的测定。改革开放初期，张乃峥立即抓住大好机遇，于 1980 年在国内率先创建风湿免疫学专科，成立专科病房和门诊，建立风湿病学研究实验室，并担任首任风湿免疫科主任。1985 年，他牵头创建了中华医学会风湿病学分会。在他的带领下，北京协和医院风湿免疫科逐步发展成为我国临床免疫及风湿病学专业高级人才的重要培训基地，不仅引领了此后 30 多年中国风湿病学的长足发展，而且成为中国风湿病学领域的"黄埔军校"而桃李满天下。直至今天，中国风湿病学科依旧沿着张乃峥教授设计的学科框架发展前行。

重症医学在中国也起步于改革开放的年代。时任北京协和医院外科主任的曾宪九教授早在 20 世纪 50 年代初就有意愿创建一所休克病房，但受当时的历史条件限制未能实现。1979 年，他委派陈德昌到法国学习了两年现代重症医学知识。1982 年时机成熟，曾宪九果断决定创建外科 ICU。1984 年，协和建立了中国第一家规范化的综合性 ICU，曾宪九主任亲自为新成立的临床专科命名为"加强医疗科"，陈德昌担任首任科主任。作为中国重症医学的奠基者和开拓者，协和不仅将重症医学理念较早地、系统地介绍到了中国，还在此后的 30 多年间，一直引领着这个新兴学科的发展。

多年后，陈德昌在回忆曾宪九教授时这样写道：

改革开放，拨乱反正。受批判的学术思想、被压抑的构思、才华与潜能，从这位学科带头人的头脑中释放了出来。1978 年主任亲自领衔，在原有基础上，重新组建由多学科参加的研究组，主攻胰腺疾病的课题。蒋朱明继续主持外科营养代谢的研究工作；汪忠镐和管珩被派往美国，进修血管外科，以组建血管外科专业组；

盛宏淼被派往德国攻读外科感染，以筹建外科感染实验室；我被派往法国，进修危重病医学专业，回院后建立ICU……基本外科发展蓝图，初见端倪。

2002年，危重病医学和营养代谢两项课题，均获国家科技进步奖二等奖。改革开放政策的实施，曾主任的真知灼见和深谋远虑，外科团队的齐心协力，终于迎来明朗的春天。

1983年，北京协和医院成立中国第一个完全独立建制的急诊科，邵孝鉽被任命为首任科主任，他也成为我国急诊医学的创始人之一。当时，邵孝鉽受《中华内科杂志》邀请撰写一篇介绍"emergency medicine"的论文，他译成了"急救医学"。张孝骞审稿时改成了"急诊医学"，并解释说："如同手术是外科的重要诊治手段一样，'急救'也只是急诊医学的一种手段。急诊医学包括的范围更广。"急诊医学这个名称就此延续了下来。1986年，邵孝鉽牵头成立中华医学会急诊医学分会并任第一、二届主任委员。

1981年，世界卫生组织在中国寻求合作伙伴，最终选择在协和建立首家国际疾病分类合作中心，协和从此肩负起在中国推广国际疾病分类工作的重任。1984年，麻醉科从外科中独立。1985年，放射治疗科从放射科中独立。1986年，超声诊断科从理疗科中独立，现更名为超声医学科。1993年，外科中的基本外科、骨科、泌尿外科、神经外科、心胸外科各专科独立；内科的风湿免疫科、呼吸内科（现更名为呼吸与危重症医学科）、血液内科、消化内科、感染内科、肾内科、心内科也各自独立成科。1994年，心外科和胸外科独立。1995年，临床药理研究中心成立。2002年，血管外科从外科中独立。同年，肿瘤化疗科成立，现更名为肿瘤内科。2003年，整形美容外科成立。2004年，普通内科成立，现更名为全科医学科（普通内科）。2005年，内科ICU成立。2006年，心理医学科成立。同年，肝脏外科、乳腺外科、肠外肠内营养科从外科中独立。2007年，老年示范病房建立，现更名为老年医学科。2018年，妇产科成立普通妇科、妇科肿瘤、产科、妇科内分泌与生殖四大中心。同年，健康医学系成立，包含临床营养科、保健医疗部、国际医疗部、健康医学部、物理医学康复科（现更名为康复医学科）五大科室和平台，构建特色健康管理模式，为患者提供全方位健康保障，助力健康中国建设。

学科的发展需要依托全国性的学术组织，学科理论体系的发展需要依托专业的学术期刊。协和人不仅积极发展传统学科、创建新兴前沿学科，也通过创建全国性学会、创办专业期刊，以及在学会和期刊任职，积极推动其所属学科领域在全国的建设和发展。有近百位协和人曾担任中华医学会专科分会的主任委员，五十余位协和人曾担任中华系列杂志总编辑。

为进一步加强学科建设，保持领跑优势，医院以学科评估为抓手，以教育部重点学科、卫生部国家临床重点专科申报为契机，探索建立现代医学学科建设机制和评价体系，形成协和特色的各专科均衡发展、优势突出、综合实力强大、潜力深厚的发展模式。

为了给学科发展"把脉"，医院分别在2004年和2008年开展过两次全国范围的学科评估。医院首先组织科内自评，由科内人员对医、教、研、管工作进行全面总结；再邀请中华医学会各专科分会常委以上的权威专家，对医院全部临床及医技学科进行同行评估，评估意见对确定学科发展方向和提高整体实力发挥了重要作用。协和自身较早开展了全国性的学科评估，其很多评选标准与复旦医院排行榜不谋而合，这也为协和持续领跑中国医院排行榜榜单奠定了基础。

2011年1月，上海复旦大学管理研究所发布"2009年度中国最佳医院排行榜"，此后每年11月公布上一年度的排行榜，至今北京协和医院已连续11年蝉联全国榜首。在首次发布的榜单，专科声誉排行榜覆盖的27个专科中，妇产科、内分泌科、风湿病、病理科、普通外科

北京协和医院历届中华医学会专科分会主任委员名录

专科分会名称	届次/任期	姓名
内科学分会	第一届(1937-1950)	戚寿南
	第二届(1950-1952)	钟惠澜
	第三届(1952-1956)	朱宪彝
	第四届(1956-1980)	钟惠澜
	第五届(1980-1986)	邓家栋
	第六届(1986-1990)	方圻
	第八届(1995-2000)	罗慰慈
	第十一届(2008-2011)	沈悌
皮肤性病学分会（曾名:皮肤性病科学会/皮肤花柳科学会）	第一届(1937-1952)	陈鸿康
	第二-四届(1952-1982)	胡传揆
	第五届(1982-1986)	李洪迥
儿科学分会	第一届(1937-1947)	祝慎之
	第三-七届(1950-1981)	诸福棠
	第九届(1985-1989)	周华康
心血管病学分会	第五届(1998-2002)	吴宁
呼吸病学分会	第二-三届(1987-1995)	罗慰慈
消化病学分会	第五届(1995-1999)	潘国宗
血液学分会	第五届(1996-2000)	张之南
感染病学分会	第五届(1995-1999)	王爱霞
	第十二届(2020-)	李太生
内分泌学分会	第四-五届(1993-2001)	史轶蘩
	第七届(2006-2010)	曾正陪
风湿病学分会	第一~二届(1985-1992)	张乃峥
	第三-四届(1992-2000)	董怡
	第五届(2000-2004)	唐福林
	第六-七届(2004-2010)	张奉春
	第九-十届(2013-2020)	曾小峰
	第十一届(2020-)	赵岩
临床流行病学和循证医学分会	第八届(2018-2021)	刘晓清
热带病与寄生虫学分会	第五届(2010-2013)	李太生

专科分会名称	届次/任期	姓名
外科学分会	第一届(1937)	牛惠生
	第二届(1947-1950)	黄家驷
	第三届(1950-1952)	吴英恺
	第五届(1956-1978)	孟继懋
	第六届(1978-1983)	黄家驷
	第七届(1983-1985)	曾宪九
	第九届(1993-1997)	朱预
	第十五-十八届(2005-)	赵玉沛
放射学分会	第一届(1937-1947)	谢志光
	第二-五届(1951-1985)	汪绍训
	第十五届(2017-2020)	金征宇
眼科学分会	第一届(1937-1947)	周诚浒
	第三-五届(1951-1965)	毕华德
	重组后第七-八届(2000-2007)	赵家良
麻醉学分会	第六-七届(1997-2003)	罗爱伦
骨科学分会	第十三届(2018-2021)	邱贵兴
整形外科学分会	第四届(2001-2005)	戚可名
	第九届(2019-2021)	王晓军(继任)
骨质疏松和骨矿盐疾病分会	第二-三届(2005-2012)	徐苓
	第五届(2015-2018)	夏维波
	第六届(2018-)	李梅(继任)
肠外肠内营养学分会	第一届(2004-2008)	蒋朱明
	第四届(2014-2018)	于健春
重症医学分会		刘大为
急诊医学分会	第一-二届(1987-1994)	邵孝鉷
	第八届(2013-2016)	于学忠
变态反应学分会	第三-四届(2009-2015)	尹佳
	第六届(2018-2021)	王良录

专科分会名称	届次/任期	姓名
妇产科学分会	第一届(1937-1947)	马士敦
	第二届(1947-1950)	胡惠德
	第三届(1950-1984)	林巧稚
	第五届(1987-1991)	宋鸿钊
	第七-十一届(2004-2018)	郎景和
	第十二届(2018-)	沈铿(继任)
	第十二届(2018-)	朱兰(继任)
耳鼻咽喉-头颈外科学分会（曾名:耳鼻咽喉科学会/耳鼻咽喉科学会）	第一届(1937-1950)	邓乐普
	重组后第一-三届(1952-1986)	张庆松
	第五-六届(1991-2001)	王直中
	第十一届(2015-2018)	高志强
神经精神科学分会	第一届(1951-1963)	许英魁
神经病学分会	第四届(2007-2010)	崔丽英
	第七届(2016-2019)	崔丽英
病理学分会	第一-二届(1954-1978)	胡正详
	第八-九届(2004-2010)	陈杰
	第十三届(2019-)	梁智勇
物理医学与康复学分会	第一届(1984-1989)	邹贤华
	第七-八届(2005-2011)	华桂茹
核医学分会	第一届(1980-1984)	王世真
	第二届(1984-1989)	周前
	第三届(1995-1999)	张耀熙
	第五届(2003-2010)	李方
超声医学分会	第九届(2016-2020)	姜玉新
影像技术分会	第八届(2017-2021)	付海鸿
糖尿病学分会	第一-二届(1991-1994)	池芝盛
全科医学分会	第二届(1997-2001)	戴玉华
妇科肿瘤学分会	第三届(2012-2015)	沈铿
计划生育学分会	第三届(1995-2000)	乌毓明
	第五届(2004-2009)	范光升
	第十届(2021-)	刘欣燕

北京协和医院历届中华系列杂志总编辑名录

杂志名称	总编辑	杂志名称	总编辑	杂志名称	总编辑
中华医学杂志英文版	林宗扬、侯祥川、刘瑞恒、钟惠澜、黄家驷	中华外科杂志	吴英恺、曾宪九、朱预、赵玉沛	中华妇产科杂志	林巧稚、宋鸿钊、郎景和
中华医学杂志	李涛、钟惠澜	中华眼科杂志	朝钟、赵家良	中华儿科杂志	周华康
中华内科杂志	谭壮、张孝骞、朱贵卿、刘大为	中华耳鼻咽喉头颈外科杂志（原名:中华耳鼻咽喉科杂志）	刘瑞华(创刊)、张庆松、王直中、高志强	中华放射学杂志	汪绍训、金征宇
中华结核和呼吸杂志	罗慰慈、朱元珏	中华神经精神科杂志	许英魁(创刊)	中华病理学杂志	胡正详(创刊)、陈杰
中华全科医师杂志	戴玉华	中华神经科杂志	郭玉璞、崔丽英	中华核医学与分子影像杂志	王世真(创刊)、周前
中华心血管杂志	吴英恺(创刊)、方圻	中华骨科杂志	邱贵兴	中华超声影像学杂志	张耀熙、姜玉新
中华内分泌代谢杂志	史轶蘩	中华麻醉学杂志	谢荣、罗爱伦	中华医学超声杂志(电子版)	姜玉新
中华风湿病学杂志	董怡(创刊)	胰腺病学杂志(英文)	赵玉沛	中华危重病急救医学	刘大为
中华临床营养杂志	蒋朱明、赵维纲	中华整形外科杂志	戚可名	中华医院管理杂志	谭壮(创刊)
中华骨质疏松和骨矿盐疾病杂志	孟迅吾	中华关节外科杂志(电子版)	邱贵兴	中华临床免疫和变态反应杂志	张宏誉(创刊)、张春春、尹佳

北京协和医院国家级重点专科/学科

项目	重点专科/学科名单	数量
国家临床重点专科	骨科、妇科、重症医学科、产科、病理科、专科护理专业、麻醉科、检验科、消化内科、内分泌科、中医科、耳鼻喉科、血液内科、心血管内科、基本外科、神经科、急诊科、呼吸内科、肾内科、眼科、泌尿外科、风湿免疫科、变态反应科、感染科、整形外科、临床药学、医学影像科、神经外科、肿瘤科	29
国家重点学科	内科学（含心内科、消化科、呼吸科、风湿免疫科、肾内科、内分泌科、血液科、感染内科、普内科、肿瘤科）、病理学与病理生理学、麻醉学、骨外科学、妇产科学、影像医学与核医学（含放射学、超声医学、核医学）、药学、皮肤病与性病学、外科学（心胸外科）	20

5 个专科名列榜首；消化病、放射科、麻醉科、神经内科 4 个专科位居第二；4 个专科位列第 3—5 名。在最新的 2019 年度榜单中，专科综合排行榜覆盖专科数已增至 40 个，协和医院共有 28 个专科位列前 10 名，其中 7 个专科名列榜首，分别为风湿病、核医学、妇产科、放射科、变态反应、普通外科、急诊医学；7 个专科位居第 2 名，分别为消化病、内分泌、神经内科、超声医学、检验医学、麻醉科、重症医学；14 个专科名列第 3—10 名。其中，风湿病、普通外科、妇产科 3 个专科连续 11 年蝉联专科排行榜榜首，核医学、变态反应、急诊医学 3 个专科自学科纳入排行榜以来一直名列榜首。

协和在全国具有领跑优势的专科有基本外科、妇产科、内分泌科、放射科等自建院初即走在全国前列的传统优势学科，有风湿免疫科、核医学科、变态反应科、急诊科、重症医学科等在全国首先发展起来的新兴学科，也有像神经科这样通过人才培养和梯队建设，排名甚至能够超过规模较大的专科医院的学科。

学科建设是医院的核心竞争力与永恒主题。协和虽然持续领跑排行榜，但对学科建设不断提出更高的目标和要求。每次中国医院排行榜发布后，医院都会第一时间对榜单进行分析，也会邀请医院管理专家来院，通过"第三只眼看协和"，梳理学科发展中存在的问题，提出推进学科建设的建议。

医院始终围绕"全国疑难重症诊治指导中心"的定位，坚持"医疗是主体、教学和科研是双翼"的理念，向着将协和建成"中国特色、世界一流医院"的目标迈进。

协和教育制度的跃升

改革开放后，为了缓解各学科人才青黄不接的问题，医院党委为尽快弥补人才断档的情况，在精英人才培育方面做了大量卓有成效的工作。

1977 年我国恢复高考制度和研究生培养制度。因"文化大革命"中断 12 年之久的协和研究生招生工作在时任校长黄家驷和副校长章央芬等的力促下恢复。在协和医科大学尚未复校的情况下，医院以"首都医院医科大学"和医科院联合的名义，于 1978 年 2 月开始恢复招收研究生。第一批 120 名研究生的入院，缓解了各学科人才青黄不接的问题。1979 年，中央批示恢复中国首都医科大学，协和医本科生教育正式恢复。

接下来学位授予制度逐步恢复，硕士生、博士生教育先后开展起来。1981 年 11 月，经国务院学位委员会批准，医院首批有权授予博士学位的学科 6 个（内科学、外科学、妇产科学、眼科学、神经病学、核医学）、专业 12 个；首批有权授予硕士学位的学科 11 个、专业 19 个。1984 年，医院决定将成立于 1961 年的教育科研科分开，成立教育处和科研处，纪宝华同志任教育处首任处长。医院的教学管理工作进一步加强。

时任副院长艾钢阳、黄永昌，教育处处长蒋王元招录各大医学院校的优秀学生来到协和实习。如神经科崔丽英、感染内科李太生、妇产科冷金花、内分泌科潘慧、肾内科陈丽萌等，经历了协和层层严苛的考验最终留院，如今都已成为各个领域的骨干栋梁。

到了 20 世纪 90 年代，住院医师规范化培训制度得到进一步完善，协和也尽可能为住院医师提供更完备的学习条件。住院医师丝毫不能松懈，他们如饥似渴地汲取不同专科的知识。陈丽萌 1993 年从华西到协和实习后留院，谈及做住院医师的经历，她深感骄傲："每个小大夫都有心仪的榜样：朱预老师果敢清晰的临床思路和开阔的手术视野，郎景和老师内外兼修的儒雅风范，我们内科领衔的自然是方圻老师的谦谦君子温润如玉……"

2004 年，导师制在院领导班子的力推下得到恢复。12 月 22 日，协和召开了第一批 136 位本科生导师的培训会。院领导、老教授、本科生导师、教学管理人员、学生代表汇聚一堂。时任医院党委书记鲁重美教授在题为《对恢复医大本科生导师制的思考》的报告中，将导师的工作概括为指导学生"做人、行医、治学、为师"。赋予新的导师制更丰富的内涵，对导师提出更高的要求。热心教育的内科学系陈元方教授阐释了她对协和导师制内涵的理解，在她看来，协和导师制不能仅仅满足于形式上的恢复和重建，而要更加着重于内涵，要建立一个有协和特色和协和水平的导师制，而不是任何学校都能轻易做到的形式上的导师制。

2000年以后，住院医师制度面临临床医学高度专科化对培养全面思维人才的挑战。基于协和的住院医师培养效果，北京市卫生局启动了全市统一的住院医师培训体系。2007年，北京协和医院参加了北京市卫生局建立的北京市住院医生培训体系，并成立了各个专科的住院医生培训基地。2009年，《中共中央国务院关于深化医药卫生体制改革的意见》中明确提出"建立住院医师规范化培训制度"，协和的经验上升为国家制度。

2015年，"中国住院医师培训精英教学医院联盟"举行了揭牌仪式。

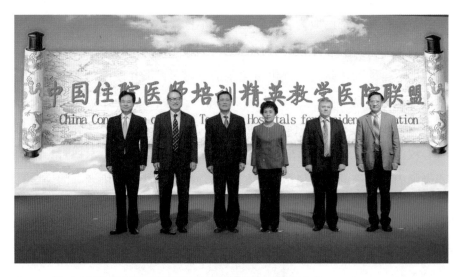

■ 2015年"中国住院医师培训精英教学医院联盟"揭牌仪式

联盟成员医院将共同分享国际和国内优质的教育教学资源，探讨国际标准住院医师规范化培训模式，交流经验，并将建立符合国情的中国住院医师规范化培训及质量认证体系。2018年，联盟发布我国首个"住院医师核心胜任力框架共识"。

从青年医师到优秀的医学专家，需要经历漫长的实践打磨。正如有识者所言，对年轻医生实施严格培养，见证了协和人为了一项精益求精的制度沥尽心血的改革，而这与其说是一种制度，不如说是一种需要恒久坚守的信念。在2016年，北京协和医院启动临床医学博士后培养项目，该项目被视为加强版住院医师规范化培训，进一步在恢复老协和"小而精"教学模式上领航迈进。

"九万里风鹏正举"。协和逐渐成为住院医师培养、研究生教育、国家级继续教育项目和专科医师进修等诸多培训项目的重要基地，为国家、为社会、为人民培养出更多高质量的医学人才。协和的青年人接过医疗卫生事业发展的接力棒，正在开创他们的时代。

蔚然壮阔的协和医学城

建设协和医学城是协和医院历届领导班子为之付出巨大心血的战略构想。

20世纪80年代初，协和医院（当时名为"首都医院"）遵照中央"要重点解决首都医院的问题，步子要放快一些"的指示，勾勒出了协和医学城的大致轮廓：在不破坏协和医院现有建筑群的原则下，向东延伸，作为医院发展区，东至东单北大街，南至东单三条，西至帅府园，北至东帅府胡同，扩建医疗楼、外宾医疗楼、科研楼、中心供应楼、生活用房等。

在朱预院长、王荣金书记的带领下，医院克服重重阻力推进了新业务楼的搬拆迁任务，1987年12月新业务楼奠基。陆召麟院长上任后，与蒋王元副院长共同接力推进工程建设。新业务楼于1994年9月竣工，

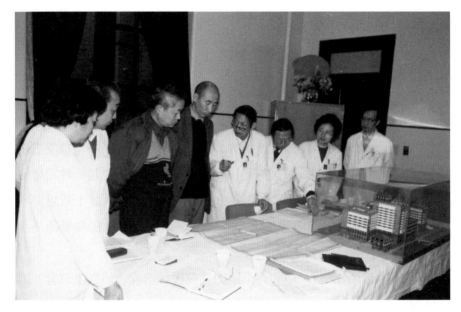

■ 内科楼建设规划讨论会
左起：黄人健、王荣金、钱昌年、巴德年、蒋王元、陆召麟、宗淑杰、江国柱

1996 年 9 月正式启用，建筑面积 63733 平方米。李鹏总理先后两次来院，亲自为大楼奠基和启用剪彩。新业务楼现更名为内科楼。

教学楼 1998 年 10 月开工，2001 年 4 月竣工并正式使用，建筑面积 18393 平方米。

2002 年 3 月 25 日，北京协和医院与邮电总医院新业务楼合并重组。邮电总医院作为协和西院区，包括建成于 1976 年的南楼和 1993 年的中楼、1995 年改扩的门诊楼和建成于 2002 年的北楼，建筑面积共 60186 平方米。

2002 年，著名整形外科专家戚可名教授走马上任北京协和医院院长。这位从来不在办公室"老老实实"待着的院长，每天都用脚步丈量协和的每一寸土地，思忖着协和的大跨步发展路径。"协和未来的发展不能局囿于原有的狭小空间，必须突破空间瓶颈，积极向外拓展。"不久，一个富有远见的设想喷薄而出，这就是今日"协和医学城"的由来。

协和医院规划和建设全过程，倾注了从中央到各部委、北京市委市

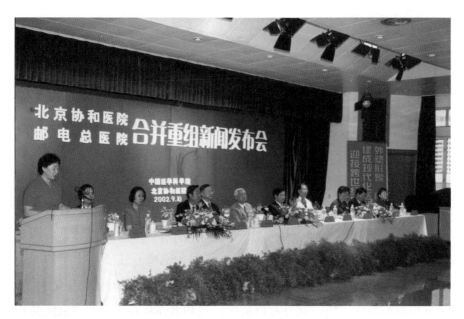

■ 2002 年北京协和医院与邮电总医院合并重组新闻发布会
左起：闫虹、宿玉成、于晓初、李学旺、邓开叔、朱预、刘德培、戚可名、鲁重美、方文钧、杨玉雯

政府、区委区政府等各级领导的关心和支持。戚可名院长战略统领，分管医疗的副院长赵玉沛全面主抓，时任行政处处长柴建军具体落实，带领临时成立的"规划办"夜以继日，拿出了一份规划方案。

医院门急诊楼及外科楼扩建工程于 2005 年 3 月获批准立项。为了加强拆迁的领导工作，医院专门成立了"米市"拆迁领导小组，组长由刘谦院长、鲁重美书记担任，副组长由于晓初副院长、方文钧副书记、高文华副院长担任，下设"米市"拆迁工作协调小组和办公室。在领导小组的带领下，拆迁工作取得了阶段性进展。

2007 年底，赵玉沛院长上任后的第一件事就是提出"举全院之力，想尽一切办法推进拆迁工作"。由柴建军副院长负责主抓，按照院领导班子的指示，"别的事全放下，只干好这一件事"。医院抽调精兵强将临时组成拆迁办公室，王海、盖小荣、陈志军、赵琳先后担任负责人，夜以继日、加班加点，会同东城区领导和有关部门，克服重重困难，全力推进拆迁工作。

按照医院党委的要求，各党总支联合工会等部门一起，为拆迁做了大量深入细致的思想工作，沟通解释。无数协和人和协和之外的老百姓深明大义，甘于奉献，默默付出。我国著名神经病理专家、神经科老主任郭玉璞教授在协和工作了60多年，他家所在的协和医院职工宿舍——米市大街宿舍，就是现在新门诊楼的旧址。2008年初，郭玉璞教授正在美国看望孩子，接到他的学生打来的电话，米市宿舍要拆迁了。为了不耽误院里的拆迁工作，郭玉璞立刻从美国飞回北京，回京的当晚就开始打包收拾。不到一周的时间，他离开住了几十年的职工宿舍，搬到了大女儿家。"当时房价已经很贵了，银行看我们年纪大了，又不给我们贷款，所以就没有再买房。我和老伴住在大女儿左家庄的房子，每天坐104快车不到1小时就能直接到协和西门，还是很方便的。住哪里无所谓，只要能上班就行！"郭玉璞教授说。每天在院里行走，看着北区大楼一点点建高，郭玉璞教授心里满是欣慰，"医院难得建房子，能让老百姓的就医环境得到这么大的改善，我个人做点小小的牺牲是应该的。"

病理科王德田老师是煤渣胡同的老住户，1985年起就住在那里。2008年拆迁的时候，有的街坊邻居劝王德田不要搬，多要点搬迁补偿费。但王德田说："我是协和职工，不能这么做。我得带个好头。我一搬走，后边的工作就好做了。"他的决定也得到了全家人的大力支持。2008年1月，王德田家第一个从住了23年的煤渣胡同里搬了出来。王德田说："作为一名党员，一名协和老员工，对医院做这点贡献是应该的。希望建起的新大楼能为更多老百姓带来实实在在的好处。"看着新大楼一天天盖起来，每天都有新变化，王德田打心底感到高兴。经过北区的时候，他还是会经常想起老房子，有时候会站在大楼前激动地跟同事们说："你看，原来那个地方就是我的家。"非常巧合的是，在新门诊楼 8 层病理科的正下方，就是王德田旧房子的位置所在。

正因为有一大批像郭玉璞、王德田这样以医院大局为重、不顾个人得失的协和员工带头，医院的拆迁工作才得以顺利进行。在协和建设发展这个最大的大局面前，协和人舍小家为大家，用自己的实际行动力挺协和的未来。

2008 年 10 月 16 日，建院 87 年的北京协和医院迎来了其发展史上具有里程碑意义的一刻。国家重点工程项目——建筑面积为 22 万余平方米的北京协和医院门急诊楼及手术科室楼改扩建工程奠基典礼隆重举行。

时任国务院副总理吴仪同志在为奠基典礼发来的贺信中指出，北京协和医院门急诊楼及手术科室楼改扩建工程建成后，将使医院的医疗服务能力得到明显提高，相信届时协和会以更精湛的医术、更优质的服务回馈社会。

赵玉沛院长动情地讲道："10 个月前，我们脚下的这片土地上还是楼房耸立、平房密集的近 500 家住户和 23 家单位。今天，当我们在这里举行协和世纪工程奠基典礼，我们难以忘记这次涉及搬迁的住户和本院职工，尤其是离退休职工；难以忘记他们为了协和的长远发展舍小家顾大局、与全院同志并肩战斗、积极拆迁的感人情景；难以忘记国务院三次在中南海召开关于协和医院拆迁工作协调会，市政府、区政府召开的协调会次数更是难以统计。大家为协和作出的贡献实在是数不胜数，但每一点每一滴都将载入协和发展的辉煌史册！"

2012 年 9 月 28 日，医院举办新门诊楼启用仪式，10 月 4 日，门诊楼正式启用，2013 年 1 月 9 日和 5 月 2 日，急诊楼、外科楼陆续投入使用。门急诊楼及外科楼总建筑面积为 225065 平方米。

为顺利完成中央美院办公楼、职工宿舍、美术馆和帅府园交通队建筑移交协和医院的工作，在方文钧副书记的带领下，医院自 2002 年起先后召开了 24 次协调会，2003 年 7 月，房屋建筑移交工作完成。2011

年 9 月 16 日，协和学术会堂正式启用，建筑面积为 11580 平方米。

帅府项目 2003 年 6 月获批准，2005 年 12 月 28 日举行奠基典礼，2008 年 6 月 26 日举行了主体工程封顶仪式，2010 年 12 月正式启用。

转化医学综合楼工程项目在 2016 年 7 月经国家发展改革委批准立项，2017 年 6 月 8 日破土动工，2021 年 9 月 5 日正式启用，作为转化医学国家重大科技基础设施（北京协和）项目的重要载体，将在转化医学研究和医学创新事业中发挥重要作用。

从协和医学堂及原豫王府的全部房产到 1921 年的协和建筑群，从 1978 年门诊楼、1996 年内科楼、2001 年教学楼、2012 年新门急诊楼及外科楼、2021 年转化医学综合楼相继建成投入使用，蔚然壮阔的"协和医学城"使病人就诊环境和医护人员工作条件得到极大改善。西单院区、帅府院区、大兴院区相继启用，形成了协和今天的多院区格局。

协和院史馆展厅里，为建设"协和医学城"积极搬迁离开米市大街的协和医院职工名单赫然在列，这是协和人致以他们的崇高敬意。

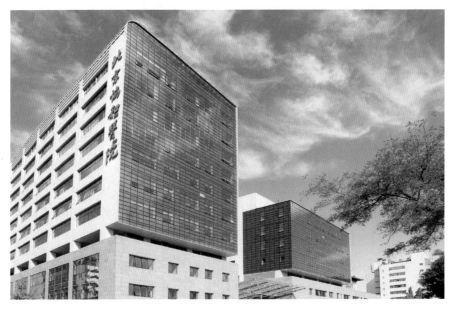

■ 东单院区门诊楼实景图

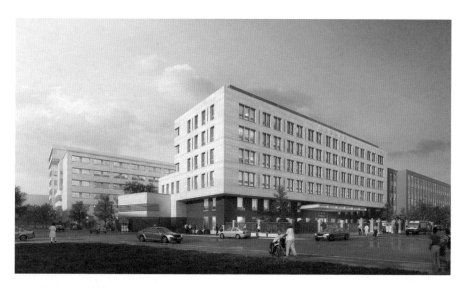

■ 西单院区门诊楼效果图

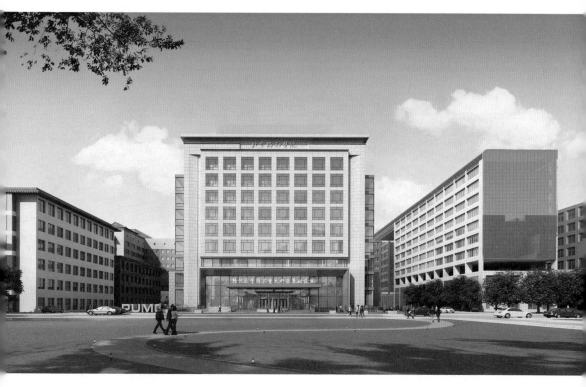

■ 转化医学综合楼效果图

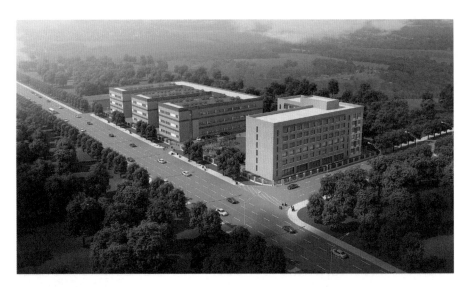

■ 大兴院区效果图

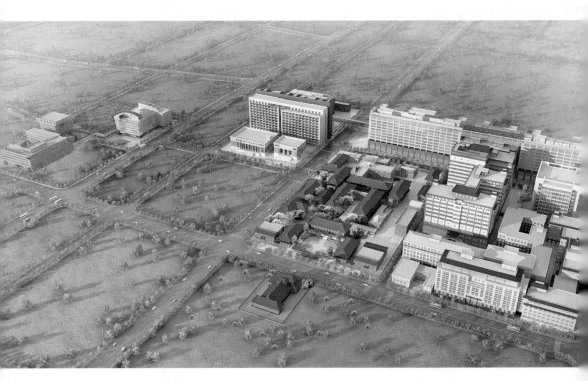

■ 协和医学城效果图

附：北京协和医院北区拆迁的住户员工名单

（按姓氏汉语拼音排序）

安玉洁	薛友华	陈阿林	陈端霞
陈文治	陈有信	池芝盛	崔丽英
戴 晴	邓成艳	董方田	杜 斌
杜德顺	杜仲芳	樊庆泊	冯玲赏
干春兰	高凤莉	高 洁	高慕良
高玉华	龚志毅	关炳江	郭惠琴
郭慧洁	郭向阳	郭异珍	郭玉璞
何方方	何 轮	何小东	黄佩兰
黄庆玲	黄席珍	籍孝诚	金永芳
康献平	冷金花	李邦琦	李彩娟
李单青	李 方	李汉忠	李建初
李兰嵘	李太生	李晓光	李学旺
连利娟	连 伟	连小兰	梁晓春
梁玉琼	廖 泉	林淑荣	林松柏
刘翠英	刘福成	刘桂芝	刘 红
刘良玉	刘 巍	刘文淑	刘晓红
刘 勇	刘振东	刘子文	卢 欣
芦芳林	罗顺云	马德钧	马恩陵
马文斌	孟昭银	苗 齐	倪安平
牛进凯	潘淑丽	潘蔚如	彭佑恩
齐贺斌	钱美伦	乔秉善	秦明伟
任小波	桑新亭	沙力进	史宏晖
宋忠良	宋宗禄	隋任滨	孙崇绪
孙大为	孙金池	孙念怙	孙 琦
谭铭勋	唐奎福	唐敏一	陶寿熙
万伟琳	王博诚	王德田	王凤英
王 姮	王建明	王金莊	王菊芬
王勉镜	王 彭	王庆民	王书杰
王天聪	王香玲	王元萼	王造文
王振捷	魏 镜	翁习生	吴 鸣
吴全有	吴玉珍	吴梓涛	武贵茹
肖 河	肖起旺	肖新华	肖 毅

邢万年　　　徐慧媛　　　徐蕴华　　　徐作军
杨佳欣　　　杨　义　　　姚富英　　　姚锦芳
于华莆　　　于晓初　　　于学忠　　　于　阳
余　卫　　　郁　琦　　　曾小峰　　　张承芬
张德永　　　张福泉　　　张连山　　　张锐强
张抒扬　　　张太平　　　张文英　　　张秀华
张有春　　　仉建国　　　赵朝振　　　赵　晶
赵维纲　　　赵玉祥　　　郑朝纪　　　郑和义
郑　霖　　　周国柱　　　朱　峰　　　朱丽明

十　重大关头的协和担当

习近平总书记曾指出："中华民族历史上经历过很多磨难，但从来没有被压垮过，而是愈挫愈勇，不断在磨难中成长、从磨难中奋起。"

多年来，每当有重大突发事件发生，协和人始终与党中央保持高度一致，在重大活动的医疗保障、突发公共卫生事件与灾害救援、老少边穷地区对口医疗支援等各项工作中，勇担国家医疗队主力军重任。无论是 2003 年抗击 SARS，还是 2008 年抗震救灾；无论是服务奥运，还是迎战甲流，在人民群众最需要的时候，协和人总是不畏艰险、迎难而上，用精湛的医术、高尚的医德和辛勤的汗水，践行着守护人民健康的庄严使命。

领跑在抗击 SARS 的竞技场上

2003 年的春天，突如其来的 SARS 疫情考验了中国，考验了北京，也考验了医务界的每一个成员。以综合实力强大著称的北京协和医院被推到了抗击 SARS 的最前沿。协和人交出了一份光荣的答卷。

一场疫情四个战场

2003 年 4 月，北京市首例外籍 SARS 病人死亡。这一消息加剧了世界舆论对中国 SARS 疫情的关注：中国的医务界是否有足够的能力和水平对付凶猛的 SARS 病毒？就是从那时起，协和医院开始全面接管外籍患者的救治任务。

从 3 月 17 日收治首例 SARS 患者以来，一场"生命保卫战"在东院、西院、整形外科医院、中日友好医院四个专门开辟的"战场"分别展开。

医科院 SARS 防治中心协和病区共收治确诊 SARS 患者 98 人。在不到一个月的时间里，病区康复出院患者近半数，其余的大部分也已度过危险期，正在恢复当中。

当被指定为 SARS 专门医院的中日友好医院 SARS 重症病房告急时，协和又一次临危受命，被要求担当起其中 20 张 ICU 病床的危重病人抢救工作。病情就是命令，协和医院精心选调出的近百人的专家骨干队伍一夜之间完成集结，开赴战场。

非常时期群英毕现

协和人的身影又何止在自己负责的四个战区。自从 SARS 疫情在中国发生蔓延以来，被社会和业界寄予厚望的协和人就从没停止过忙碌。

王爱霞，著名艾滋病专家、协和感染内科教授，是卫生部 SARS 防治中相当倚重的专家。从 3 月以来，这位 70 多岁的老太太就没有休息一天，各处重大会诊总能看见她的身影。

"将 SARS 的确诊标准适度放宽，将疑似病例尽早确诊，可能会对缩短病人观察期、早期治疗、早期康复甚至预后产生序列影响。"从 2002 年 12 月广州开始发现病例到 2003 年 4 月在北京暴发 SARS，结合协和医院接诊、确诊 100 多个病例的实践经验，王爱霞教授提出上述意见。

刘彤华，著名病理学专家、中国工程院院士，北京市 12 人 SARS 专家小组成员。这位病理科老主任连日来参加了由北京市政府、医科院等召集的多次会议，为领导决策提供了宝贵意见。她提醒同行，如果没有条件做尸检或病理分析，切不可鲁莽行事，一定要等有条件的同行来做。

刘大为，著名危重病医学专家，参与全市多次 SARS 危重患者的会诊抢救；杜斌，时任重症医学科副主任，被北京市调任全市调度指挥。他们都是北京市 SARS 治疗组专家成员，主要负责全市范围内重症病例的会诊及治疗指导工作。由于工作需要，常常在深夜被叫到医院参与具体的诊疗工作。

40 岁的李太生，艾滋病专家，卫生部、科技部联合攻关小组临床组组长。在这次 SARS 的科研竞技场上，他成了科研成果最多的一位。因为要担负每个疑似病人的"留与放"问题以及全院员工的感染防控工作，急诊科和感染内科的专家们更是承受着常人难以想象的精神压力。时任急诊科副主任王仲回忆道："一天晚上，作为卫生部 SARS 联合攻关小组专家之一的李太生教授，从医院一回来便敲开我的宿舍门，进门就说：'王仲，我们医院要是有人被感染了，就是我们的责任。'说着，他的眼泪就掉了下来。我从没见过李太生这个样子，便开导着自己多年的好友，可他坚持说：'我们现在被当作'专家'，就要对全院负责。不是需要尽力，是必须拼尽全力！'"

在协和医院的抗击 SARS 战场上，没有老人，只有战士。年龄最长的呼吸内科主任蔡柏蔷、感染内科主任邓国华，均长时间在一线病区工作。在紧张的作战之余，蔡柏蔷还写出了国内第一本 SARS 教科书。

"和数字相比，我们更需要经验"

数字是最有说服力的证据，但不是全部。作为全国医疗行业的排头兵，协和对自己的定位是：要在疫情防治工作的每一个进程和每一个转折点上，拿出经验性的东西供决策者参考、使经验推广。卫生部领导对此也作了明确的要求："协和应在提高治愈率、降低病死率、降低医护感染率方面积累、探索经验，为北京和全国作出表率。"北京的 SARS 疫情首先遭遇的是较低的确诊率。针对这一问题，协和执行的是一个独特的"协和医院 SARS 诊治标准"，它凝聚了协和众多专家的独到体会，

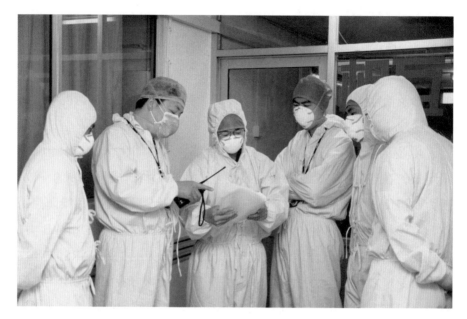

■ 协和医护人员在抗击 SARS 中讨论病情

比卫生部颁布的标准更加细致详尽。全院医护人员人手一张"SARS 接诊流程图",专家的意见通过多次授课灌输到每一位医护人员头脑中,从接诊到治疗、从隔离到防护,处处按"规范"办事。

在抓紧临床诊疗的同时,协和的医务人员对科研给予了前所未有的重视。考虑到 SARS 病毒对人体免疫力的短期内沉重打击,李太生和感染内科的同事们从医院首例确诊的病人起,迅速采集了 56 例确诊病人的血清作 T 细胞亚群检测分析,结果发现,98% 的病人呈现 T 细胞亚群在短期内显著降低。这一发现为世界首次报告,该研究成果最终促使协和专家们提出在 SARS 病人救治中使用免疫增强剂的思路。

协和坚持早期小剂量激素疗法,把病人病情进展阻挡在早期,并严格按照有关治疗原则来把握呼吸机的使用。协和医院在救治大量 SARS 患者时仅有 5 人使用了无创呼吸机,在 5 个死亡病例中有 4 例有基础病。协和传统的三级医师负责制为协和 SARS 病房的救治质量树起了严密的防线。尽管 SARS 有很强的传染性，但协和医院领导要求医务人员在治疗、护理上要始终坚持一切以增加病人的抵抗力为中心。所有的医护人员特别注意充分利用检查和治疗的时间与病人进行有效的沟通，想方设法调节他们的情绪。"早期小剂量激素治疗"，使经协和救治的病人全部避免了股骨头坏死。

协和战区的年轻人

在每一个协和 SARS 病区都有一位年轻的副教授统领工作。而活跃在工作第一线的，多是一张张年轻的面孔。令当时主管医疗工作的李学旺副院长甚感欣慰和自豪的是，关键时刻医院大胆起用的这批中青年骨干不仅医疗技术过硬，而且确确实实经受住了 SARS 疫情的历练，每一位年轻的协和人在 SARS 的严峻考验面前都有着出色的表现。

接到 3 天内要在中国医学科学院整形外科医院建立 SARS 病房的上级通知时，时任协和重症医学科护士长的孙红甚至来不及回家收拾东西。"整形外科医院的人员也是紧急撤离的，我们到的时候病房里一地狼藉。"从打扫卫生、设计流程开始，孙红和同事们无暇他想，立刻投入战役。

当晚，孙红和同事被安置在就近的一家已经停业的酒店隔离点休息，当她们和衣躺在没有被褥的床板上，对未来一片茫然，想到不知还能不能再见到家人的时候，禁不住失声痛哭。"这是我在 SARS 期间唯一一次落泪。"但她们明白，前方是翘首以盼、等待她们挽救的无数条生命，背后是鼎力相助、无条件支持的医院同事和家人，所有人都期待着她们来创造一个个生命的奇迹，所以，她们必须坚强！想到这些，她们又有了坚毅前行的力量。擦干眼泪的孙红迅速投入到整形外科医院 SARS 病房和中日友好医院重症 SARS 病房两大病区的筹建和救治工作中。

李太生的师弟刘正印，当年在进入 SARS 病房前告诉师兄李太生：

"我写了一封信在我办公室的抽屉里，还有我自己的存折，密码也在上面，万一有什么事，你拿了给我爱人。拜托了。"

当时既是护理部主任又是临时党支部副书记的吴欣娟深深感到，要打赢这场战役，关键在人。"这场战役投入人力最多的是护士，冲在最前面的也是护士，对 SARS 的恐惧、陌生的环境、防护服的不适，以及对临时组建的团队中来自不同科室、不同医院人员的不熟悉，都难免造成护士们心理上和身体上的巨大压力。在这危急时刻，如何团结所有护士、激发她们的内在动力，形成一个精诚协作、奋发向上、患难与共的战斗群体，对我是巨大的挑战。"每批护士上前线之前，吴欣娟都亲自做动员工作。每天晚上从病区返回驻地，她不是和护士长们一起商量工作，就是到护士们的房间谈心，了解她们的困难和思想问题，给她们支持和力量。每天看她们平平安安回到驻地，吴欣娟便感到无限欣慰。

年轻的金滢、李梦涛夫妇把 9 个月大的孩子送到上海姥姥家，夫妻双双上了抗击 SARS 第一线。郭勤护士长第一批走进 SARS 病房时，正是她儿子的 12 岁生日；第一批进入 SARS 病房不幸感染的周宝桐大夫

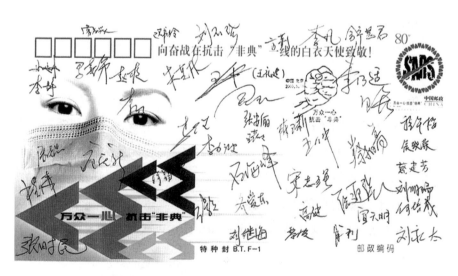

■ 奋战在 SARS 一线的医务人员签名

康复后最大的心愿就是重回一线；26岁的茅江峰在抗击SARS一线写下了"激情燃烧的五月"。"严谨、求精、勤奋、奉献"的协和精神渗透在每一位协和人的骨髓中。

每一位协和人，包括临时工、清洁工都比平时表现得更加无畏，"在协和，每一位临时工都以'我是协和人'来要求自己的，这就是传统的力量。"时任协和医院党委书记邓开叔说。

光辉的旗帜，坚强的堡垒

随着疫情的发展，北京协和医院成立了以院长戚可名为组长、党委书记邓开叔和副院长李学旺牵头的SARS领导小组。2003年5月中旬，邓开叔书记担任北京协和医院驻中日友好医院ICU病区总指挥，副院长于晓初主管后勤保障工作，统筹协调病区SARS防治工作及后勤安排，后由党委副书记方文钧主持工作。

在医护人员无私忘我地投入抗击SARS工作的同时，医院领导一刻没有忘记一线战士的身体健康和对家属的慰问。医院党委特开辟出一层病房，专门提供给已在SARS一线病房工作半个月后离开岗位的同志，作为休养观察的区域。为了让他们的生活不单调，专门为他们准备了电视、VCD机、电话、各种报纸，而且每日三餐配有水果，由专人送去。院领导还深入考察食堂，对一线人员的餐饮指标作了具体要求。

在党委领导下，医院两次为SARS重症患者组织多学科会诊，为改善患者病情提供有效方案。整形外科医院SARS医疗中心的最后一批5位病人顺利出院时，邓开叔书记参加了欢送会仪式。2003年6月8日，在中日友好医院ICU病区还有6名病人、其中2名为危重病人的情况下，邓开叔书记及其他院领导到医务人员驻地召开动员大会，鼓励协和人以更加团结和坚强的意志迎接最后的胜利。在大会上，邓开叔书记坚定地说："我们每一位党员在国家危难面前，要为国家分忧，要完成好党和人民交给我们的艰巨任务，不负众望，想尽一切办法救治患者的生命，

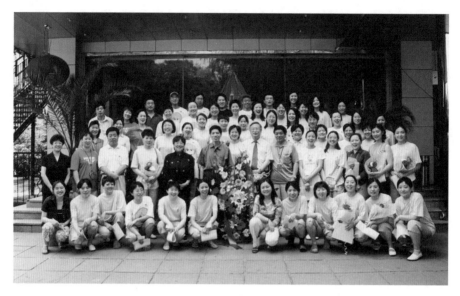

■ 邓开叔（二排右七）、方文钧（一排右六）看望抗击 SARS 前线医疗队员

减少患者的病死率，同时做好我们自身的防护。我们坚信，在党中央的正确领导下，我们一定会夺取抗击 SARS 工作的最后胜利。"

　　每天印发的《协和医院抗击 SARS 工作简报》就像 SARS 期间协和人的一本集体日记，记录着每个重症病人的病情变化，记录着抗击疫情的点滴进展。6 月 12 日的《医务简报》中记载着如下内容，标志着协和人在这场战役中的完胜。

　　　　协和在中日友好医院的 SARS 重症病区转出最后一例病人，我院院内感染专业人员指导该病区终末消毒。至此，协和中日友好医院 SARS 重症病区圆满完成任务，胜利凯旋。

　　从疫情突如其来至抗疫告捷的 3 个月内，协和 3350 名职工中，共有 2306 人奔赴抗击 SARS 一线，总共收治 SARS 患者 308 例。医院先后开设了 4 个 SARS 病区：东单院区急诊改建；西单院区北楼一整层紧

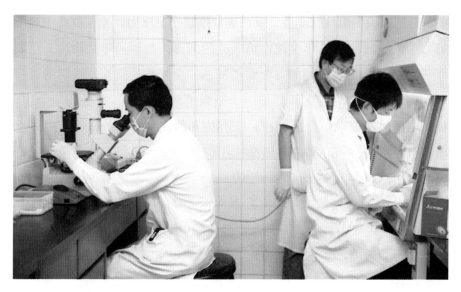

■ 提取 SARS 病毒株的专家在工作中

急改建成外宾 SARS 病房；整建制接管整形外科医院普通 SARS 病房；援建中日友好医院重症 SARS 病房。

中国用于 SARS 疫苗研制唯一合格的 SARS 病毒株由协和医院急诊科王仲、骨科刘勇、检验科倪安平亲手提取，并被命名为"PUMC"病毒株。协和医院为提高 SARS 确诊率和治愈率、降低病死率和医护感染率作出了突出贡献，因而荣获"全国卫生系统抗击 SARS 先进集体"等多项荣誉称号。

2003 年 7 月 9 日，在庆祝中国共产党成立 82 周年暨抗击 SARS 胜利庆功大会上，戚可名院长说道："在这场抗击 SARS 的斗争中，我院党、政、工、团和后勤支持队伍都发挥了重要作用，SARS 战线开在哪里，党支部就建在哪里。医院党委充分发挥思想动员、组织保障优势，带领广大党员干部迎难而上，科学救治成效显著，党委的引领作用再次凸显。"

尽管与 SARS 病人零距离接触相当危险，很多同志却在此时递交了入党申请书，写下了争上第一线的请战书和决心书。抗击 SARS 的过程中，党的组织不但没有涣散，反而更加增强了凝聚力，党在群众中的影响力迅速提升，2003 年全院申请入党的同志人数创历年来新高。正如邓开叔书记所说："我们的每个党员都是一面光辉的旗帜，我们的每一个支部，包括临时党支部都是一个坚强的战斗堡垒。在这场斗争中，我们之所以能够取得全面胜利，既有协和的优良传统的作用，更体现出党组织的政治核心和战斗堡垒作用，充分展示了每一位党员的先锋模范作用。"

"面对 SARS 疫情这样的突发事件，考验的不是硬件设施，也不是有没有几个专家、教授，而是一个群体的应急能力、应对机制。"党委副书记方文钧说："正因为有着 82 年深厚的积淀，正是有每一颗闪光的螺丝钉在各自的位置上高效运转，才撑起了这辆不败的战车。"

天灾无情协和有爱

2008 年 5 月 12 日下午 2 时 28 分，里氏 8.0 级的汶川大地震撕裂了中华大地，牵动着全国人民的心。数十万人身心俱伤，流离失所，许多人的生命永远被定格在了这一刻。汶川地震发生后，中共中央当即把抗震救灾确定为全党全国最重要最紧迫的任务。国务院成立抗震救灾总指挥部和四川前方指挥部，对抗震救灾给予指导和协调。卫生部门迅速作出反应，协和医院的各级领导、医护人员及行政人员也时刻准备着投入到紧急医疗救援行动中。要求奔赴救灾前线的请战书如雪片般飞来，协和人以最快的速度组建医疗队、准备救灾物资，奔赴救灾前线。大家行动之迅速、配合之默契，是继 SARS 之后又一次协和大爱的彰显。

在接到卫生部救援灾区的紧急通知后，全体院领导连夜召开相关科室领导会议，紧急部署工作，制订救援计划、组建救援医疗队、组织筹集救援药品和医疗器械。院领导亲自检查医疗队员所需物品的准备情况，并叮嘱一定要做好家属慰问工作，让医疗队员们没有后顾之忧地奔赴救灾前线。

由曹智理、徐晓辉等 5 名胸外科医护人员组成的首批医疗队于 5 月 13 日上午出发赴川。"到达四川成都双流机场的当天，大雨如注，不时有余震发生。"医疗队员们看到的灾区比想象中更严重，"这里道路泥泞，部分房屋倒塌，断水断电，通信信号时有时无，前方的道路已被塌方和泥石流堵塞，受灾程度令人震惊。"当队员们来到绵阳市中医院，只见医院十几层的住院大楼外表裂痕无数，院内临时帐篷、空地及楼内一层已经住了 260 多位伤员，还不断有救护车、大卡车运送伤员来院，有时一次运来 10 多位伤员。队员们放下行装，来不及喝水吃饭，便立刻投入到抢救伤员的行列中。随后的工作都是在余震、高温中紧张有序进行。队员除了为伤员治疗伤痛外，还与伤员进行交流以缓解他们的心理压力，帮助伤员擦洗身体、洗头、洗脚、剪指甲等。

队员们在绵阳市中医院还承担着危重伤员会诊和 ICU 的工作，成功救治了多名危重伤员，特别是成功救治了一名被埋 118 小时并多发肋骨骨折、右侧气胸、纵隔气肿的伤员，他们出色的工作为协和赢得了称赞。

继首批医疗队出发后，第二批、第三批甚至更多医护人员都在随时待命前往灾区。肾内科陈丽萌教授家在成都，更是无时无刻不牵挂着家乡。当医院接到北京市卫生局通知，要求选派肾内科医生赴灾区抢救挤压综合征合并急性肾衰竭的伤员时，她二话没说便收拾行装，作为第二批医疗队队长奔赴灾区。同去的叶文玲医生甚至来不及和三岁的小女儿说声再见。

当肾内科护士王娟接到护士长的电话时，并没有感到意外，她觉得自己作为一名党员，为祖国和人民尽一点微薄之力，义不容辞。到成都的第一天，她就体验了一次露宿街头。王娟在 5 月 19 日的援川日记中写道："晚饭后接到通知说今天会有一次比较大的余震，让我们的心情紧张到了极点。街上成都市民都拿着帐篷棉被奔向广场，我们也随着人流走向那里。我们找了一个石阶睡下，可能因为旅途过于疲劳，我很快就睡着了。凌晨四点的寒冷把我从睡梦中唤醒，膝盖感到一阵阵巨痛。我在想，我们还会度过多少个不眠之夜呢？"

第二天，王娟被分到一个地下车库改建的临时病房。这里条件很差，病床就是一个薄薄的垫子，输液架是用掰弯的铁丝做成的，治疗室就是用屏风简单遮挡的一块空间。50多位病人被安排在这里，让王娟看着很心酸，她暗下决心，一定要用自己的专业技能去帮助他们、安慰他们。

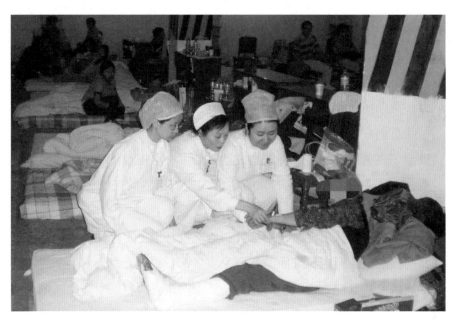

■ 协和护理人员正在护理受灾群众

为了灾区群众，每位医疗队员都甘于无私奉献。陈丽萌在总结表彰会上深情地说道："援川期间，卢燕的妈妈被诊断为乳腺癌，为了不增加大家的心理压力，她没有告诉我们，自己默默地扛了下来；叶文玲的先生出差，家里老人无力照顾年幼的女儿，她宁愿默默流泪也不让我告诉科里；王娟的爸爸脑血管病后遗症躺在床上，她舍小家顾大家……作为队长，我为她们感到骄傲！""我们没有忘记，当我们返回北京时，杜斌教授和范洪伟教授还坚守在华西医院和四川省医院的 ICU 病房，他们表现出的职业精神，时刻感动着我们。"

　　在北京的全院职工也都心系着灾区，在院党委的号召下，大家以各种方式为受灾地区奉献着爱心。截至 5 月 22 日 11 时，医院共收到捐款 693193.4 元。5 月 30 日，院党委在东西两院同时举行北京协和医院共产党员向四川汶川灾区交纳"特殊党费"活动，按照"自觉自愿、量力而行"的原则，为灾区人民奉献一份爱心，为灾区重建家园贡献力量。名誉院长方圻、顾问朱预和院长赵玉沛、党委书记鲁重美与全体领导班子成员带头将一份份"特殊党费"投入捐款箱。随后，来自各党支部的共产党员纷纷走向捐款箱。老书记王荣金及部分离退休老党员也专程赶到捐款现场，献上对灾区人民的一份爱心。短短 3 个小时，医院共有 1272 名党员向灾区捐款 59 万余元。这一自发的行动充分展现了协和广大党员心系灾区人民的赤子之心和以身作则的党性觉悟。

　　就在四川救灾工作进行的同时，协和医院的多位医生还承担着其他

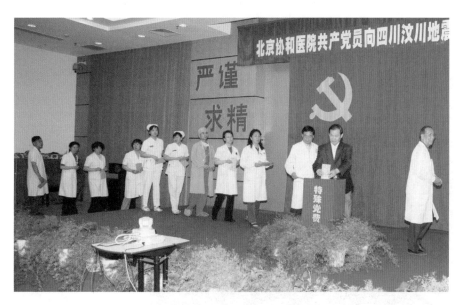

■ 协和人积极为汶川地震灾区捐款献爱心

重大医疗任务。5月9日，刚刚参加过山东火车事故医疗工作的重症医学科隆云大夫，又被派往安徽阜阳参与救治当地的手足口病患者；5月10日，时任重症医学科主任的刘大为和肾内科主任李雪梅紧急赶赴山东会诊一位危重病人；更早些时候，感染内科的李太生教授在安徽、范洪伟大夫在海南分别参加着抗病防疫工作……

　　1991年安徽寿县、1998年湖南岳阳发生特大洪水，协和医院派出精兵强将奔赴灾区、抢险救灾；

　　2004年12月底印度洋发生海啸，协和医院派出7名医护人员赴斯里兰卡加勒地区执行救援任务；

　　2010年玉树地震，协和医院专家赴青海和甘肃两地为地震伤员会诊；

　　2013年四川雅安发生地震，协和派出医疗队前往灾区救援；

　　2014年西非地区爆发埃博拉疫情，协和派多位专家远赴西非，与当地人民一起抗击疫情……

　　灾难的记忆里，有刻骨铭心的悲恸和感动，也有不屈不挠的抗争与奋斗。协和人用无私、专业的行动兑现了不离不弃、守护生命的誓言。

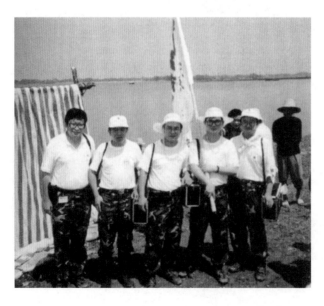

■ 1998年，协和医疗队赴湖南岳阳抗洪救灾前线

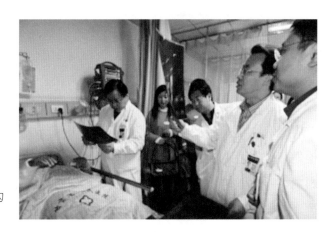

2010 年，协和专家为
玉树地震伤员会诊

协和亮剑不辱奥运使命

　　2008 年，时任北京协和医院院长赵玉沛曾两次接到国家体育总局
发来的出席北京奥运会开幕式的正式邀请，但他都把机会让给了其他
人。他坦言，参加奥运会开幕式的机会的确特别宝贵，但奥运会开幕这
天，他最重要的工作是坐镇医院，执行医疗保障任务。作为全国最早参
加涉外医疗工作的单位，协和曾多次出色完成外国元首和领导人的医疗
保健任务。曾参加过中非合作论坛、全球财富论坛等大型国际活动医疗
保障任务的协和人说："参与了奥运会，就意味着协和在涉外医疗保障
领域实现了'大满贯'。"此次奥运会，协和医院党委高度重视，强力部
署，全力做好医疗保障工作。

　　2008 年北京奥运会期间，作为奥运医疗定点医院，北京协和医院
共派出 128 名精兵强将奔赴奥运大家庭总部饭店、奥运村综合诊所、奥
运会开闭幕式主席台 VVIP 医疗保障、网球馆、性别鉴定、兴奋剂检
测等六大战场，上百位专家坐镇后方奥运病房，4000 名员工坚守医院，
构筑起奥运一线医疗保障的坚强后盾。

　　医疗保障是奥运会正常平稳进行的重要一环。由于有众多的国家

元首、政要、国际奥委会重要官员出席奥运会开闭幕式，所以主席台VVIP的医疗保障更是重中之重。被指定承担VVIP的保健任务后，协和医院从全院挑选了各专科的精兵强将，由有法语背景的时任党委书记鲁重美教授亲自担任领队，在法国待过多年的感染内科李太生教授作为首席专家。全体协和人经受酷暑考验，会前数次演练，会中坚守岗位。他们心里都清楚，如果工作中出现任何问题，都有可能造成不良的国际影响，哪怕任何一位外宾对"协和"的医疗服务不满意，都可能影响到国家的整体形象。

开幕式当晚，11名医护人员在主席台后侧的一个房间里待命，整个会场通过"手台"接受调遣。运动场内鼓声乐声大振，漫天烟花纷飞绚丽，协和人虽身在鸟巢，却心系主席台人员的安全，无暇顾及吸引世人眼球的欢乐海洋。

在协和医院院内，为抓好每一个细节，所有涉奥部门都进行严格的自查互查。饮用水水源、用电、消防等各个重要环节，饮食中心、营养部、氧气站等各个重要部位，涉及生物安全、放射安全的各个科室进行一遍遍检查，以确保万无一失。赵玉沛院长说："通过自查互查，医院堵住了很多潜在的隐患。这一制度在以后的日常工作中也将成为协和内部管理的重要部分。今后我们要像迎接奥运会一样，把工作做到极致。"后来，医院启动了ISO 9000质量标准认证，全方位规范医院管理。

北京奥运会期间，共有来自80多个国家的首脑出席开幕式，他们在华期间如有医疗保健需求将入住协和医院。为圆满完成这一光荣而艰巨的任务，协和医院将一个有22张床位的普通病房紧急改造成奥运病房。

新改建的奥运病房在护士工作站、医生工作站、医疗监护设备、病房呼叫系统、消防系统、安全保卫等硬件设施上均采用当时国际上最先进的设备，在人性化服务上呈现出诸多亮点。病房入口处，首先映入眼帘的是错落有致的护士站，既适合医护人员与普通身高人群的交流，也细致地考虑到了乘坐轮椅的残障人士的便利。护士们通过先进的病房管理系统对患者进行管理：手指触摸电脑显示屏上的床号，便立即进入病人信息框；病人的床号有多种颜色，便于医护人员能够快速准确分辨出病人所属的科室，如内科系统病人显示为白色；当病人在床上或者洗手间触发呼叫器，护士站电脑屏幕立即闪烁信号，并以黄、红两色来提示病人所在位置以及需要帮助的等级，黄色为一般呼叫，红色为紧急呼叫。当在卫生间发生意外、手指无法触发呼叫器的严重情况发生时，病人只需在坐便器上方安装的红外自动感应器 5 厘米左右处晃动手掌，护士站的显示屏立即闪烁红色，同时音乐声响起，护士会立即进入病房予以紧急施救。这些细致周到的病房管理安排，体现了协和人对"绿色奥运、科技奥运、人文奥运"理念的深刻理解，更是对"平安奥运"的生动实践。

医院在装修改造奥运病房的同时，还进行了周密的人员部署，加上协和医疗国家队的综合实力，让大家对圆满完成奥运病房的特殊任务充满无限信心。

奥运大家庭总部饭店医疗团队 42 人中有 24 人来自北京协和医院，时任协和医院医务处处长孙阳和副处长马小军亲自担任医疗经理和医疗副经理，从人员组成上是名副其实的"协和班底"。他们需要为国际奥委会、国家和地区奥委会、国际各单项体育组织、世界反兴奋剂组织、国际体育仲裁法庭的官员、工作人员和观察员共 2600 余人，以及奥运大家庭总部饭店的 5000 余名志愿者，提供 24 小时连续不间断的一般医疗服务、特需医疗服务、急救保障服务、急救转运任务，并做好官员赴京外赛区的医疗保障和公共卫生监督与保障。

从 7 月 22 日进驻、7 月 31 日正式运行到奥运会闭幕，奥运大家庭总部饭店医疗团队共接诊病人 424 例，其中出诊 140 人次，转运病人 46 例。这些被服务对象的特征是年纪比较大，多有慢性病，身体抵抗力比较差。而身为奥委会官员，他们又有很大的话语权，也就是奥运医疗服务好不好，多半由他们说了算。医疗队员以精湛的技术、良好的沟通、出色的应变能力，获得了国际奥委会医学和科学委员会主任沙马士先生的高度评价，"本届奥运会总部饭店的医疗服务比上届奥运会好，体现出完美的组织能力"。

奥运村综合诊所是最引人注目的全部运动员和教练员的休养生息地，随行官员、媒体记者、志愿者和临时参观人员也可能光顾这里。协和派出的参加服务的人数不是最多的，但无疑是承担任务最重的。综合诊所经理由被大家称为"马头儿"的急诊科主任马遂教授担任，从诊所开始筹备到有条不紊地运行，他付出了巨大心血，亲自起草了奥运村诊所的每一个文件和每一份文字报告，甚至英文版的知情同意书。副经理、总护士长由协和医院护理专家高凤莉担任，著名心血管病专家纪宝华教授、著名危重症医学专家陈德昌教授和著名感染内科专家王爱霞教授等担任奥运村诊所的顾问。

奥运村综合诊所共设 17 个科室，其中 9 个科室的主任由协和医院派出的中青年骨干担任，包括由范洪伟副教授带领的内科团队，廖泉副教授、肖毅副教授带领的外科团队，金滢副教授带领的妇科团队，马遂教授、朱华栋副教授带领的急诊科团队，刘跃华副教授带领的皮肤科团队，朱珠教授带领的药剂科团队，余卫教授带领的放射科团队，魏镜教授带领的心理医学科团队，高凤莉主任护师带领的护理团队。所有医护人员都经过协和医院的严格训练，基础牢固、英语熟练，了解西方医学的诊疗模式，与外国患者和同行交流没有困难。

奥运村综合诊所 7 月 20 日预开业，7 月 27 日正式开业。除急诊 24 小时值班外，其余科室工作到晚上 11：00。综合诊所接诊人数随着奥运比赛的推进，在开幕式 5—6 天后达到最高峰，超过了雅典奥运会。以内科为例，平均每天就诊人数达 60 多位，多的时候达到 100 多位，丝毫不逊于人流量最大的运动医学专科。内科患者中不少是重病人，主要集中在心血管疾病、感染性疾病、消化道大出血、肾功能衰竭、休克

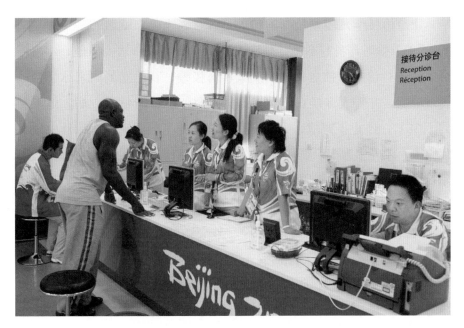

■ 协和医护人员在奥运村综合诊所中接待患者

等，前来就诊的病人得到了诊所医护人员及时、明确的诊断和有效的处理，需要进一步住院治疗的也被及时转入定点医院。奥运村综合诊所的工作得到了各国代表团和队医的认可，他们多次参加奥运会，对保障工作要求非常严苛，但对协和的医疗服务表示满意。在诊所全体医护人员的共同努力下，诊所没有出现一例危重症或传染病漏诊，整个奥运会期间实现了零投诉。

协和团队还收治了不少颇不寻常的病例。瑙鲁代表团的团长糖尿病足破溃感染一个多月了，队医每天给他换药，但都效果不佳，这个病一直困扰着他，连觉都睡不好。他抱着试试看的心态来到奥运村综合诊所的外科诊室，外科的廖泉大夫给他做了清创，敷上溃疡油纱，并告诉他一些注意事项。"第二天他来换药，对我们非常感谢，因为他感觉非常舒服，终于睡了一个好觉。他主动送了我们一个瑙鲁代表团的徽章，让我们感到很自豪。"廖泉大夫说。

让急诊科李凡印象最深的病人是开幕式当晚来就诊的一个非洲病人。"他就诊时浑身打寒战，体温高达40℃。我们一边安慰他，一边配合医生进行诊疗，抽血化验。病人状态极差，我们立刻取来冰袋帮他物理降温，并一直守候在床边，鼓励安慰他。40分钟后，病人体温降到了38℃，停止了寒战，人也变得有些精神了。后来在血涂片中发现疟原虫，才确诊为疟疾。"李凡感慨道，"我们忙活了两个小时，虽然很累，但感觉非常充实，因为我们急诊科确诊了一例北京非常罕见的疟疾病例。"

内科吴东坦言，奥运村是一个"外交场合"，他们经常会遇到各种意想不到的问题，有时甚至需要一些"外交斡旋"的手段。有一次希腊代表团团长心脏不适，队医要求化验肌酸磷酸激酶（CPK），而检验科当时尚未开展这一项目。"我们没有拒绝队医的要求，而是临时变通，用救护车将标本送至外院，完成了检查，第二天又迅速补充了这一检验项目。我们的努力不仅满足了患者的需要，也为诊所赢得了赞誉。"服务奥运的过程让吴大夫有很多感触和体会，总结起来主要有三点：扎实的业务、开放的态度和灵活的方法。

如果说，以上事例彰显了协和人精湛的医疗技术、无微不至的照护和灵活多变的处理方法，而当美国游客在游玩途中遭遇意外后，对重伤者的成功救治，则为中国挽回了国际影响，凸显了协和的应急处理实力。

8月9日下午，北京奥运会开幕第二天，一位美国游客在北京鼓楼游玩途中被刀刺伤，由急救车送达协和。医院立即启动特殊事件安全保卫应急预案，划分出重点保障医疗救治封闭区、媒体采访等候区、美方家属及使馆人员接待区。当晚9点，高难度急诊手术圆满成功。国际合作处代表医院与患者家属及律师反复磋商、拟定病情报告内容后，次日凌晨1点，协和医院启动特殊事件新闻发言人机制，面对世界各大主流媒体，从容不迫地召开了简短的中英文病情通报会，使这一敏感信息得

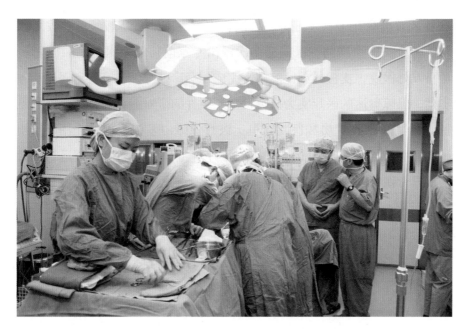

■ 协和医院通过多学科协作，成功抢救奥运会期间美国刀扎伤游客

到了妥善处理。协和通过多科协作成功抢救了这位伤者，为降低突发事件的影响作出了贡献。

美国白宫医务部主任多次向时任美国总统布什汇报协和医院所采取的救治措施和患者的转归。由于亲眼见到救治工作的全过程，感受到协和的快速反应、一流治疗和服务水平，患者的女儿和女婿于 8 月 11 日代表全体家属通过美国奥林匹克委员会在国际互联网上发布公开致谢信。8 月 15 日，患者安全返回美国当地医院。8 月 24 日，患者亲属再次发来感谢协和医院精心救治的邮件。时任美国驻华大使雷德亲赴医院，代表美国政府对协和全体医护人员表示衷心感谢。外交部发来感谢信，表扬协和医院卓有成效的工作使伤员在最短时间内脱离危险，并将可能产生的负面影响降到最低。

协和人的身影不仅仅活跃于上述"战区"。奥运会开幕式前后，受北京市卫生局保健办公室派遣，肾内科专家李学旺教授、危重症医学专家杜斌教授驻扎中日友好医院，消化内科专家陆星华教授驻扎安贞医院。整个奥运会期间，医院还多次派出专家前往北京医院、301医院、中日友好医院，支援兄弟医院圆满完成了会诊任务。北京协和医院服务奥运、保障奥运的医疗实力及突发危急事件的应对能力得到了最好的见证。卫生部批示："协和医院在奥运医疗保障中发挥了中坚作用，承担了奥运村综合诊所建设运行和VIP医疗等重任，并确保城市运行所必需的日常医疗任务。你们的卓越工作确保了奥运的顺畅进行，维护了国家的形象，切实弘扬了卫生抗震救灾的伟大精神。"北京协和医院因对奥运会作出的突出贡献，被授予"2008年奥运会特别贡献奖"。

当奥运会的大幕终于落下，为奥运付出心力的协和人却久久不能平静。吴东医生在一篇札记中写下了他的思考："在奥运村工作的两个月里，我们服务了大量的外国患者，结识了朋友，也锻炼了自己。在不断的交流和碰撞中，我们变得更加自信。萨缪尔·亨廷顿在《文明的冲突》一文中悲观地预言，不同文明的国家和人民之间的有效对话将是困难重重、难以实现的。然而奥运会的实践告诉我们，这样的沟通不仅是可能的，也是必须的。"

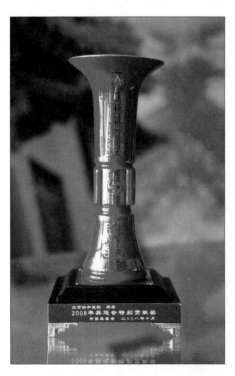

■ 北京协和医院荣获奥运会特别贡献奖

2008年9月5日，在北京残奥会开幕式的前一天，时任卫生部副部长马晓伟来到协和医院，在听取医院关于残奥会医疗保障准备工作汇报的同时，也对医院此前出色完成奥运会医疗保障工作给予了高度评价。他特别对协和医院就奥运会期间引起国际关注的美国游客刀扎伤事件的果断处理表示高度赞赏。他说，协和医院在院内救治过程中，最大限度地发挥医学手段的作用，确保了病人安全，不失时机地表现出协和水平。不仅如此，还在尊重病人知情同意的情况下，谨慎地对外发布新闻，将一个容易被炒作起来的敏感事件作了很好的处理，化解了可能的危机，体现出了把握外事处理的火候和经验。

"我国大型医疗机构不仅应具有很高的医疗水平，而且要具备代表国家处理事情、发声的素质和才干。"马部长说，"协和医院遇事能够沉着应对，经受了考验，见过大阵势、大场面，不仅在压力之下很好地发挥出自己的水平，而且还体现出高度的组织纪律性，这是协和医院多年来积累的结果。"

祖国大地上的协和足迹

天安门观礼台的保障工作，可谓医疗保障工作的"桥头堡"。自新中国成立之日起，每逢重要的国庆庆典，在天安门广场举行阅兵和游行活动，观礼台下必少不了协和人的身影，有些医护人员甚至参加了不止一次。每次参加阅兵游行的医疗保障，从演练到实战，协和人总是早出晚归，参与和护佑国庆盛典的经历成为了每个人刻骨铭心、无比自豪的"最美阅兵记忆"。

1999年的国庆大阅兵，正值新中国成立50周年，42个方队整齐列阵东长安街，1万多名官兵和400多辆战车组成两公里长的受阅方阵，气势宏伟壮观。50年来，人民军队伴随着年轻的共和国成长壮大，向全世界展示了中国的军威。

"我对国庆节的'最美记忆'是参加建国50周年医疗保障任务的经历。当接到保障任务时，我的心情无以言表，内心充满自豪。"内科赵艳伟主任护师回忆说，"我们总是在演练开始前首先到达，凌晨结束后最后离开，虽然辛苦，但激动的心情总能驱散所有困意。活动当天，虽然我们团队的'阵地'只是一间不足 10 平方米的小屋子，只能听到口号及欢呼声，但我依然非常激动。这么多年过去了，那份激动至今都没有减弱，我和当时的队友也一直保持着亲人般的友谊。"

10 年后，2009 年国庆 60 周年阅兵仪式上，血液内科沈悌教授代表协和医院出现在"人口卫生"游行方阵中，而在天安门观礼台下的医疗站则是协和医疗队的阵地。

"当得知医疗站在东观礼台的那一刻起，我们就深知自己肩上的担子非常重。因为这里的服务对象有很多老人，高龄、复杂的原发病、冷热多变的天气、长时间站立等因素都可能成为发病的重要诱因。"医疗保障团队成员之一、原协和心外科张恒教授回忆说，"凡事预则立。思想上重视，充分估计各种困难，人员、器械和药品做好准备，是做好医疗保障工作的前提和保证。"

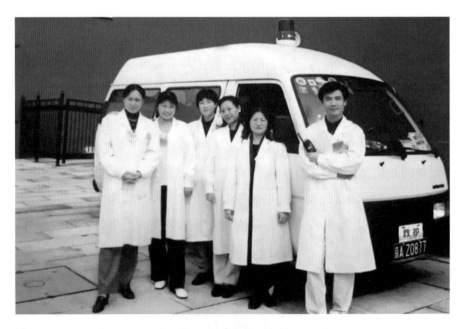

■ 1999 年国庆 50 周年庆典协和医疗保障团队
左起：高嫔、康卫娟、李秉璐、崔丽英、赵艳伟、严晓伟

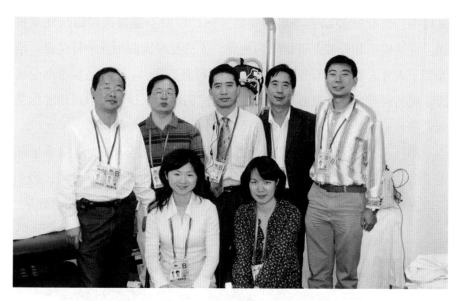

■ 2009 年国庆 60 周年庆典协和医疗保障团队
后排左起：幸兵、柴文昭、王厚力、安有志、张恒；前排左起：李子榕、宋晓璟

　　此次国庆阅兵医疗保障，令张恒和所有参与者感受最深的是，无论他们战斗的前线在哪里，协和都是最坚实的后盾。9 月 30 日晚，出发前往医疗点前，主任特意从食堂带回热气腾腾的饺子，这是院领导们带领各科室留院坚守的值班主任和急救小分队成员包的饺子。张恒感叹："吃着热饺子，我们知道在后方，在协和医院，有党领导下的强大团队作保障，感觉心中非常有底气，心里非常踏实。"

　　作为公立医院的"排头兵"，协和不仅承担着国家级重大医疗保障任务，帮扶边远和老少边穷地区、提高当地医疗水平更是协和人义不容辞的责任。

　　为了贯彻落实国家医药卫生体制改革的精神，发挥协和在技术、人才及管理等方面的优势，医院每年均响应卫生部门的号召，派出各级各类人员奔赴老少边穷地区开展巡回医疗，足迹遍及西藏、内蒙古、新疆、青海、陕西、甘肃、安徽、宁夏等地。

　　区别于以往简单的送医送药下乡，医院党委一再强调，在巡回医疗过程中，医疗队要结合基层医院的实际，以协助受援医院诊治疑难重症、特殊疾病和开展业务培训为重点，支持受援医院加强学科建设、培养骨干人才，提高受援医院的技术水平和服务能力；同时还要帮助受援医院提高医疗质量和管理水平。要通过巡回医疗队让广大群众切实感受到党和政府的关心，真切感受医药卫生体制改革带来的实惠。

2011 年是我国深化医药卫生体制改革的攻坚之年。为落实卫生部关于组建国家队到边远地区巡诊的指示，这一年的 4 月至 9 月间，协和医院先后派出湖北医疗队、宁夏医疗队、内蒙古医疗队、山西医疗队、

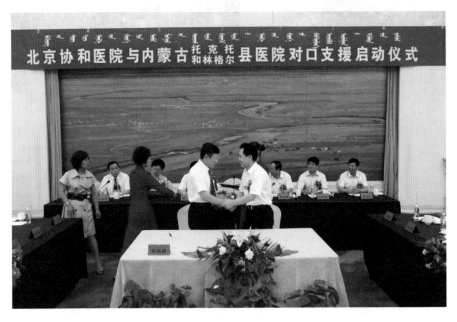

■ 北京协和医院与内蒙古自治区对口支援工作启动仪式

甘肃医疗队、吉林医疗队 6 支国家医疗队。来自内、外、妇、儿、中医、皮肤等临床科室的 27 位优秀医师，带着神圣使命和美好愿望，前往各地开展为期 6 个月的医疗巡诊工作。

在湖北红安县革命老区巡回医疗期间，协和医生每天上午都会面对大量慕名而来的病人，出诊医生几乎没有按正常时间下过班。短短二十

几个工作日，门诊量达到1000多人次。下午，医疗队则会根据当地的实际情况和县卫生局的要求，举办专业讲座，例如"如何做一名好医生""医疗风险的防范和规避""青年医师成长之路"等。

医疗队刚到时，当地医生曾对巡诊工作持有怀疑的态度：一个月的时间只能蜻蜓点水，干不出什么事情！然而医疗队一到县医院，就采取措施解决当地医疗技术中的薄弱环节，引入新技术、新项目，重点救治疑难重症患者。他们成功开展了腹腔镜手术和早期肝癌患者的肝叶切除手术，使许多原本打算去武汉治疗的患者在当地就享受到优质的医疗服务。

由于医疗队的出色工作，红安县政府、县人民医院为每位医疗队员颁发了专家证书，并向医疗队赠送了锦旗。县人民医院院长说："你们的工作让我们全院医务人员看到了什么是协和精神，什么是高水平的医疗服务。"

在内蒙古，医疗队员们不仅穿梭在各个县医院之间，还深入乡镇卫生院进行义诊，免费为当地百姓看病。医疗队队长刘晓清说，我们要让老百姓真真切切地感受到党和国家的关爱。

在甘肃，面对艰苦的环境和高原气候，队员们的身体有些吃不消了。但当他们听说甘南藏族居住区缺乏医疗条件，便二话不说奔赴甘南为百姓服务；当陇西县突发食物中毒事件，医疗队积极参与危重病人的抢救和治疗，广受病人、家属及当地领导的好评。

"留下一支不走的医疗队"，是吉林巡回医疗队员们最大的心声。为了提高当地医生的医疗水平，医疗队积极组织开展"抗生素的合理使用""肿瘤防治的常识"等26次专题讲座。每次讲座他们都认真备课，也将"严谨、求精、勤奋、奉献"的协和精神传递给每一位到场的医务工作者。

6个月、6个省份的巡回医疗，时间虽不长，却是协和医院多年以来以"俯首甘为孺子牛"的精神服务基层民众的一个缩影，更饱含着党

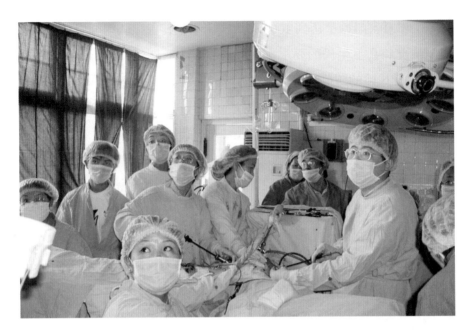

■ 协和医院妇产科援藏人员指导腹腔镜手术

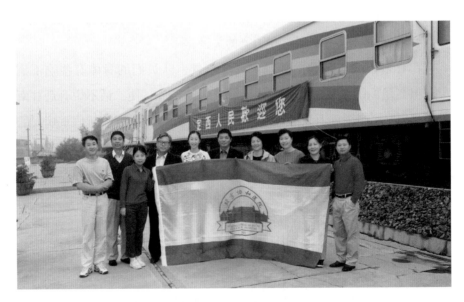

■ 协和医院眼科医护人员参加健康快车全程服务

和国家对老少边穷地区人民殷切而深厚的关爱。

2005 年 6 月，安徽泗县发生了震惊全国的疫苗反应事件，引起了中央和卫生部的高度重视，感染内科副主任刘晓清受命代表北京协和医院加入国家为处理此次事件专门成立的专家组。第一时间赶赴事件发生地后，她直接进入临床一线，参加了从临床医疗到中央领导对疫苗事件性质得出结论，以及最后对群众的善后说服工作的整个过程，她的意见对此次事件被定性为"群体心因性事件"起到了非常重要的作用。

从安徽回来后，刘晓清副教授在最短的时间内将疫苗接种的相关基础知识，以及如何将免疫接种后的一般反应与异常过敏反应区别开来等经验进行总结，给全院医护人员上了生动的一课。她还进一步对近 30 年来国内外发生的群体癔症病案进行了回顾，对卫生管理部门、临床医生、老百姓各自应从此次事件中汲取到什么教训提出了非常宝贵的建议。

改革开放以来，协和医院积极响应卫生部号召，从巡回医疗到援疆援蒙，从医疗保障到灾害救援，协和几十年如一日地将自己在技术、服务与管理上的丰富经验回馈给民众，时时刻刻把人民的利益、患者的疾苦放在心里。那一面面满溢着敬意的锦旗、一封封表达着真情的感谢信，彰显着协和精神的绚烂之花在料峭山岗、雪域高原和祖国需要的每一处绽放。

十一　特色鲜明的协和党建

改革开放的春风吹开了协和大门，协和在医教研业务工作快速发展的同时，医院党委带领全院大力探索、革故鼎新，筑好基层党组织的"桥头堡"，打通每一个"神经末梢"，建立起一支富有协和特色的基层党建队伍，党的宣传工作、组织工作、统战工作、纪检监察工作、工会工作、共青团工作以及老干部工作都开展得有声有色，为医院各项事业大踏步前进提供了强有力的组织保障。

组织建设更加有力

1974 年，经卫生部批准，首都医院职能机构设置如下：政治处、医院办公室、医务处、科教处、行政处。其中政治处下设组织科、宣传科、人事科、保卫科、人武部，行政处下设财务科、管理科、膳食科、器材科。1979 年，医院取消了政治处，成立了党委办公室。1981 年，医院成立纪律检查筹备组。刘荣范任组长，与艾钢阳、李正林、熊世琦、张廷惠 4 位同志共同组成纪律检查筹备组。

1981 年 10 月 30 日，中共北京协和医院委员会第五届党员大会在东单三条礼堂召开。这是改革开放以来医院召开的第一次党员大会。当时全院共有党员 429 人，占医院职工总数的四分之一。大多数业务行政科室、班组都建立起党组织，发展了党员，党员队伍进一步壮大。全体党员在坚持党的路线方针政策、促进社会安定团结、带领群众完成医教研管及行政后勤各项工作中起到了积极带头作用。

1983年10月，党的十二届二中全会作出关于整党的决定。医院自1985年3月起，用时一年完成整党工作。基本完成了整党决定中要求的"统一思想、整顿作风、加强纪律、纯洁组织"四项任务。通过整党，广大党员党性进一步增强，党员先锋模范作用得到更好的发挥。

1987年10月17日，医院党委召开中共北京协和医院委员会第六届党员代表大会。当时全院共有2158名职工，有618名党员，选举产生党的正式代表134人，其中专业技术人员占76%，党政干部占16%。从1981年以来，医院注重在高级知识分子中发展党员，全院共发展副教授以上职称党员32名，进一步调动了他们的积极性。

1988年至1993年，全院共发展党员65人。通过每年举办党课学习班，党委加强了对入党积极分子和预备党员的教育、培养和考察工作。特别是1990年至1991年，医院党委在全院党员中进行了干部考察和党员重新登记工作，广大党员的政治思想觉悟普遍有所提高，做合格党员的意识明显增强。1993年，医院有计划地分期、分批将19名党的干部派到中央及地方的各级党校进行脱产轮训，努力提高干部政治素质和政策水平。党总支、支部按期换届改选，及时调整和配备党的干部，使全院党的基层组织保持健全，干部力量充实。

1992年初，邓小平同志视察南方并发表重要谈话。中国共产党第十四次全国代表大会10月召开，确立了邓小平建设有中国特色的社会主义理论在全党的指导地位，标志着中国改革开放和社会主义现代化建设进入新的发展阶段。以邓小平同志南方谈话和十四大精神为指导，医院党委组织党员群众在认真学习、深入讨论的基础上，在医院内部分配、改善投资环境、加强医院管理等问题上进行了积极的探索和改革。

1993年3月20日，中共北京协和医院委员会第七届党员代表大会召开。此时全院党员队伍发展到687人，大会正式代表147人，其中专业技术人员占61.2%，处级以上领导干部占23.1%。大会选举宗淑杰为党委书记，与陆召麟、蒋国柱、马遂、黄人健、蒋王元、于晓初、张燕共 8 人组成党委常委。李美琏被推选为第三届纪委专职副书记。党委在全院发展建设各项工作中发挥了政治核心作用。

新形势下，如何建设一支"素质优良、结构合理、规模适度、作用突出"的党员队伍成为一个新的课题。2004 年 7 月，中共中央组织部印发了《关于进一步做好新形势下发展党员工作的意见》，为发展党员工作指明了方向。

2005 年 6 月，医院党委召开组织工作会议。时任党委副书记方文钧在解读全国发展党员工作会议精神时指出，大家要深刻认识新形势下发展党员的意义，坚持发展党员工作的十六字方针：坚持标准，保证质量，改善结构，慎重发展；坚持发扬民主，走群众路线，保证发展党员的质量。他提醒党员干部，不要对入党积极分子居高临下，而应将教育引导和提供服务相结合，真正让入党积极分子感受到党的温暖，感受到党组织在帮助他们，从而增强党组织的凝聚力。

第一届至第七届党员大会／党员代表大会时间及全院党员人数

党员大会／党员代表大会	第一届	第二届	第三届	第四届	第五届	第六届	第七届
时 间	1962 年	1966 年	不详	1973 年	1981 年	1987 年	1993 年
全院党员人数	246 人	不详	不详	268 人	429 人	618 人	687 人

改革开放以来，医院党委在自身建设方面进一步取得成效。医院党员总量实现持续稳步增长，发展党员质量不断提高。一份当时的党员发展工作报告数据显示，协和医院的党员数量占职工总数的比例保持在 22%—23%；党员性别和学历的分布和结构不断优化；有一支较大的入党积极分子队伍，占职工总数的 11.4%，为发展党员工作奠定了一个好的基础；高知群体党员是医院党员队伍的主体，占党员总数的三分之一左右，占高知群体的二分之一左右，在医、教、研、管各方面起着主力军的作用，党员队伍活力持续增强。

党的宣传与思想政治工作

人心是最大的政治，共识是奋进的动力。凝聚人心靠的正是强有力的宣传工作与思想政治工作。

医院党委牢牢把握党对新闻舆论工作的领导。1986年，医院党委宣布正式成立宣传处，从组织机构和人力配置上加强对宣传工作的投入。1990年10月，医院第一份传达上级党组织重要精神、交流院内外党的工作信息的机关刊物《党内通讯》正式发行，到1992年8月共发行33期。后更名为《北京协和医院院刊》（以下简称《院刊》），1992年10月至2003年12月共发行204期，发行范围从党内扩大至全院。自2004年起改版为图文并茂的彩色版《北京协和医院院报》（以下简称《院报》），两周出版一期，截至2021年8月已刊发353期。

《党内通讯》《院刊》和《院报》用有吸引力和感染力的文字报道，宣传党的理论路线方针和政策，宣传中央重大工作部署，宣传中央关于形势的重大分析判断，及时报道医院医教研管各项工作，聚焦日常工作中涌现的先进典型和感人事迹，围绕中心、服务大局，充分发挥了理论武装、舆论引导、思想教育、文化建设、文明培育的作用。

协和人思想活跃、热爱学习，协和刊物成为他们思想活动和信息交流的文化园地。在1999年《院刊》创刊100期之际，老院长朱预以《协和人爱看协和刊》一文表达了对院刊的充分肯定。协和人在读者来信中写道："我们是《院刊》的热心读者，每期都一字不漏地通读，从中获得了大量信息和动态，受益匪浅。""《院刊》政治思想工作领先，标题活泼醒目，内容丰富多彩，我喜爱我们的《院刊》，每10期订成一大册，永久珍存。"宣传处每年将《院报》制作成合订本，分发给各党总支、各科处室留存阅读，这份合订本也成为研究院史、学科史的珍贵资料。

1978年，医院党委组织党内外广大职工参加关于真理标准问题的讨论，使广大干部职工端正了思想路线，认清了十一届三中全会以来的路线、方针、政策的正确性，团结一致向前看。同时，医院分期分批开展党政干部医学业务学习班，请老专家讲业务课，鼓励党政干部参加上级党委举办的各种学习班，使不少干部的政治和业务水平得到了提高。

党委有计划地对全体党员进行政治思想教育，组织大家深入学习党中央重要文件，深入理解党的"一个中心、两个基本点"的基本路线。为及时传达政治时事精神，帮助全院加强学习，自 1986 年 1 月起，医院每周一次的早会都安排 5 分钟的时事政治学习，雷打不动。这项制度一直坚持到 2002 年，随着互联网技术的迅猛普及，人们获取新闻资讯变得非常便捷而画上句号。

医院党委注重在职工群众中开展以"服务思想、廉洁行医"为主要内容和以弘扬协和医院精神为主题的职业道德建设，并开展社会主义思想教育和医德医风建设。1987 年，医院党委成立了思想政治工作研究会，1992 年，与几家医院联合牵头成立了全国 54 所重点医院参加的思想政治工作研究会，对加强新时期思想政治工作起到了积极推动作用。

为进一步加强党组织对党员的感召力，医院大力选树先进典型，发挥榜样力量。1978 年，医院党委在全体党员中开展"怎样做一个名副其实的共产党员"教育。在 1979 年的庆祝七一大会上，举行新党员宣誓大会，对模范党员进行全院表彰，进行党的优良传统作风教育。1980 年至 1981 年间，238 人分期分批参加了医院举办的党员培训班，当年评选出 22 名优秀党员和 4 个先进党支部，其中模范党员有坚持又红又专、对业务精益求精、刻苦钻研的陈敏章同志；有顾全大局、不计较个人得失、不计较个人恩怨、坚持从党的利益出发的徐敬琴同志；有身患多种疾病，几年来带病坚持工作出满勤、处处以身作则的李纯同志；有年老志不衰、年逾七十还刻苦学习、一心为病人服务的陈阿林同志；有以医院为家，勤勤恳恳、满腔热情为病人服务的张思源同志；有公正无私，把方便让给别人、把困难留给自己的方圻同志……崇尚英雄才会产生英雄，争做英雄才会英雄辈出。这些先进典型的事迹极富感染力，彰显着协和共产党员的担当与作为，在全院树立起党员先锋的表率示范作用。

为了加强精神文明建设，1986 年 9 月，党的十二届六中全会作出《中共中央关于社会主义精神文明建设指导方针的决议》，强调要培育有理想、有道德、有文化、有纪律的社会主义公民（即"四有"公民）。在这一方针政策引领下，医院开展了一系列社会主义精神文明建设活动，如听取英雄报告、收看全国优秀共产党员代表先进事迹录像，以及医德教育、树典型学先进等活动。

1987 年至 1991 年间，方圻同志获评全国先进工作者，共有 64 名党员获得国家级和部级科研成果奖，5 名党员同志获评部级以上有突出贡献的科学家，1 名同志获评"全国三八红旗手"。另外，23 名同志获得北京市先进个人和优秀党务工作者光荣称号，7 名同志被评为医科院优秀共产党员，151 名党员被评为医院优秀共产党员，28 个支部先后被评为医院先进党支部。在党政领导班子的带领指导下，医院策划组织了一系列庆祝活动，包括为"院庆"70 周年所做的准备工作。

自 2004 年以来，以总支、支部为主导的党员活动越来越丰富，党委也将大部分活动经费下发到各总支、支部。有了活动经费的保障，基层支部的活动更加活跃。总支、支部纷纷建立起例会制度、组织生活制度，并结合科室特色精心策划、巧妙安排，组织了大量有教育意义的活动，支部党员和科室中的青年人纷纷踊跃参加。

2004 年以来的医院《院报》上，经常可以看到丰富多彩的基层党员活动的图文报道。在党中央推动的一系列党的主题教育活动中，医院党委也从来不会硬性规定支部应该如何做，但协和人总是会将主题教育与自身业务相结合，在工作中提高思想认识，在教育活动中思考如何促进业务的提升。恰恰因为协和党组织的机构比较健全，党员素质比较高，在全院创优争先的氛围中，党建活动自然也开展得生动活泼，寓教于业，寓教于乐。

医院党委重视对外宣传工作，不断创新对外宣传方式，讲好协和故事，传播协和好声音。2004年，医院创建官方门户网站，展示协和形象、科室优势、医生专长，方便患者获取重要就医信息，让互联网造福人民。协和一直走在新媒体和自媒体平台建设的前列，2009年创建官方微博，2016年创建官方微信号，2020年创建抖音、快手短视频官方账号，医院微博、微信、头条、抖音、快手、官网"五微一端"宣传平台建设布局日臻完善，媒体融合发展速度加快，成为医院向公众和社会展示医院形象的重要窗口。

步入21世纪后，医院党委进一步加强与人民日报社、新华社、中央广播电视总台等主流媒体的沟通合作，深挖新闻富矿，坚持导向为魂、内容为王，立足形势发展，服务党和人民。通过媒体的笔触和渠道把医疗工作高知识、高技术、高风险、高付出、高责任的特点展示给人民群众，大量广泛传播、深入人心的新闻报道为促进和谐医患关系发挥了重要作用，营造了关爱医护人员、共同守护健康的良好氛围。

以人为本、以德治院，医院党委充分发挥宣传与思想政治工作优势，不断提高广大党员、职工整体素质，牢固树立爱国、爱院、爱岗、爱民思想，为医院改革发展创造不竭的思想动力。

建设统一战线，发展群团组织

1982年，党的十二大把"长期共存、互相监督"的多党合作和政治协商制度的八字方针发展为"长期共存、互相监督、肝胆相照、荣辱与共"的十六字方针。

医院在1987年召开的第六届党员代表大会上明确提出了做好统战工作要求，"热情帮助解决实际困难，充分发挥民主党派、港澳台胞和归侨的积极性，同心协力搞好医院的工作和建设，同时要进一步做好落实知识分子政策的工作"。全院在该方针引领下，各民主党派、归侨等相继建立起组织并开展活动，如智力支边、开展咨询服务、培养科技人员等。

截至 1993 年，全院共有民主党派成员 39 名，归侨、侨眷 37 名，台胞台属 47 名，无党派高级知识分子 84 名。医院党委积极开展协商共事，通过召开民主党派人士座谈会，关心支持他们的组织活动，帮助他们解决具体问题和困难。1993 年，医院被评为北京市民族团结进步先进集体。

统战座谈会作为医院统一战线工作的重要形式被传承和固化下来，每年院领导和统战代表人士都要开展深入的思想交流。时任院长赵玉沛同志曾在 2010 年统战座谈会上表达了对民主党派人士的期待，他说："我院民主党派齐全、人数众多，是促进医院各项工作良好开展的重要力量，医院要充分发挥这一优势，加强团结，深入交流，集中智慧，共图医院全面科学发展大业。"

第十三届全国政协委员、协和麻醉科主任黄宇光在谈及政协工作时说道："政协工作让我从习惯于临床专业思维提升到思考国计民生的更高境界。我深刻认识到，政协委员要在政协履职尽责，也应当在专业岗位上履职尽责。"协和的民主党派人士以强烈的家国情怀和卓越的专业水平，在社会大舞台上展现着协和人的风范。

医院的群团工作在 20 世纪七八十年代有了长足的发展。

医院工会的前身是 1949 年 5 月 1 日成立的协和医学院工会。1957年，北京协和医院工会与北京协和医学院工会分开。1985 年，医院建立了党委领导下的职工代表大会制，此后每年召开一次代表大会，在改进医院领导工作与民主管理方面发挥了积极作用。工会不断健全组织机构和管理体系，形成了委员会工作部横向联动、分工会与工会小组纵向互动、群团骨干以点带面的工作新格局，保障了各项工作的顺利开展。

为了加强对全院专兼职工会干部的教育培训，工会积极开展专题讲座、理论研讨、拓展训练、评比表彰、走访交流等形式的活动。

工会通过打造高质量、高水平、群众广泛参与的文化品牌活动，不断提升工会工作的整体水平。一年一度的新春团拜会已成为职工心中的"协和春晚"，一年一度的职工运动会已成为职工心中的"协和奥运"。"我要上协和春晚"、"协和之韵合唱大赛"等活动给职工提供了充分展示自我的舞台，大力推进了医院文化建设。

党总支与部门分工会建立联席会议制度，在开展主题教育和组织大型活动中分工不分家，优势互补，紧密配合，保障了各项任务圆满完成。各科（处）室支持分工会开展工作，将工会干部纳入科室核心小组参与决策，在规划制定、人才培养、科主任任期目标责任制及绩效考核方案等方面，充分听取职工代表意见，形成有科室特色的民主管理氛围。

根据组织特点，工会紧密围绕党的中心工作开展了一系列群众性志愿活动，如组织职工向大兴安岭火灾、安徽水灾区、北京亚运会进行募捐等。

团委于1973年5月恢复，团员总数422名，王环增任团委书记。至1981年10月，全院共有团员473名，占全院职工总数的27%。此时全院共有青年600余人，占职工总数的三分之一左右。

1996年，卫生部在全国卫生系统正式启动"全国青年文明号、青年岗位能手"申报工作，1997年命名并表彰了第一批卫生系统的"全国青年文明号"。协和医院党委高度重视，鼓励各党总支、各级团组织带领广大青年积极参与"全国青年文明号"、"青年岗位能手"争创活动。2008年1月，医院召开医院争创"全国青年文明号、青年岗位能手"十周年纪念大会，主管共青团工作的党委副书记方文钧高兴地宣布，协和医院已成为全国医院中拥有国家级青年文明号、青年岗位能手最多的单位。方文钧谈道："当年的青年岗位能手现在已经成长为医院的中青年骨干，有的已经担任科室主任。这说明，'号、手'活动在教育和引导团员青年在爱岗敬业、岗位成才方面，在调动团员青年积极主动投身医院发展建设方面，切实发挥了良好的导向和示范作用，是我院青年思想教育、职业教育的重要抓手。"

北京协和医院全国青年文明号集体名单

序号	年度	全国青年文明号集体名单
1	1996	中国医学科学院北京协和医院重症医学科
2	2001—2002	中国医学科学院北京协和医院神经科、中国医学科学院北京协和医院重症医学科
3	2003—2004	中国医学科学院北京协和医院基本外科一病房
4	2005—2006	中国医学科学院北京协和医院急诊科
5	2007—2008	中国医学科学院北京协和医院全科医学科（普通内科）（原名称：中国医学科学院北京协和医院普通内科）
6	2009—2010	中国医学科学院北京协和医院健康医学系（原名称：中国医学科学院北京协和医院保健/特需医疗部）
7	2011—2012	中国医学科学院北京协和医院急诊科
8	2015—2016	中国医学科学院北京协和医院急诊科
9	2017—2018	中国医学科学院北京协和医院基本外科一病房

医院团委在医院党委和上级团委的领导下，积极开展青年志愿者活动，志愿服务成为教育青年、组织青年、推动青年广泛参与精神文明建设的有效方式。

1990年亚运会前夕，协和组建成立了亚运会义务服务支队，其中北京协和医院80人，协和护校70人，这些团员不定期参与到志愿服务工作中，担负起宣传亚运会重大意义、激发人们爱国热情、振奋中华民族精神的重要任务。1994年，医院响应党中央关于"青年志愿者行动"的号召，承担起6位社科院老教授的医疗保健工作。院团委专门成立了"青年志愿者行动小组"，志愿者利用业余时间为老教授们进行贴心服务，并配备专科大夫为他们体检。青年志愿者活动得到了医院党委大力

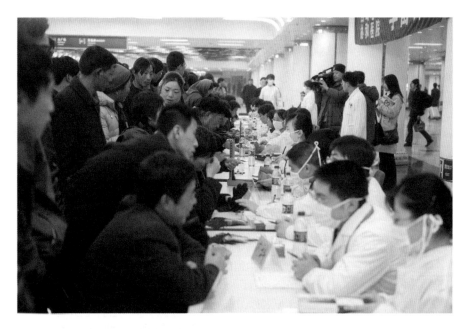

■ 团委组织青年医护人员在人流量大的西客站广场开展"学雷锋　献爱心"义诊活动

支持，后续又开展了面向院内老教授、老同志的献爱心活动，贡献青年力量。

医院领导班子非常重视青年工作，但协和的共青团工作也曾一度陷入困境。因医学专业学制长，医学生毕业后很快就到了 28 岁退团的年龄，此时尚未加入党组织，这种情况不利于党团组织对青年的关心培养和教育引导。青年工作怎样才能与时俱进，青年组织怎样才能为青年提供更好的成长舞台？

在时任党委副书记方文钧指导下，时任团委书记段文利带领团干部对这一课题进行了跨行业的深入调研，提出借鉴企业做法，在医院成立青年工作部，采取团委与青年工作部合署办公的工作机制，服务对象涵盖到 45 岁以下青年，将广大青年都聚拢在党组织的领导下，共同为协和发展贡献青春力量。

团委的提议得到了党委领导的大力支持，医院在 2009 年完成了一次共青团组织的重要改革，在全国医疗机构中成立了首家青年工作部。

青年工作部的机构领导班子以竞聘的方式组建成立。除了一名专职的副部长由一位团委副书记兼任外，部长和其他副部长全部由临床优秀青年代表兼任。

青年工作部一建立，立即开展起丰富多彩的青年活动，如组织各种技能大赛、青年读图大赛，或就社会热点问题展开辩论赛、演讲比赛。在很多重大救援或医疗保障事件中，也时时能看到青年工作部及其带领的志愿服务者的身影。

继成立青年工作部后，医院党委由此开展了一系列培养和关爱青年人的项目，如致力于培养青年人才国际化视野的"百人计划"、鼓励青年人科研创新的"中青年科研基金"、每两年举办一次的"协和杰出青年"评选等，在青年人才培养和梯队建设上，协和一以贯之地志存高远、不遗余力。正如赵玉沛院长所说："年轻人是协和的未来和希望，直接决定未来几十年协和在中国医学事业中的学术地位。青年兴则协和兴，青年强则协和强。对青年的支持，就是最好的投资。青年的成才，就是最高的回报。"

离退休职工是协和的"一宝"，老前辈们丰富的工作经验是医院的宝库。医院党委长期以来十分重视老干部工作，尽可能为老同志安度晚年创造条件。1982 年，医院成立老干部科，张廷惠任老干部科科长。1982 年 2 月 20 日，中央作出《关于建立老干部退休制度的决定》，医院党委采用反复宣传党的政策、进行说服教育并逐步推开的办法，比较成功地完成了干部离退休手续。截至 1993 年，全院共有离退休干部 67 人，退休教授 50 人，退休职工 278 人。1997 年，离休干部支部与退休干部支部合并为离退休党总支，王晓波任离退休党总支书记。医院党委充分发挥总支和支部的作用，及时向老同志们传达党中央的指示精神，认真安排好老干部活动日，使退休同志老有所为、老有所乐。

医院注重发挥离退休职工优势，积极引导老前辈为医疗卫生事业增添正能量。医院开展"老教授话协和"活动、"薪火相传，心路传承"活动，充分发挥协和老前辈们的"传帮带"作用。老前辈们的一段段协和往事，使青年人备受教育和鼓舞。在医院教学评估、病历质控等小组中，处处能见到老同志的身影，他们被返聘在医院工作岗位上，在医教研管等方面发挥着余热。

为了更好地落实"待同事如家人"的办院理念，每年医院都会在元旦、春节前积极走访慰问离退休老同志，并通过开展"爱心卡"活动专题汇报等多种形式，在全院形成关心关爱老职工的和谐氛围。医院认真听取老同志反映的意见，每一位老同志的来信来访都会妥善处理，关心照顾有困难的老同志，切实帮助他们解决实际困难。在纪念抗日战争胜利70周年之际，院领导带领老干部处工作人员走访了10位参加过抗战的老干部，并送去医院的慰问。

在上级党委的领导下，在全院党员的大力支持下，医院党委认真贯彻执行党的基本路线和党中央的各项方针政策，坚持改革开放，领导和支持群团组织开展工作，在医院发展建设中发挥了党委的政治核心作用。

党建业务融合的生动实践

改革开放以来，医院党委围绕中心服务大局，找准关键、精准发力、狠抓落实，在推进党建与业务工作深度融合中提质聚力。通过理念融合、制度融合、责任融合，推动党建工作全面融入医院重大决策、科学管理、学科发展、队伍建设等各方面，实现党建与业务同谋划、同部署、同实施、同考核。

率先成立党总支

"水之积也不厚，则其负大舟也无力。"党建业务融合首先从提供坚强的组织保证开始。医院在全国医院中率先设立了党总支。1977 年首先成立了行政处党总支，1981 年成立了内科党总支、外科党总支、妇儿党总支，罗宝琛、熊世琦、诸葛淳分别任内、外、妇党总支首任书记。1983 年增设五官党总支，王来荆任党总支书记；增设医技科党总支，刘静华任党总支副书记。总支下按科室或专业组成立支部，其余根据科处室工作性质分别成立政工支部、业务支部、基建办公室支部、器材科支部、药剂科支部、外宾医疗科支部、中医科支部、门诊部支部、护校支部及离休老干部等 10 个支部。这一做法大大加强了党的基层组织建设，为切实发挥党总支、支部的战斗堡垒作用提供组织保障。

协和的党总支书记有的来自临床或护理部门，有的来自行政部门，但无论其背景和经历如何，都将临床科室琐碎繁杂的行政事务和党务工作集于一身，确保业务发展在党的领导下。协和医院成为最早且一以贯之地将党建工作与临床业务深度融合的示范。对党总支书记岗位有一个非常形象的比喻：千丝万线都穿在党总支书记这根针眼里！

专职党总支书记队伍的建设与培养是协和医院在基层党建工作中的一项创举，这一岗位既辅助临床业务干部完成无暇全面顾及的党务和行政工作，更关心和培养广大业务骨干在政治思想上的成长和进步。党总支书记队伍与临床管理队伍相互支持协作、相互渗透，在实现"党管人才"的目标之外，更体现了医院党组织关爱人才、扶持人才、培养人才的宏图远志。

曾担任北京协和医院党委书记的王荣金是第一代专职内科党支部书记。虽然他在 1976 年来协和医院之前，已在中国医学科学院干了若干年，但真正接触临床工作还是头一遭。作为医疗的"外行"，王荣金书记想到的工作方法就是每天与医护人员尽量多接触。"每天早上七点半上班，参加病房的交班，那时候内科有三个病房，我每天早上轮流参加他们的早交班。医生查房我跟着，虽然我不懂医疗，那就这样尽量多接触他们，多了解他们。那时候病房只有一名清洁工，擦地板、打扫厕所、病房卫生，我都跟着干，医疗工作我参加不了，这些事我可以参加的。"

曾任内科党总支副书记的白纯政总结多年总支书记的工作经验时说："总支书记需要了解科里所有的人和事，尤其要了解人，包括党员和非党员。要虚心向大家学习，为大家服务，才能得到他们的信任和支持，有了问题才会找你来帮忙，而你更要有能力去帮助他，如果对人对事都一无所知，如何能协调解决问题？对医院而言，则是要选好这支专职的队伍，选好总支和支部书记，并保持好这支队伍的稳定性，只有大家发自内心地热爱这项工作，才能专心地做好工作。"

曾做过妇儿党总支书记的孙红出身临床，她特别能理解临床一线主任的繁忙。所以每当有事必须找主任开会商议，她总是贴心地问主任们什么时间方便，有时甚至利用科主任接台手术的间隙，亲自去找主任们传达重要文件，商议工作安排。"我在妇儿党总支的时候，开会时间经常安排在中午，要不就是下午下班以后的时间，尽量不影响临床工作。因为我来自临床一线，能够充分理解和换位思考，所以与主任们沟通一直都比较顺畅。"

曾任医技党总支书记的刘静华在协和医院基层支部工作岗位上连续工作了25年，从支部干事、副书记、书记，一直干到党总支副书记、总支书记。她的经验是"不管是科室业务发展、人才需求、思想问题，还是生活琐事、恋爱婚姻、家庭和邻里及同志间的矛盾等，只要来找我，总是想方设法帮助解决。有人说我'爱管闲事'，但我认为党的基层干部没有什么'闲事'。只要是有人找你来说，都应该当作分内之事认真对待。党组织的温暖应该化为实际行动，解决一个具体问题就能增加一份力量，关心一个同志便能温暖一片人心。"刘静华所在的党总支，最早叫"辅助支部"，由检验、放射、核医学、病理、理疗和血库等科室联合组成。后来，又增加了放射治疗科和超声医学科，建立了"医技党总支"。她总结了几条支部工作原则：一是办事认真负责，从不敷衍。

只要是应办的、能办的，一定要认真办好，办不成也应同对方说清楚，有个交代。二是做"人民公仆"，热忱服务。三是严格要求自己，以身作则。凡是要求别人做到的，自己必先做到。四是打铁还需自身硬，不谋私利。退休后，她未改初心，继续关心医院发展，并积极参加一些重要活动。许多老同学、老同事包括年轻人都愿意到她家做客，与她交谈学习、工作、婚姻等问题，都觉得在她家里仍能感受到"组织的温暖"。

原北京协和医院党委副书记兼纪委书记方文钧同志曾担任五官党总支书记，与其他总支相比，五官党总支很有特点，它涵盖眼科、耳鼻喉科、口腔科、神经科、皮肤科、心理医学科、变态反应科等多个科室。他担任总支书记期间，五官总支所属科室中有好几位主任都不是党员，而科室中的很多工作都与党的组织工作相关，所以总支书记就相当于整个五官科的行政大主任，他要考虑的是如何将党的工作融入到日常工作当中，协调解决好科室的利益分配与知识分子团结等问题。正如接过方文钧接力棒的柴建军回想起自己担任五官党总支书记这段经历时的感慨："总支书记的岗位对我来说确实压力很大，但这段经历却锻炼了自己的组织协调能力，也让我有了一定的群众基础，为今后担任职能部门负责人乃至走向医院领导岗位都打下了一个很好的基础。"

谈到医院的党总支书记，许多协和人会提到他们身上的共同特质：首先是奉献精神，大家一直在这个岗位上默默付出，在关键时刻挺身而出，不计回报；其次是优秀的沟通协调能力，在涉及敏感复杂的晋升、出国等利益面前要处理得公平、公正，让所有人信服；最后是要有对临床一线的服务精神，充分理解临床工作的特点和难处，不是居高临下的管理者，而是医院大家庭中真诚服务的贴心人。

党的十二大把改革领导机构和干部制度，实现干部队伍的革命化、年轻化、知识化、专业化（"四化"）写入新修订的《中国共产党章程》，用以指导各级领导班子和干部队伍建设。根据干部"四化"的要求和工作需要，党委和院行政领导一起，于1983年和1986年两次调整配备了各级领导班子。把一批年富力强、有一定专业知识和管理能力的同志选拔到党政领导岗位上，加强了机关、总支和支部的领导工作，使医院干部队伍在年龄结构和知识结构方面均有了明显改善。

在经历了抗击 SARS 疫情的艰巨考验，以及东西院区合并后协和医院面临的大发展机遇，根据新时期医院发展目标和党务工作特点，协和医院党委对全院的党总支、支部的设置进行了一次重大调整。这一调整是从协和所有学科的定位和发展方向的大讨论开始的。

2004 年 2 月的第二个周末，协和医院召开了建院 83 年以来第一次科主任述职大会。几十位学科带头人轮番登台亮相，畅想协和的学科发展，既让全体协和人大开眼界，更将协和人的心紧紧相连。戚可名院长在这场科主任述职大会上讲道："医疗界的国际同仁和中国的老百姓在谈到协和时，曾用 个成语'鹤立鸡群'来形容协和与其他医院的差距。曾几何时，'万马奔腾'的情景出现了，协和'一马当先'的优势已不再突出。如何保持协和'一马当先'的优势地位，历史的重任就落在我

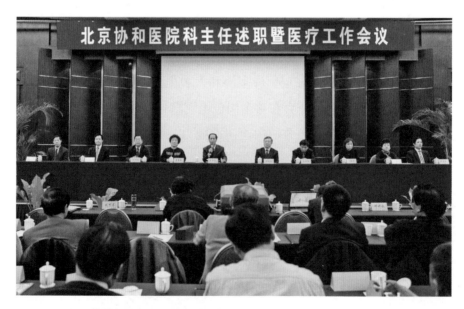

■ 2004 年北京协和医院科主任述职暨医疗工作会议现场

们这一代人的身上。"

为了围绕协和医院大发展的战略目标开展党建工作，医院党委在广泛征求各党总支、支部意见的基础上，于2003年底进行了医院党总支和支部的合并重组，下设十大党总支和一个直属支部，总支下设70个党支部，涵盖医院各职能处室和临床医技科室。担任书记职务的党员干部绝大多数是教授、副教授和主任、副主任，一批政治素质高、业务能力强、有较高威信的同志担任了基层党组织的领导，使得党务工作同业务工作实现了更加有机的结合。

时任党委书记邓开叔对医院党组织机构调整进行了解读："调整涉及两个方面，第一，所有院领导必须辞去科主任职务；第二，所有党总支书记和支部书记全部为兼职。这有利于两院合并重组工作的进一步深化，有利于医院的发展。"

感染内科主任李太生在担任十余年内科党总支书记期间，对党建业务融合有了更深入的理解："内科总支很庞大，它是基层党组织传达党委指示精神的重要纽带。同时它也要配合内科学系主任做好业务工作，包括宣传文化等工作。"总支书记的工作繁杂，作为兼职党总支书记，李太生的压力也非常大。但由科主任兼任总支书记，号召力强，能更好地落实党委布置的各项工作。他深深感慨："任何时候遇到困难，需要协和人挺身而出时，各科室里最先派出的队员一定是党员。党员同志们在内科团队中发挥了巨大的作用。"

神经外科主任王任直曾担任了15年外科党总支兼职书记。作为业务骨干，他注重创造总支的和谐氛围，传承老前辈的优良传统。在2008年11月的一次会议上，他与邱贵兴院士、各专科主任和书记达成一致共识：关心退休职工，不能光靠医院，光靠总支的力量也不行，要发动全科及各个支部的力量，共同帮助老职工解决实际困难，为老干部处分担一些压力，向老同志伸出援助之手，多一声问候，多一份关怀，让他们在协和医院的发展变化中感受集体的温暖和同志们的关爱之情。

这一做法后来得到了医院党委的高度评价。

无论组织形式如何改变，协和坚持不变的始终是推进党建与业务深度融合的原则与方向，以及在实施过程中不断强化的领导干部"一岗双责"的管理要义。

"一岗双责"：管党风，更要抓行风

在对"一岗双责"内涵不断演进与丰富的过程中，这一概念最终被明确定义为："一岗双责"是指各级领导干部既要对本岗位业务工作负责，又要对党风廉政建设和党建工作负责。本办法适用于医院领导班子、临床医技科室和职能处室中层干部。医院党委也不断着力于构建和完善"一岗双责"责任体系，形成了"谁主管谁负责、一级抓一级、层层抓落实"的工作格局，把党风廉政建设与业务工作紧密结合，同部署、同落实、同检查、同考核。党务干部不仅要抓党风，更要抓行风。协和在党风廉政建设方面始终有着优良的传统。医院纪律检查筹备小组自 1981 年 1 月成立以来，对违反党纪的人和事以及群众来信、来访都会及时处理，从而提高党员遵守党纪党风的自觉性。

1987 年，医院健全了纪委组织，充实了纪委干部，为抓党风党纪、查处违纪案件、纠正不正之风提供了组织保证。1991 年，医院纪委先后举办了四期共 402 名党员参与的党纪党规教育学习班，教育面达到90％以上。同时刊出 32 期"党内通讯"，作为开展思想教育的阵地；订阅《是与非》杂志发至党支部，帮助全体党员提高觉悟，自觉抵制腐败行为。医院纪委坚持实事求是，客观真实、秉公处理各种违纪案件，以对党的事业的高度责任感，在加强医院党风廉政建设中发挥了重要作用。

随着改革开放步伐的进一步加快，各种新情况新问题也接踵而来。为摸清情况，医院纪委深入科室进行调研，提出了《当前面临十七种新情况新问题的调查报告》，为领导决策提供信息，也使纪检工作增强了

预见性和主动性。同时针对存在的倾向性和普遍性的问题，如科室自筹资金办实业行不行？业余服务应如何管理？纪委积极协助有关部门研究解决，"堵后门，开前门"，实事求是制定了内部的制度，保证改革的顺利进行。

在医院第七届党代会上，纪委在工作报告中谈及工作的主要体会："纪检工作只有结合行业特点，联系工作实际，才能做到有的放矢，收到实效……为群众多办实事，不仅利于打开纪检工作的局面，可以取得阶段性成果，而且可以使纪检工作取信于广大党员。这样才能使医院纪检工作的路子越走越宽。"

十七大召开前，医院为落实卫生部、北京市关于开展治理商业贿赂的专项治理工作中对我院提出的督导意见，纪委书记方文钧组织召开"三员"（社会监督员、党风监督员、特邀监察员）座谈会，通过征求多方意见和扩展监督形式，重在开明道、堵暗道，从制度建设方面同国家和北京市保持政策一致。2012年，医院党委、纪委制定《北京协和医院加强廉政风险防控工作实施办法（试行）》，加强公立医院廉洁风险防控、规范权力运行工作，组织建立了医院惩治和预防腐败体系建设领导小组和办公室，通过全面清权确权，评估风险等级，公开权力运行，强化运行监控，通过预警处置，及时化解廉政风险。时任纪委书记陈杰总结说道："只有大家做好，纪委才能做好。"

原卫生部部长高强同志曾语重心长地叮嘱协和，一定要高度保持清醒的头脑，千万不能楼盖起来人倒下去。协和是国家的协和，协和的影响力太大了，绝不容任何闪失。无论是选人、用人，还是大型工程建设、设备采购，协和的做法永远是项目组集体决策，在项目推进过程中的任何阶段，只要是审计、财务及纪委提出任何问题，一律会叫停项目，这是最基本的总原则。

在柴建军刚刚担任纪委书记时，一次院周会后，赵玉沛院长叫住他，语气非常严肃地说道："你作为医院党委副书记兼纪委书记，要思考如何加强全院的党风廉政建设，不能光等着举报，要主动思考如何做到关口前移，抓早抓小，不能等别人犯了事你们才介入。协和医院不能是一张温床，而应该是一片净土，你们应该像警察一样具有威慑力，要用案例警示和教育大家不能犯错，这是你纪委书记的职责。"

在感到压力的同时，柴建军也明确了方向，深切体会到要想落实党风廉政建设，党委要履行主体责任，纪委要履行监督责任，医院必须形成防控风险的系统工程，贯彻到日常工作的方方面面，形成良好的氛围，防患于未然。

在这方面，医院党委一直有一套行之有效的组织体系——党总支和党支部，一方面在医院的大会小会上不断培训、通报，通过不同形式的党课教育全员；另一方面，一有风吹草动，党总支或支部书记就会及时介入，通过谈话、警示等方式将问题扼杀在萌芽状态。

2014年，中央提出纪检监察机关要紧紧围绕监督执纪问责，聚焦中心任务，深化转职能、转方式、转作风，全面提高履职能力。纪检监察处随即将医德医风考核、行风工作转到医务管理部门，使纪检干部聚焦主责主业，监督执纪问责。配齐配强纪检干部队伍，建立党总支书记兼职纪检监察员制度的基础上，选派政治学、法学专业的年轻干部加入纪检队伍，总体提升了纪检监察干部队伍的专业化和知识化水平。2016年，各总支、各支部增设纪委委员、纪检委员，纪检干部队伍不断壮大，政治监督的探头深入基层。2018年，党政一把手与党总支书记14人签订党风廉政建设责任书，各分管院领导与82个正副主任和处长签订岗位廉政建设责任书，责成各第一责任人将责任分解，层层签订廉政责任书，传导压力，压实责任。

作为涉及"民生"的医疗卫生行业，医院党委、纪委以"走出去"与"请进来"相结合的方式到各支部、各科（处）室有针对性地开展警示教育，凸显党支部的战斗堡垒作用；通过开展廉政教育，对青年干部特别是主任助理、处长助理，对医院行政管理干部、支部书记进行警示教育，营造出良好的廉政氛围。认真贯彻中央八项规定精神，紧盯"四风"问题，盯牢节庆假日等重要节点，一个问题一个问题突破、一个节点一个节点坚守。每逢重要节假日，向全院中层干部集中发送廉政提醒短信，纪委联合各党总支，深入基层调研，对重点部门和关键岗位进行重点抽查。

正是凭借"咬定青山不放松"的坚守，才涵养了协和在党风和行风问题上不解决不松劲、解决不彻底不放手的久久为功，为进一步推进改革开放和社会主义现代化建设创造了风清气正的环境。医院的党风廉政建设工作得到了上级的充分肯定：医院党风廉政建设工作与业务工作紧密结合，体现了协和的民主决策、公开透明和科学管理，体现了协和的感召力、凝聚力和向心力。

耄耋之年的"新"党员

改革开放几十年来，中国共产党一直贯彻的一个重要政策就是积极发展高级知识分子入党。协和的专家中有一大批共产党的忠诚拥护者，即使他们在历史原因造成的逆境中备受打击，但他们对党的信仰与忠诚从未褪色。一旦甩掉了政治包袱，他们立即全心全意地投入到钟爱的医疗教学科研一线工作中，加入到党的队伍中，是他们一生的夙愿和追求。

1980年至1989年的十年间，张孝骞、冯应琨、池芝盛、罗慰慈等40余位已步入古稀或耄耋之年的高级知识分子光荣加入中国共产党。

1985年，协和医院党委书记王荣金向时任卫生部部长陈敏章汇报了介绍张孝骞教授入党的想法，陈敏章十分赞成，并商定由他和王荣金两人作为张孝骞的入党介绍人。当王荣金向张孝骞提出介绍他加入中国共产党时，老人激动得落泪，当场表示"非常高兴，十分愿意"。私下里，他偶尔和自己的学生陈寿坡聊人生，谈到自己曾受到毛主席的接见，内心早就非常向往加入中国共产党，但一直顾虑自己是旧社会走出来的知识分子，担心自己不够格，所以一直不好意思提出，这次医院党委主动提出，他深受感动。

1985年盛夏，当张孝骞突然发现痰中带血，诊断为肺癌时，他知道属于自己的时间不多了，他极其珍惜这宝贵的时间，对各项事情都做了很好的安排。11月26日，刚做完肺部手术出院不久的张孝骞身体还很虚弱，他将写好的"入党申请书"小心翼翼折好，拄着拐杖坐上汽车来到医院。他将"入党申请书"双手交给了王荣金书记。12月18日，内科党总支胃肠血液组党支部召开党员大会，讨论张孝骞入党问题，与会党员一致通过。28日，时值张老88岁生日，88岁高龄的张孝骞怀着一颗虔诚的心，在党旗下庄严宣誓，终于实现了从一个热血青年到爱国主义者再到中国共产党党员的飞跃。正如他在入党申请书中所写的那样："建国以来，在党的团结教育下，通过政治学习和自我思想改造，逐渐克服了资产阶级个人主义，初步树立起共产主义人生观，懂得怎样更好地为人民服务。"张老的经历正是中国一代高级知识分子坚定信念、追求真理、科学报国的共同命运的写照。

带领他宣读誓词的正是他的学生、支部书记陈寿坡，如今也已年过九旬的陈寿坡老人回忆当天让他记忆犹新的一个细节："入党仪式完，我陪他回到他的办公室，一进门，主任就握着我的手，激动地说：'陈大夫，咱们现在不是大夫之间的关系了，咱们是同志之间的关系！'"

在那个风雨飘摇的特殊时代，多位协和老专家遭受不公平待遇，但他们心中从未动摇的是对党的信任、对国家的忠诚和对病人的关爱。我国临床癫痫及脑电图学奠基人、曾任协和神经科主任的冯应琨教授便是其中最具代表性的人物之一。

冯应琨教授1928年考入协和医学院，1936年毕业后留在协和神经科工作。1942年协和医院关门后，冯教授自行开业、挂牌行医，只收很少诊费，帮老百姓排忧解难。1948年冯教授赴美学习工作，以扎实

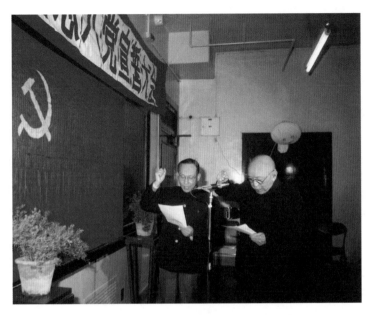

■ 1985 年 12 月 28 日，张孝骞于 88 周岁生日当天在鲜红的党旗下
庄严宣誓

■ 张孝骞递交的入党申请书

的医学功底和出色的工作能力获得了所在医院的充分认可。1949 年，听到新中国即将成立的消息，冯教授毅然放弃优越的工作和生活条件，启程回国。由于国民党对陆路、海路进行封锁，冯应琨夫妇归国途中绕道香港，宿于亲戚家中。他的连襟是指挥古北口对日作战的国民党高级将领，把国内 6 处房产的地契、房契装在一个小皮箱里请他带回国。1949 年 10 月 2 日，开国典礼的第二天，冯教授回到了北京。然而这次在香港与亲戚的一次接触，却被历史赋予了特殊的意义，从此开启了冯应琨教授充满磨难而传奇的一生。

归国时冯应琨被尊为"红色教授"，还被派到外地农村参加土改运动，但因为这个小皮箱，他很快就被扣上"隐匿敌产"的罪名。从 20 世纪 50 年代初的"三反""五反"直到 60 年代的"文化大革命"，冯应琨在历次运动中都遭到了不公正的待遇，长期蒙受冤屈。而与此同时，由于特殊的家庭背景和突出的外事活动能力，冯应琨教授被中共中央统战部赋予了特殊工作，多次冒着生命危险陪同国家有关部门负责人赴港开展工作，即使在被批斗期间，他依然无怨无悔地、默默为党和国家做了大量的统战工作。在那段风雨如晦的岁月里，冯应琨有着极端的两重身份——一边是统战斗士，一边是右派教授。中央统战部的同志后来谈及此事，心酸不已。他们说，冯老为国家做了这么多事，立下赫赫功勋，忠心日月可鉴，人生却如此坎坷。由于统战工作的特殊性，我们也无法出面为他辩白，除了逢年过节探望和送上一点油、米、花生、水果等当年的特供物品外，剩下的只是无限的遗憾和感慨。

饱受磨难的冯应琨却未被逆境打倒。"文化大革命"时期，他被打成"反动学术权威"去当清洁工打扫病房的时候，他说"我比清洁工李师傅擦的痰盂干净多了"。乐观的人生态度以及更高的人生追求使他始终站在山高水远之地，丝毫没有动摇心中的信仰。统战部的同志说，"真怕他受不了打击，精神崩溃，把国家机密兜出来"。可终其一生，冯应琨从未对任何人泄露过半点国家机密。如果不是后来统战部的同志把冯应琨的事迹告诉了医院领导，他所做的一切，都将永远消逝在云天之外。

"文化大革命"结束后，冯应琨恢复了名誉，继续在医疗战线上奉献自己的光和热。拨乱反正后，国家按照政策补发"文化大革命"期间的工资，冯应琨却坚决不要。他说："那时我干的是清洁工的活，不是教授的活，这钱我不能要。"他将补发的工资全部上交了国库。

当时一些民主党派如九三学社、农工民主党都曾动员他加入，并许以要职，但就是这位被抄家、被处罚、多年受到不公正待遇的老知识分子，却对当时的五官科党总支书记方文钧同志说："这些党派我都不加入，我相信中国共产党，我要加入的是中国共产党，这是我一生的愿望。"

1986年，冯老终于获得党组织批准，正式加入中国共产党。在入党宣誓仪式上，白发苍苍的冯老从席中站起来发言的时候，激动得泣不

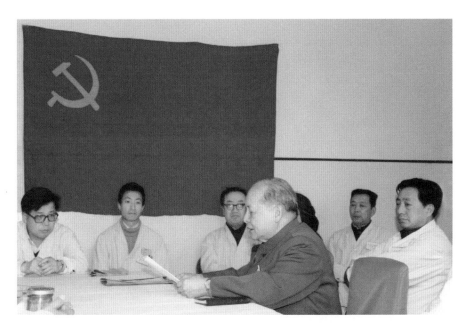

■ 支部大会讨论冯应琨同志入党事宜

成声。在场的所有人无不为之感动，潸然泪下。那一年，他已经78岁高龄。弹指一挥间，数十载韶华远逝，当年的青年才俊已变为白发老人，而时间不能改变的，是他对共产党忠诚一生的坚定信仰。

每一位高龄的"新"党员加入到党组织大家庭的过程，对年轻党员和医院全体员工都是一堂生动的党课。他们有的从旧社会饱经风霜地一路走来，有的自递交第一份入党申请书算起已过去了几十年，他们虽然已从当初的热血青年到如今满鬓霜白，但始终不变的却是全心全意为患者服务的初心。尽管每个人都遭遇过很多挫折与磨难，但他们对党的信念始终没有动摇，为党、为人民服务的努力始终未曾松懈。这种信念可以说是这一时期所有耄耋之年的"新党员"们的共同心声。

十二 文化建设助力协和扬帆

改革开放后，文化品牌建设在全国兴起。在党委领导下，北京协和医院在全国最早开展医院文化建设。协和精神的凝练，办院理念的提出，百年内涵的追求，使命愿景的擘画，一系列文化建设工作，为协和人在建立现代医院管理制度、勇攀医学高峰的道路上凝心聚力、鼓满风帆。为协和披荆斩棘的既有一位位医学大师，也有一位位平凡工匠；既有一篇篇旷世研究，也有一个个感人瞬间；既有"一切为民"的旗帜高高擎起，也有"严谨求精"的精神深入人心。一部部感人至深的短片，一场场发人深省的大会，一条条科学严谨的制度，党建文化春风化雨般渗透到医院的各项工作中。

北京协和医院名誉院长赵玉沛曾用"润物无声"概括协和党建文化工作的特点，可谓一语中的。他说："协和医院党建工作的特点就是通过一个个细节，把协和好的思想作风、协和人共同坚守的价值理念，像爱护眼睛一样去珍惜，并发扬光大。不追求形式上的轰轰烈烈，而是将党建工作融入到日常工作中。因此，在很多活动进行顶层设计时，就渗透着思想教育和文化熏陶的目的，努力让党的雨露潜移默化、润物无声地播洒到每个协和人的心中。"

"严谨、求精、勤奋、奉献"的协和精神

1991年，在北京协和医院建院70周年之际，医院党委举办

"协和精神研讨会",带领全院上下广泛讨论,凝练出"严谨、求精、勤奋、奉献"8个字的"协和精神"。

时任党委书记王荣金亲历了"协和精神"诞生的全过程。他回忆道,当时院领导班子提出在协和医院建院70周年之际,将老一辈协和人所积淀传承的优良传统总结提炼,形成"协和精神"。这一提议立即得到全体协和人的热烈响应。院领导班子集体研究,提出了一个初步的想法,希望用几个字简明扼要地将"协和精神"反映出来。为此,全院上上下下经过了三轮大讨论,大家将讨论的结果一层层提上来,修改后再讨论,常常为了一个字争得面红耳赤,最终将"协和精神"确定为"严谨、求精、勤奋、奉献"这八个字。"这八个字虽然朴实无华,但却有着深厚的群众基础。这是集体的意见,不是一个人或者几个人脑子一热就定下来的。"王荣金书记说。

在协和医院,上至百岁老人,下至刚迈进医院大门的实习医生,这八个字几乎所有人都能脱口而出。

一位老教授谈起对"协和精神"八个字的理解,认为它很确切地概括出了协和的精神内涵:"前六个字说的是个人成才要求,最后两个字'奉献'则说的是为医的根本——为病人服务。当一名好医生的条件是什么?一要有本事,否则无法去服务病人;二要有为病人服务的思想,如果仅仅是技术条件好,以此当作挣钱的资本,没有为病人服务的思想,根本谈不上好医生。"

在曾任协和医院党委副书记的董炳琨同志看来,"所谓协和精神,追求其渊源,则是两大主意识流汇合的结晶。一是忠于科学的事业精神,一是忠于人民的奉献精神。""严谨"是指科学的态度和科学的方法,"求精"是指高标准、严要求,追求卓越,"勤奋"是指对工作的投入和执着追求,"奉献"是指对人民健康和卫生事业有崇高的献身精神。曾有业内专家这样评价:"协和精神的提炼和形成,不仅对这所医院的发展,而且对全国卫生行业的文化建设产生了重大影响,成为我国医院文

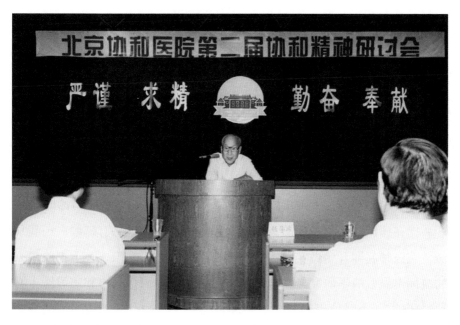

■ 1991 年北京协和医院第二届协和精神研讨会现场

化建设的一座里程碑。"

"协和精神"的提出，对全国公立医院的文化建设具有强烈的示范引领作用。协和医院党委更是有效地将党建工作与文化融合，让协和精神通过一代代协和人的言传身教，使后辈学有榜样、行有楷模。

张乃峥自实习医师起，几十年间一直受协和老前辈的熏陶，对"协和精神"感受颇深。在谈到协和精神的"严谨"时，他讲了几个小故事："有一次钟惠澜教授巡视我管的一个黑热病患者，我汇报骨髓穿刺利朵小体阴性，他反问我骨髓片看了多长时间，我回答说 15 分钟。他告诫我：'你只能说找了 15 分钟，未找到利朵小体，你如果再仔细多看些时间呢？你再去认真看一个小时后再说。'果不其然，我又花时间复查那张骨髓片以后，找到一个肯定的利朵小体，从而明确了诊断，之后的治疗也证实了诊断。这是 20 世纪 40 年代的事了，但现在看来这一件小事蕴藏着朴素的辩证唯物主义思想、锲而不舍的工作作风和严格要求下级的精神。"

"我六十几岁时在杭州和另一位老协和人王季午教授一起写书，他亲笔纠正了我的白字：副作用的'副'不是'付'。他默默地为我改正，我感觉又像钟惠澜教授当年教导我一样。从那以后，我再也没写过这个白字。"这便是"严谨、求精"的协和精神淋漓尽致的体现，与"严格要求、严密组织、严谨态度"的治学精神一脉相承。

"严格要求自己怎能不勤奋呢？不勤奋如何能做好严密、严谨的科学工作呢？我做住院医师时一个人管十四五个病人，主任巡诊时病历一一挂在病床前，报告病历、回答病情全凭记忆，唯恐有疏漏……我从做住院医师起即开始做实验室研究工作，白天忙于临床，晚上把收集来的血标本做血清学研究，直至深夜……"张乃峥回忆起协和实习医生必须经历的 24 小时值班制时，仍然非常感谢这段勤奋的经历为他从事医学事业奠定了扎实稳固的基础。

张乃峥对"协和精神"中"奉献"二字的理解是深刻而充满敬意的："新中国的成立为协和人开辟了一个广阔的天地，诞生了新时期的新协和精神——为社会主义祖国奉献的精神……奉献精神就体现为协和前辈几十年如一日地将老协和的优良传统身体力行，为青年医生作表率。张孝骞教授年事已高，但一直深入病房，甚至为了解决一个疑难问题亲自查找文献，交给下级医生继续深入研究。钟惠澜教授一直到谢世前不久，还奔走于大江南北、穷乡僻壤，为祖国的热带病学鞠躬尽瘁……奉献精神是相信党，党要他们做什么他们就做什么。解放后第一批参加土地改革、第一批参加抗美援朝的都有老协和人，如张孝骞、黄家驷、林巧稚、吴英恺……奉献精神是识大体、顾大局，一心一意为祖国医学事业筹划，即使在逆境中也是如此。张孝骞教授为医学教育上书中央是众所周知的，即使听到冷言冷语说他又想'复辟'旧协和的一套，也在所不顾。"

张之南教授回忆在协和做实习医师时这样说道："协和人从来不是

夸夸其谈的空想者，而是脚踏实地的实干家，协和的医学大家之所以能博得人民的信赖与尊敬，靠的是他们对病人的认真负责和精湛的医疗技术，他们凭的是硬功夫、真本领。丰富的临床经验是一点一滴积累而来的，高超的医学技艺是一招一式锻炼出来的，不用心不勤奋，真本领是不会从天而降的。晚上走过各办公室各实验室，挑灯夜战者比比皆是。晚饭后，不论值班与否都要到病房整理病历，为第二天查房做准备，然后带着问题去看书。在一周只休息一天的情况下，每个周日早晨，在图书馆新期刊室里必然可以找到张孝骞、王叔咸、谢少文、曾宪九等人。这些老一辈的协和人已经把星期天上午去图书馆作为常年固定生活日程中不可或缺的一部分。正因为这样，他们在丰富的临床经验基础上，吸取国内外最新的知识和发展，勤奋努力，精益求精，他们的医学技艺才能达到炉火纯青的地步。"

名誉院长赵玉沛院士在谈到"我们需要什么样的外科医生"时曾这样说道："国家和人民到底需要什么样的外科医师？我的答案是：首先，他应该对医学职业充满敬畏，对待疾病要如临深渊、如履薄冰；其次，他应该对患者及家属充满关爱，身怀回天仁术，心怀天下生灵；最后，他还要勇于追求学术真理，保持科学的纯洁性，真正做到大医精诚。"

在年轻一辈的协和人心中，"协和精神"是大家共同遵循的崇高价值观，它是让协和人"比较容易被认出来"的一种内在的群体标识。

受医院"百人计划"项目资助赴海外学习的骨科庄乾宇副教授在总结学习心得时写道："三个月的海外学习生活，我观摩了大量的脊柱外科手术，参与了多项临床研究，对脊柱畸形治疗相关的先进理论和技术、临床研究的设计和执行都有了更深入的理解。更重要的是，在这些有灵魂、有信仰、有爱心的专家身上，我学习并体会到了最宝贵的部分——思维习惯、人文修养、职业信仰和精神力量。当回望总结的时候，我惊喜地发现：这些闪烁着人性光辉的价值观和理念与我长久以来所耳濡目染的'严谨、求精、勤奋、奉献'的协和精神是如此地相似相通。记得有人说，'走遍世界，是为了找到走回内心的路'。海外学习经历让我更加深刻理解了协和的文化精髓，而这些宝贵的精神信仰将成为我未来行医路上的明灯，照亮前方继续奋进的从医之路。"

在消化内科党支部书记吴东副教授看来，"协和精神"是一种顶天立地的情怀，既要有抱负、有追求，同时要对普通百姓心存慈悲之心。"协和的初心是帮助病人减轻痛苦，但实际上在医院发展过程中，可能会越来越偏离初心，比如诊疗的流程越来越精细，仪器设备越来越高端，但病人与医生直接相处的时间却越来越少了，他们的痛苦有时得不到足够的理解和尊重，所以强调人文精神特别重要。作为一名党员，我能感受到共产党的初心和宗旨与医学是非常契合的，都是为了救苦救难，让人民有更好的生活。医学虽然没有办法解决病患的全部社会经济问题，但能帮助他祛除躯体的病痛，这与共产党为人民服务的宗旨是一脉相承的。"

"春风化雨、润物无声"的协和文化

1991 年 8 月，骄阳似火，距离北京协和医院建院 70 周年纪念日只有一个半月的时间。一群同志扛着几十斤的机器在医院里东奔西跑，他们正在筹备院庆的献礼短片——《今日协和》。

短片由时任党委副书记宗淑杰担任总编导，多部门通力协作，形成了脚本，但剧组面临完成上千个镜头的拍摄、编辑及后期制作等艰巨任务。党委办公室和录像室的有关同志白天安排拍摄，扛着摄像机到处奔跑，晚上编写剧本和制订拍摄计划，有时一天连一口水都喝不上。一天下来尽管累得头昏腿软、汗湿淋漓，但大家都知道，这是一部将在院庆外宾招待会上放映的短片，代表的是协和形象。大家咬着牙，互相鼓励，争抢工作，谁也不喊一声苦和累。为了抢时间使中英文配音工作能够一次性完成，剧组同志们饿着肚子，下午进入配音室，一直到晚 11

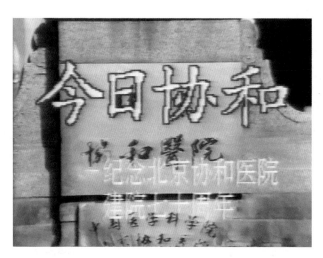

■《今日协和》短片

点工作结束后，才匆匆赶回家。

9月14日，"庆祝北京协和医院建院七十周年大会"在首都剧场隆重召开。党委副书记宗淑杰主持大会、院长朱预致辞。时任党和国家领导人杨尚昆、李鹏、李先念、李铁映，北京市委书记李锡铭，卫生部部长陈敏章、老部长钱信忠等发来题词和贺信。国家主席杨尚昆同志在题词中写道："发扬老传统，建设新协和。"陈敏章部长到会并讲话。

在外宾招待会上，《今日协和》顺利放映，总长约21分钟，从医、教、研、护、管等方面全面展现了协和70年来取得的辉煌成就，放映后取得了很好的反响。同时，医院还编写出版了《北京协和医院1921—1991》纪念画册，内容翔实、图文并茂，以精品质量博得广泛称赞。

为了让全体协和人参与到院庆活动中，医院党委在全院开展"协和精神研讨会"的基础上，举办了"我是协和人"大型演讲比赛。从老专家到年轻人，每一位协和人都深度思考，探讨怎样做"协和人"。总结、弘扬"协和精神"的活动使大家精神振奋，每个人都热情高涨地参与进来，协和也由此走在了全国医院文化建设的前列。

　　1993 年 3 月 20 日，北京协和医院召开第七届党员代表大会。大会进一步明确，院党委在上级党委的领导下，要坚持改革开放，努力抓好党的建设和精神文明建设。面对跨越式发展新机遇，全面建设新协和的宏伟规划正在全面铺开，这为党的工作提出了新的任务要求，也提供了广阔的舞台。在致力将协和文化发扬光大的同时，医院党委也在积极探索党的组织工作与医院文化建设之间的关系，积极思考如何将协和的文化建设与思想政治工作、与党的组织工作有机结合起来。

　　7 月 1 日，党委书记宗淑杰和党委常委于晓初、张燕，纪委副书记李美琏牵头进行了"党务工作查房"的新尝试。以外科党总支和五官党总支为试点，邀请原党委书记王荣金共同参与"查房"。外科总支副书记王秀华和五官科副书记柴建军就基层党组织建设、党员的先锋模范作用及目前党务工作存在的难点等问题作了汇报。

　　在宗淑杰书记的带领下，医院文化委员会得以成立，进一步加强了

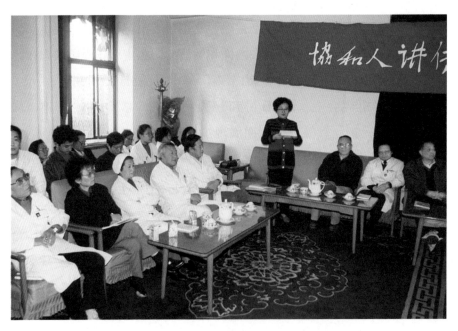

■ 1993 年，宗淑杰书记在"协和人讲传统话医德"座谈会上讲话

党委领导下的医院文化建设。1995 年，为了发扬协和传统，医院党委决定成立院史陈列馆室筹备组，丰富传承协和精神的文化载体。

2005 年"七一"前夕，医院党委召开组织工作会议，时任党委书记鲁重美代表医院党委明确了新时期协和医院党组织的任务："新的形势和任务，给我们在座的党的基层组织和基层干部以及协和全体党员提出了更高的要求。加强医院文化建设，提升医院的核心竞争力，是协和医院党组织最根本的任务。"对医院党委而言，协和文化博大精深，能够延伸党的思想政治工作的广度和深度，赋予党建工作丰富的文化底蕴；反之，党的组织工作也应为协和的建设添砖加瓦，为协和的创新文化筑牢基础。

医院党委重点在理念教育上下功夫，做到每年有主题、活动成系列，如医德医风教育系列活动、"和谐医院·真情服务"、"多一些关爱，少一分冷漠"主题教育活动等。2009 年，为纪念白求恩逝世 70 周年，医院开展"弘扬白求恩精神　做白求恩式的好医生"座谈会及学习活动；2010 年，全院开展读书活动，各总支、各科室纷纷举办读书报告会，号召大家做"仁心仁术"的医务工作者。此外，医院还开展了"当一天患者"体验活动、学雷锋日及急诊志愿服务等实践教育活动。

协和每年在"七一"前夕都会举办庆祝党的生日主题教育活动，这

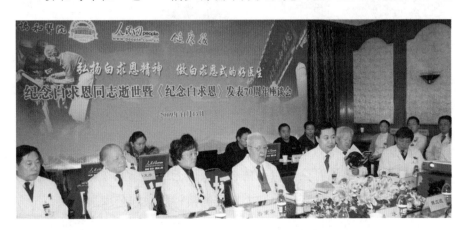

■ 2009 年 11 月，医院举办"弘扬白求恩精神　做白求恩式的好医生"座谈会
前排左起：陈杰、罗慰慈、鲁重美、方圻、赵玉沛、邱贵兴、方文钧

已成为协和的文化品牌。"七一大会"不仅是庆祝纪念活动，更是深刻的思想教育活动。在全院营造讲奉献、重品行的良好氛围，引导党员干部不忘医者初心，坚定理想信念，全心全意为病人服务。

当代协和人还紧紧围绕"协和精神"的核心，对协和文化不断地进行丰富、延展与呈现，通过组织举办"协和生日"院庆系列活动、"协和春晚"年度总结表彰和新春团拜会、"协和奥运"职工运动会等品牌活动，根植协和文化内涵，丰富员工业余生活，为实现协和百年梦想积蓄激情和力量。

被誉为"协和春晚"的年度总结表彰和新春团拜会，由协和各党总

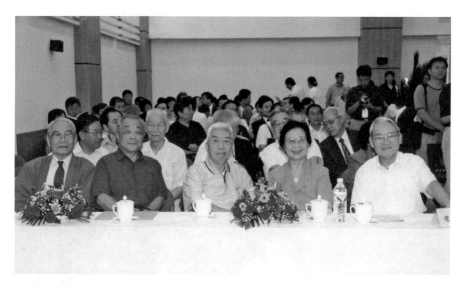

■ 2001 年，医院领导参加建院 80 周年庆祝大会
前排左起：冯传宜、王荣金、王辅民、白琴、苏萌

支和分工会精心组织，协和人自编、自导、自演的文艺节目经过层层选拔，在每年的新春团拜会舞台上精彩绽放。老中青三代欢聚一堂，各种艺术形式交相映衬，展现出协和人良好的精神风貌和艺术素养。

被誉为"协和奥运"的职工运动会，是协和人展现"召之即来、来之能战、战之必胜"的强大凝聚力的重要时刻。近千名员工志愿报名团

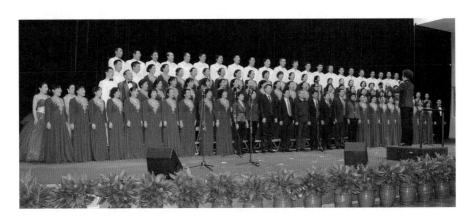

■ 2014年"协和春晚"上，全体院领导与协和合唱团同台唱歌，于晓初副院长担任指挥

体操项目，提前两个多月着手准备，他们在忙碌的工作之余，利用中午和晚上的休息时间参加排练。在开幕式上，变化多样的队形，整齐划一的动作，是他们一遍遍苦练的结果。他们通力合作，别出心裁地组合出各种文字、图案，呈现最好的视觉效果，送上对协和的深深祝福。

为高度凝练协和历史和文化，医院通过协和元素的提炼、协和特有的文化符号多维度表达传递协和文化内涵。每年春天，都有雨燕来到协和老楼的古建筑群。有时，能看到上百只雨燕同时萦绕于雕梁画栋的协和老楼。那一刻，再忙碌的协和人也会放缓匆匆的脚步，欣赏这集体欢悦飞翔的场景，看一看这些可爱的小生命，感受生命的活力与岁月的美好。

雨燕学名"北京雨燕"，平均体重不足50克，每年竟然在北京到南非之间，不间断循环着年均3.8万公里的波澜壮阔的迁徙之旅。通过雨燕来比喻"严谨、求精、勤奋、奉献"的协和人可谓再贴切不过了。

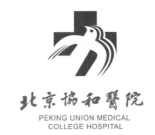

■ 韩美林先生设计的北京协和医院标识

著名艺术家韩美林先生为协和医院设计的标识，就是一群雨燕迎着象征生命的绿色十字飞翔，雨燕与绿色十字巧妙地构成了繁体的"協"字，寓意协和人救死扶伤的神圣使命和勤奋奉献的职业精神。

协和人也通过歌曲创作和演唱，表达对协和的真情祝福。院歌《雨燕》创作于 2006 年北京协和医院建院 85 周年之际，由变态反应科张宏誉教授作词，著名作曲家谷建芬作曲，著名歌唱家毛阿敏演唱。歌词这样写道：

歌词以青砖碧瓦的科学殿堂突显医院文化的背景，将屋檐下的雨燕

琉璃顶，展飞檐	燕衔泥，筑家园	旭日升，又落山
檐下飞雨燕	精雕细琢求谨严	新月又变圆
青色砖墙白玉栏	燕语喳喳舞翩跹	雨燕飞去又飞还
校园是摇篮	爱心洒人间	这里天更蓝

比作协和人，通过歌颂雨燕来歌颂和激励广大医务人员。用衔泥筑巢突显歌曲的主题，栖居在古建筑屋檐下的雨燕，用唾液和着泥土，为雏燕构筑鸟巢，精雕细琢，伴着欢快的歌声，勤奋劳作，任劳任怨，奉献爱心。用日月的升落圆缺寓意大自然永恒不停的运动，表达着严谨求精、勤奋奉献是协和人永恒的追求。

医院文化的另一重要载体是院史馆。2011 年 9 月 16 日，北京协和医院新院史馆正式开馆。时任卫生部部长陈竺、党组书记张茅共同为新院史馆揭幕。展览以时间为序，概括性地讲述了协和近百年的发展历程。整个展览的风格古朴大方，既有历史的沉重感，又不失时代气息。院史馆落成后，成为协和党建文化和思想教育的重要阵地，除本院职工参观学习外，每年还接待数万名国内外观众前来参观。

在协和这块文化沃土里，各科室结合自身历史传统特点，积极发展科室特色文化。妇产科提出"大树小树和森林"理念，将专家、教授比作大树，青年医师比作小树，团队比作森林。大树要剪枝，小树要成

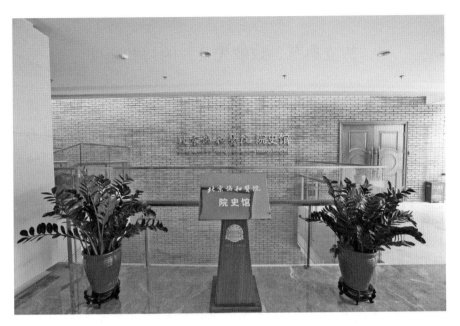

■ 北京协和医院院史馆

长，只有这样才能形成茂盛的森林。也就是说，老教授要给年轻人足够的成长空间，等年轻人都成长起来，整个团队的力量也就壮大了。医院加强科室亚文化建设，进一步提高了针对性和指导性，同时也丰富和完善了医院的文化体系。

医院在发展中坚持政治统领、文化建院，党政合力共挑一副重担。通过载体建设、理念教育、品牌活动和制度设计，不断强化全体员工的文化认同和文化自觉。在重点工作、重大任务面前，始终强调宣传工作在先、发动群众在前、政治思想工作在前，充分发挥党组织的战斗堡垒和党员先锋模范作用，调动全院积极性，努力让他们成为协和文化的积极传播者和模范践行者。

"树立典范、致敬先贤"的协和态度

协和历史的天空中从来不乏群星闪耀，张孝骞、林巧稚、曾宪九……每一个名字都像夜空中的长明灯，为前行路上的协和人注入力量、指明方向。每到他们诞辰周年的纪念日，协和人总是通过举办活动缅怀他们、悼念他们，并从他们绵绵不断的大爱精神中汲取力量。

大师远去，风范长存。典范人物某种程度上就是医院精神的化身，协和非常重视对典范人物思想的传承和发扬。"如临深渊，如履薄冰""病人是医生最好的老师""我是一辈子的值班医师""看病人不是修理机器，医生不能做纯技术专家"……这些名言是张孝骞、林巧稚等老一辈协和人一生都在践行的行医理念，更是协和精神的生动注解。

1988年8月，为纪念中国现代内科学先驱张孝骞教授逝世一周年，医院召开纪念大会，缅怀张孝骞教授为我国医疗卫生事业作出的卓越贡献，由北京协和医院编辑、中央文献出版社出版的《张孝骞》一书向全国发行。同一年，著名心内科专家方圻教授被评为全国优秀共产党员，医院与北京市委组织部联合拍摄了电视片《模范共产党员方圻同志》，年底由中央组织部批准在全国发行。本片被中组部评为"党课教育片一等奖"。

2001年12月21日，人民医学家林巧稚教授诞辰100周年纪念大会在人民大会堂举行。时任中共中央政治局常委、全国人大常委会委员长李鹏，中共中央政治局常委、国务院副总理李岚清分别题词。林巧稚百年诞辰画册、首日封、纪念文集和光盘于同日出版发行。

2007年，张孝骞教授诞辰110周年的纪念活动举办得格外隆重。12月28日，医院举办纪念大会，并在会上举行了《张孝骞画传》及再版《张孝骞》两本书的首发仪式，时任卫生部副部长黄洁夫与协和医院名誉院长方圻为张孝骞教授的铜像揭幕。

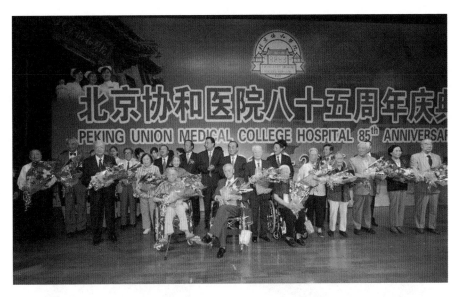

■ 2006 年，医院在庆祝建院 85 周年时表彰杰出贡献专家

　　医院每一次为协和先贤举办纪念活动，既是对老一辈协和人高尚风范的追忆和怀念，更是希望借此将协和的精神代代传承。

　　张孝骞曾说："全心全意为人民服务的医德，是医务人员精湛技术的强大动力……从医疗效果来看，医德与医术是完全统一的，因为一切是为了病人。"正是这种高尚的医德，让他能够成为名扬中外、学识渊博、高山仰止的医学大家。

　　著名血液内科专家、曾任内科学系主任的沈悌深情缅怀道："当我们回忆张老的行医生涯时，都会想起他在每次查房时掏出小本本认真记录的情景。在我的印象里，一位八旬老者，耳戴助听器，以颤巍巍的手在普通的小笔记本上工整地写下他听到、看到的病人情况，还不时翻阅以前的记录，这是何等感人的场面！在这些小本本上，张老以其辛勤的劳动写下了一个个真实的病例，供将来研究与查询。据统计，张老保存于世的小本本有 56 册之多……作为学者，记录与翻阅自己的'小本本'，反映出他严谨、勤奋、持之以恒的治学精神。受张老的带动与影响，很

263

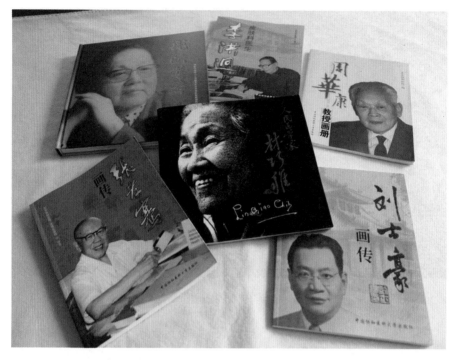

■ 历年出版的部分老专家纪念画册

多年轻的医生也养成了记录病例的习惯，日后多成名医。今天，电脑、互联网已然普及，资料与信息的处理方式已发生极大变化，但张老的‘小本本’所昭示的精神仍然应该继续发扬光大。”

举办这样的精神洗礼与文化传承活动在 2009 年达到了高潮。这一年是新中国成立 60 周年，中国共产党成立 88 周年，也是北京协和医院建院 88 周年。2009 年 8 月 18 日，医院党委举办了一场在全行业产生广泛影响的主题教育展："协和永远不会忘记您——已故知名老专家、老院领导生平事迹展览"，编辑出版《已故知名老专家、老院领导生平简介》，画册封面上"协和永远不会忘记您"几个字让人不禁落泪。斯人已去，音容犹在。回忆往事，先辈们字字千钧的教诲仍在耳畔，大师们孜孜以求的神态仍历历在目。

此次展览共展出了 42 位已故协和前辈的生平简介，他们中既有医学泰斗，也有护理先贤，还有为医院管理作出突出贡献的已故老领导。在展厅入口处摆放的屏风上，由书法家罗耀林先生手书的题字——"协和永远不会忘记他们"，寄托着全体协和人对他们的深情追思与敬仰。在展览开幕式上，张孝骞、林巧稚、曾宪九、聂毓禅等协和先贤的家人、学生以及医院领导纷纷发言，追忆了协和前辈们为医院的发展建设和中国现代医学事业进步所作出的丰功伟绩。

时任卫生部党组书记张茅在讲话中深情地说道："这42位医学先驱大多家学渊源、禀赋超凡，本来可以有多种生活和理想的选择，但是在新中国成立前后，他们都选择了献身祖国的医学事业，为改善人民健康的落后状况而不懈努力。一个心系祖国前途命运、兴衰荣辱的人，历史将永远铭记；一个致力于人民健康事业、永远把患者放在第一位而鞠躬尽瘁的医生，人民永远不会忘记。这些杰出的前辈不仅是协和人的杰出代表，也是全国医学界的楷模。他们所代表的协和精神，不仅属于协和，更属于整个医学界、教育界和科技界，属于全中国人民。"

协和胸外科一位青年医生讲述了病人老王的就医经历。老王得了一种罕见的肺部肿瘤，全世界该病例不足40例，生存期很短。他接诊后宽慰老王说："咱怕啥，小概率人生不代表没有希望。我负责您的治疗，

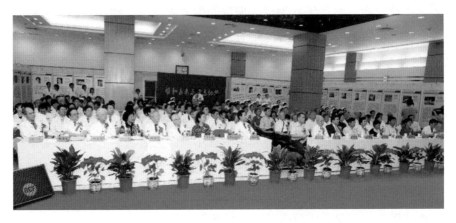

■ 2009年，医院举办"协和永远不会忘记您——已故知名老专家、老院领导生平事迹展览"

请您负责相信我。"手术很成功，出院时老王握着他的手不放："你们这个团队为我做了这么多，都不知道怎么感谢你们。"他说："对我们最好的感谢，就是您好好活着。"这句朴素的回答，像极了当年的林巧稚。

一位内科住院医师讲述了他在急诊科轮转时的经历。一位中年女性，因发热、血三系减少、凝血异常等症状来急诊就诊。之前的首诊大夫很有经验地送检了血涂片。他当班时突然接到骨髓室电话，说这个病人很可能是个急性早幼粒细胞白血病。该病在起病初期往往异常凶险，但此时病人早已离开不知去向。这位内科医生急忙从医嘱系统里查询到该病人的电话号码，立即打电话。无数次电话铃声响起又被挂断后，电话终于被病人的先生接起，但对方却漫不经心、反应冷淡。这位青年医师在电话中不厌其烦地强调病情的凶险，催促其返院就诊，终于引起了对方的注意。后来，病人很快被收入院，接受到及时的诊疗且治疗效果良好。这样的古道热肠，又何尝不像当年的曾宪九！

2009年正是党中央、国务院推动新一轮医疗卫生体制改革的元年，为了解决人民群众"看病难、看病贵"的医改难题，实现"人人享有基本医疗卫生服务"的国家战略，协和医院在这个时点上举办这场展览，正是在用"高尚医德＋精湛医术"的协和精神回答着党和国家交给医疗界的医改命题。而新华社为这次展览的报道配发的专题评论《遥望协和先贤，呼唤妙手仁心医生回归》，更是全社会对医疗界大医精神的一种呼唤。"改革医疗体制，还需要重拾'妙手仁心'；体制重建，必须辅之以道德重建。协和重温先贤大德，迈出了正确的一步。"

每一次缅怀先贤，都好似经历了一次灵魂的洗礼。医院开展的"两优一先"、"杰出贡献奖"、"协和杰出青年"等先进表彰活动，展现了身边优秀典型的先锋表率。而作为这些活动的组织者，医院党委希望每一个年轻的协和人都能懂得：只有医术精湛、医德高尚、时刻把病人装在心里的医生，才是受人尊敬的"大医生"。

"病人满意、员工幸福"的办院理念

2011 年，在协和建院 90 周年之际，全院上下广泛讨论，总结提炼出"待病人如亲人，提高病人满意度；待同事如家人，提高员工幸福感"的办院理念。这是以人为本、科学发展理念在医院工作中的具体体现。医院党委认为，要贯彻落实党的全心全意为人民服务的宗旨，就要抓住并着力解决"病人最不满意、员工最为关心、影响医院发展最为关键"的问题。

对协和提出的这一办院理念，中国医师协会人文医学专业委员会名誉主任委员高金声给予了高度评价，称之为"标志着医学人文建设的元年"，因为这是首次在患者之外提出了对员工关爱的理念——关爱病人要从对医务人员的关爱做起。2016 年底，时任国家卫生计生委党组书记、主任李斌同志在协和调研党建工作时指出，"病人满意、员工幸福"是协和办院的重要经验之一。医院党委坚持思想建党，注重文化建院，始终把立德树人作为思想政治工作的中心环节，用文化感召人，用价值凝聚人，党建工作犹如春风拂面，润物无声。

待病人如亲人

"全国人民上协和"，这是人民群众对协和的信任与厚爱，但也使医院面临严峻挑战。医院始终坚持"改革与改善同步"，全面促进医疗服务提质增效，用精湛的医术祛除病人的痛苦，不断满足并超越病人的期望，是协和从未偏离的专业道路和执着追求。老一辈协和人是怎样"待病人如亲人"的？要从两封信开始讲起。

1962 年，妇产科主任林巧稚收到一名孕妇的求助信。"我是怀了第五胎的人了，前四胎都没活成，其中的后三胎，都是出生后发黄夭折的。求你伸出热情的手，千方百计地救救我这腹中的婴儿……"新生儿溶血症！——作出诊断并不难，但这种病当时全国都没有治愈的先例。林巧稚本可以拒绝，但婴儿一个接一个死去的惨状却刺痛着她的心。她遍查资料，彻夜难眠，最后决定接诊。婴儿出生后，林巧稚大胆决定给新生儿全身换血，日夜守护在病床前精心照顾，最终抢救成功。为了感谢林巧稚和全体医护人员，这对父母给孩子取名"协和"。林巧稚，这位"一辈子的值班医生"，终身没有婚育，亲手迎接了5万多个新生命，弥留之际还呼喊着："快拿来！产钳，产钳……"妇产科郎景和院士追思恩师林巧稚时深情地说道："人们信赖她，尊敬她，不仅因为她有丰富的经验、高超的技术，还因为她对患者无限的爱和关切……她的一启齿，一举手，一投足，都体现出对患者深切的爱。"

　　1984年10月，外科老主任曾宪九给一位叫张贵纯的患者写了一封信，督促她尽快复诊，以免耽误病情。张贵纯因胰腺增大被怀疑是胰头

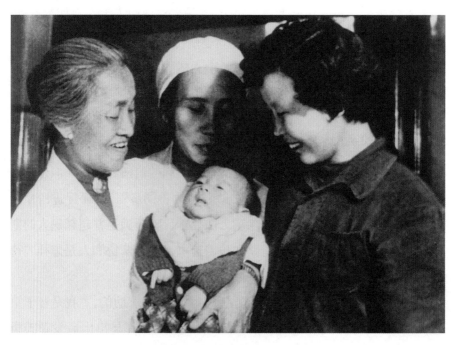

■ 林巧稚（左一）怀抱国内第一例成功抢救的新生儿溶血症患儿

癌，自己已经放弃了希望。没有收到张贵纯的回复，曾宪九又给张贵纯所在单位的领导写信，请他们一起催促。此时，曾宪九本人已是肺癌晚期。张贵纯回忆，当她返回医院走进曾宪九的诊室时，身形消瘦的曾宪九一脸心疼地责备："你这孩子，终于来了，你怎么能这么不爱惜自己的生命呢！"

这两封不同时期的信件，只是协和医患大爱海洋中的几朵浪花。前辈们的言传身教就是最好的教科书，刻印在协和的传统与文化之中，熏陶出一代又一代全心全意为民服务的协和人。

原新华社高级记者戴煌为了报道优秀共产党员方圻的事迹，曾贴身采访了他近一个月，深入临床挖掘他的闪光事迹。让他印象最深刻的是：方圻从不喊号，他总是先看病历，然后用张先生、李大妈这样家常的称谓来称呼病人；病人一进诊室，不管多大岁数、什么身份，他都先站起来，搀扶病人坐下，他才坐下；用听诊器听诊前，他每每先用手捂热，再放到病人身上……从方圻的身上，很多年轻的医生更深刻地理解了服务的内涵："为病人付出并让病人满意的过程，你的付出是专业性、指导性的，即便在技术上可能解决不了病人的问题，但至少要通过语言和心理上的沟通让病人得到慰藉。"

说到"责任重大"的科室，重症医学科一定名列前茅。重症医学科的医护人员不仅要承担病人的生命重托，更要有绝不轻言放弃的信念。重症医学科副主任周翔讲述的一个故事，就是对这种信念的完美阐释。

美籍华人老姚是一位在美国都颇具影响力的某跨国集团中国区总裁。有一年他准备去非洲旅行，临行前在北京注射了减毒黄热病疫苗，注射后出现黄疸、发热症状，送到协和医院时已处于休克状态，因严重的多脏器功能衰竭而立即收入重症医学科抢救。时任重症医学科主任刘大为立即组织抢救，并明确诊断为黄热病疫苗相关多脏器功能衰竭，查阅文献，此前全球共报道此类患者7例，仅两例存活，这是亚洲地区的第一例。

患者为什么会有此症状？经过反复询问家属，终于了解到患者一年前在美国接受了直肠癌手术，术后接受过化疗，而该疫苗注射前明确建议肿瘤患者不宜接受注射。这是一个极其罕见而复杂的病例，患者在美国又有很大的影响力，他的病情甚至引起美国疾病控制与预防中心的迅速跟进，并对治疗表达了担心，家属也一度要求美国医生直接介入治疗过程。在医院及相关机构同美方保持沟通的同时，刘大为教授带领重症医学科团队夜以继日地同时间赛跑，他每天细致地察看病人，精心拟订治疗方案。即便在最困难的时候，"对待病人要像对待自己的亲人，绝不轻言放弃"的坚定信念依然支撑着他。

在协和重症医学科团队不放弃的信念鼓励下，老姚的病情一天天稳定、好转。美国同行不再进行直接的医疗干预，代之以由衷的钦佩，家属也从疑虑到完全信任。经过两个月的治疗，老姚完全康复出院。出院时他动情地说："我在国外漂泊大半生，最后在最危难的时候，把我从死亡线上救回来的还是我的同胞啊！你们不仅成功地治疗了世界上最罕见和复杂的病例，也为我们这些海外游子打足了气，我们中华民族不输于任何一个民族！"

正如刘大为教授常说的，"病人进入 ICU，他的家庭就把他托付给了我们，我常常唯恐有一丝懈怠，辜负了这种托付。我们的全力以赴，就是对生命最大的尊重。"这些话虽不是豪言壮语，给年轻医生带来的影响却是受益终身的，他道出了一个医者对生命的尊重需要用一生去践行。

这正是协和文化在医疗实践中的具体体现，不仅是关爱病人的赤子之心，也是坚持多学科协作的诊疗传统，对现代医学的"专科主义"和"管状视野"作出有益修正。体现在教育上，就是坚持"三基三严"，强化医学生职业素养教育和临床基本功训练，培养会看病、爱病人的优秀医生，强调"严谨的作风、认真的态度、强烈的责任心"对医疗质量的形成至关重要；体现在科研上，就是强调基础与临床相结合的科研传统；体现在学科建设上，一定要与协和作为全国疑难重症诊治指导中心的地位和职责相匹配，而不把创造经济效益作为支持和投入的标尺。

待员工如家人

在每年医院的"两会"工作报告中，总有一项重点工作是关乎全体员工的民生工程。对医院党委而言，协和人对美好生活的向往就是院领导班子工作的目标，员工的困难在哪里，领导班子的决心就下在哪里，医院民生工作的重点就放在哪里。

赵玉沛刚刚担任院长时，在一次工作会议的总结讲话时说道："我们最大的理想就是：让协和的每一位员工，早晨怀揣兴奋感出门，晚上带着成就感回家。"

协和人认为，没有幸福的医务人员，就不会有满意的患者。我国医改的关键是要调动医务人员的积极性。只有关爱好每一位员工、同事，大家才能以院为家；只有每个党支部和分工会建好自己的温暖"小家"，医务人员才能将这份温暖更好地传达给患者。

协和的"家文化"与"建家行动"是医院工会持续打磨的一张温馨名片。为了激励协和人之间互爱互助，充分调动基层工会积极性，工会设立了"职工之家"和"职工小家特色项目"申报制度，鼓励分工会申请建家和特色活动立项。申请通过后，工会将拨付建家启动金和活动资金，在年底考核评比中脱颖而出的模范职工小家和优秀建家项目还将获得奖励金用于持续建设。通过"职工小家"，各个基层党支部、分工会组织了丰富多彩的文化活动，打通了服务职工的"最后一公里"，让员工感受到了满满的关怀和幸福。1998年，北京协和医院被中华全国总工会授予了"全国模范职工之家"的荣誉，并于2011年顺利通过复验。职工之家的"建家行动"与"待同事如家人，提高员工幸福感"的办院理念相得益彰，将医院和员工联结成一个大家庭，尊重员工、关爱员工、培养员工、凝聚员工，实现医院与个人的共同成长。正如一位员工在微信朋友圈里所感慨的那样："您为我免除后顾之忧，我定当为您添砖加瓦！"

在协和，离退休老专家、老同志得到的是更多的呵护，因为协和人有一个共识：他们的今天就是我们的明天。目前，协和医院的离退休员工已近两千人，他们为协和的发展奉献了一辈子，医院党委一再强调，必须要照顾好他们的晚年生活，特别是解决他们的就医难题。

一张小小的"爱心卡"成为连接老同志与各科室的纽带，甚至被陈列进协和的院史馆里。党委牵头在全院推广"爱心卡"，由老干部处联合各党总支、分工会、团委＆青年工作部为全院75岁以上离退休老同志发放"爱心卡"。每张爱心卡上写着科室为他们安排的两位爱心联系人及科室负责人的姓名及电话，老同志们有任何困难均可打电话寻求帮助。平时只要拿着爱心卡回到科里，即使素昧平生的年轻人看到也会主动为老同志提供帮助。当这张"爱心卡"送到变态反应科老主任叶世泰家中时，老人分外高兴，说："卡虽小，但却代表了医院的一片心意，这表明医院没有忘记我们，让我们老同志心里格外温暖。"

对老同志的另一种关爱是让他们退休后可以继续发挥余热。协和很多科室都像一个几世同堂的大家庭，这也是协和"家文化"的一种体现。协和医院有20余个专业委员会，当老专家因年龄原因不再担任行政职务了，医院会继续聘任他担任专业委员会的主委或名誉主委，继续发挥传帮带的作用。这不仅有利于医院人力资源的充分运用，也有利于学

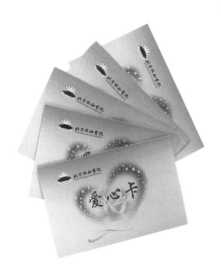

■ 爱心卡

科的梯队建设。

协和坚持服务员工，营造"协和一家亲"的氛围。2009年起，医院启动"百人计划"项目，资助中青年业务骨干出国培训学习，鼓励青年职工提高业务素质，开拓国际视野。医院致力于改善员工的工作生活条件，建设职工健身中心、值班公寓、协和1921咖啡厅等，将"快乐工作、健康生活"的理念融入到日常工作中，满足多层次需求，解决后顾之忧。医院高度重视青年工作，在全国医疗机构中首个成立青年工作部、住院医师委员会，为青年工作搭建了畅通的上情下达、下情上传的沟通机制，帮助青年员工解决实际问题，用精心服务和人文关怀筑牢"协和家人"的保障线。

"协和医院党委善于创新党建工作载体和工作方法，借助新媒体等手段，把思想政治工作做活，但'内核'不变。"前来调研的原国家卫计委党组书记、主任李斌同志表示赞赏。

一位知名医院管理专家评论道："一个好的医院的标志就是两条：病人把最后的希望都留在这个医院，因为那里无法诊治也就死心了；医生都向往去这个医院工作，因为那里是职业生涯的辉煌。北京协和医院就是这样的一家医院。"

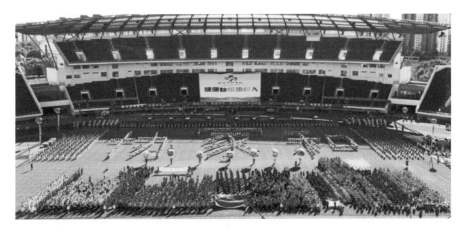

■ 协和运动会上员工表演团队组成"协和家"的字样

第四篇

时代新篇

党的十八大以来，以习近平同志为核心的党中央团结带领全党全国各族人民，进行伟大斗争、建设伟大工程、推进伟大事业、实现伟大梦想，中国特色社会主义进入新时代。

医院党委带领全体党员干部职工攻坚克难，始终挺立公立医院改革潮头。协和人不畏深水涉险滩，勇于挑最重的担子，敢于啃最硬的骨头，善于接最烫的山芋，做现代医院管理制度的引领者，改善医疗服务的先行者，优秀医学人才的孵化器，护佑人民健康的"排头兵"，为建设健康中国、开创卫生健康事业发展新局面贡献"协和力量"，提供"协和方案"。

医院党委带领全院开展系列大讨论，进一步解放思想，凝聚改革共识、危机共识、创新共识，求真务实，继往开来。"学术、品质、人文"的百年内涵凝聚起协和人新时代的奋斗伟力，"六大体系"建设绘制出协和迈向新百年的宏伟蓝图。面

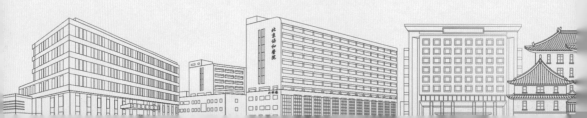

对 2020 年突如其来的新冠肺炎疫情，医院党委坚强领导，医务人员冲锋在前，将伟大抗疫精神与协和品格风范奋力书写在抗疫第一线。

百尺竿头，更进一步。回首百年峥嵘路，协和先辈栉风沐雨，红色基因薪火相传；放眼今来盛世春，时代新人矢志不渝，协和精神生生不息。

党的十九大擘画了党和国家事业发展的目标和任务。面对新形势、新任务、新挑战，协和人决心坚持党的全面领导，牢记初心使命，以人民为中心，谱写新时代高质量发展的壮丽新篇，为实现百年协和梦、健康中国梦、中华民族伟大复兴的中国梦，而全力奔跑。

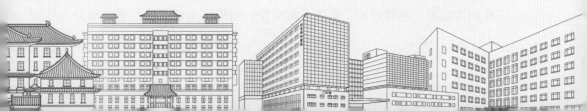

十三　擘画新时代愿景

当协和走到迎接百年的历史节点上，面对着党和国家所处的新历史方位，面对全面深化医改的大战略布局，当以怎样的宏图伟略、行业定位、行动路径以及精神面貌跨入第二个百年？在凝练协和百年内涵、构筑"百年协和梦"的基础上，于 2018 年 12 月 21 日协和建院百年倒计时 1000 天上提出"六大体系"建设，勾勒了协和迈向新百年的使命愿景，吹响了奋进新征程的冲锋号。

协和百年内涵

党的十八大以来，医院党委精心组织、扎实开展"党的群众路线教育实践活动""三严三实""两学一做""不忘初心、牢记使命"等一系列党的重大学习教育，引导广大党员和干部职工牢固树立正确的世界观、人生观、价值观，竭诚为人民群众健康服务。

2014 年，在距离协和建院百年倒计时 7 周年之际，医院党委领导全院开展"协和百年内涵"大讨论，在全院上下广泛讨论的基础上，将协和百年内涵表述为"学术协和、品质协和、人文协和"，以此凝聚起协和人迈进新时代的奋斗目标。

2016 年 12 月 16 日，时任国家卫生计生委党组书记、主任李斌一行来到北京协和医院，专题调研党建工作。调研组观看了协和医院党建工作图文展板、视频短片，参观了院史馆，听取了党建工作汇报，与党支部书记、党员代表进行了座谈交流。"听了专家、支部书记、党员代表们的发言，感到协和医院各个方面都很过硬，每一个支部都有自己的特色，每个支部、全体党员的共同努力形成了协和的整体经验。协和的党建工作取得了实实在在的成效，融化在每一位医务人员的思想中，融化在为群众服务的日常工作中。"李斌主任由衷地说。

李斌指出，协和医院党政领导班子团结一致，认真落实"一岗双责"，始终把加强党的建设放在医院改革发展的重要位置，围绕中心抓党建，坚持正确的办院方向，落实公立医院公益性要求。注重思想建党和文化建院，立德树人，凝聚共识，把"病人满意、员工幸福"的办院理念体现在方方面面。注重基层党组织建设，传承协和精神，发扬优良传统，全面从严管理，基层党组织的战斗堡垒作用和党员的先锋模范作用得到充分发挥，为全国公立医院党建工作树立了榜样。

在委党组高度重视和大力支持下，委直属机关党委牵头，联合北京协和医院党委、健康报社，组建了北京协和医院大典型写作专班。2017年2月，《健康报》开设公立医院党建巡礼专栏，率先刊出协和党建典型系列报道，2月14日至16日连续三日在《健康报》连载，题目分别是《严谨求精源自忠于党和人民》《牢记使命擦亮品质招牌》《传承大爱彰显人文底蕴》。该报道随后以题为《学术协和篇》《品质协和篇》《人文协和篇》发表在《健康报》内参，在全国卫生系统产生深远影响。

一、抓党建、促学术，打造学术协和

恪守"严谨求精"，缔造协和能力"精髓"

协和学术的基石是什么？在协和人和患者眼中，就是协和精神的前两个词：严谨、求精。在百姓心中，协和的诊断结论是公认的"金标准"，别人诊断不出来的，协和能诊断出来；别人治不好的，协和能治好，其奥秘正在于此。以此为主题的故事，每人都能信手拈来讲出一大串。

"看病到了协和，治好治不好都心甘了！"这是不少患者的心声。全国人民奔协和，是一道独特的风景。这道风景是如何形成的？2016 年"中国最佳专科声誉排行榜"（排行榜名称后来有变更）中，协和有 26 个学科位列全国前十，其中 8 个学科排名第一。协和保持学术领先的一大经验就是，一以贯之地以党建促学术，围绕中心工作提升核心竞争力。

老一辈医学家张孝骞，凡是遇到疑难病症，就把病人的姓名、病情要点记录在小本本上。经年累月，他的众多小本本汇成了"疑难病例库"。30 多年前的老病人也能一眼认出，对病史如数家珍。在 60 多年的临床实践中，他始终"如履薄冰，如临深渊"。这位大医也在 88 岁高龄时实现了加入中国共产党的夙愿。

中国风湿病学奠基人张乃峥自己已是业界泰斗，仍虚心向当时还是年轻大夫的血液内科沈悌请教骨髓增生异常综合征的相关知识。

一位 20 岁的年轻患者记忆减退、定向力障碍、睡眠障碍、癫痫发作，神经科会诊后认为符合副肿瘤综合征的症状。除了有肿瘤和脑炎的问题，患者还有严重的内分泌紊乱、贫血、皮疹等症状，这样的疑难罕见病，哪家医院遇到都头疼。协和仅用 3 天便完成了常规门诊需要一个多月才能完成的系列检查，召集了 3 次由十余位临床及职能部门参与的多学科会诊，成功组织急诊手术。历经 6 个多小时，一个约 15 厘米 ×20 厘米的巨大肿瘤被完整切除。这一罕见的胰腺混合性腺泡—内分泌肿瘤，比当时国际文献报道的最大肿瘤还要大三分之一多。

一个个故事，一次次成功，能看到的是协和严谨求精的能力精髓，以及这一精髓的来源——学科建设的力量。为了凝聚、发挥这种力量，医院在院周会设置专题，各科室围绕学科建设和发展进行分析、规划和展望，互相借鉴、共享经验，提升医院核心竞争力。协和人对党的忠诚和信仰，不是喊口号，而是体现在每一次为病人的起死回生、精心呵护和精湛服务中。各党总支根据不同科室具体情况，组织安排各种学习和能力提升……以此类推，上下贯通。

坚持"三基三严"，传承协和学术"内核"

万丈高楼平地起，医学也不例外。再精巧的手术，都要从拉钩、打结等基础性操作做起；再疑难的疾病，都要从基本诊断本领学起。协和强调，在住院医师期间打好基础，建立广博的专业基础、全面的知识结构和整体的临床思维。从"打地基"到"高大上"能力的养成，都有制度管着，层层递进、不断完善。

20世纪60年代初，协和总结凝练出"三基三严"的医学人才培养经验，并向全国推广。协和一直强调"病人是医生最好的老师"，在人才培养中注重素质与能力并重，注重将知识转化为技能，注重医德医风与良好习惯的养成。

在优秀医生的培养方面，协和更是不遗余力。近百年来，协和始终坚持高标准、高起点和严要求，注重素质培养与文化熏陶，着眼国际接轨，实行过程管理，注重师资培训，建设资源平台，不断探索，传承精进，使协和住院医师始终保持了极高的成才率，该制度被誉为医学人才培养的基石和"通向医学大师的必由之路"。2015年1月，协和外科住院医师吴南以第一作者身份在世界顶级医学刊物《新英格兰医学杂志》上发表论著，在国际上首次报道了10%先天性脊柱侧凸病因的致病基因。

将党建与业务深度融合：功夫在实

2016年，医院35周岁以下的青年人共计1794人，其中党员633人，占35%。获得"协和杰出青年"称号的20位优秀青年中，党员17人，占比高达85%。

医院党委开展了一系列针对青年人思想、工作及生活等的活动，保证青年员工拥有过硬的思想素质及良好的成长空间。党员前辈们接诊患者时种种细节的熏陶，以及像对待家人一样的关心和爱护，对青年人都是一种无声的教育。

培养青年人，协和别具一格的招式是由党委领导、各党总支联合团委、青年工作部、教育处及工会等多部门，组织丰富多彩、形式多样的业务竞赛，为青年搭建全面发展的舞台。内科有内科青年医师读图大赛，外科有外科青年医师技能大赛，妇产科有"林巧稚奖·青年杯"临床技能大赛，神经科有住院医师病例报告会……随着这些竞赛项目的持续改进、不断完善，已日益成为青年医生学术大练兵的平台，为青年人营造拒绝平庸、追求卓越的浓厚氛围。

近年来，医院更加注重对青年人才的培养和历练。除设立"百人计划"项目、青年科研基金外，医院还每年组织青年骨干人员参加美国著名医学院临床科研设计精品课程培训，培养具有国际视野、医教研能力全面发展、有后劲的人才。

"这种培养、引导、关爱和信任，使得协和年轻人迅速成长起来，成为有凝聚力战斗力的、协作良好的青年队伍。这就保障了在临床中病人最危急的情况下，我们能够充分相信团队中每一个人的医疗行为，从而最迅速有效地作出医疗决策。"曾任团委书记并获"协和首届十大杰出青年"表彰的龙笑说。

二、抓党建、严管理，塑造品质协和

协和医院的人常讲，协和人是"熏"出来的。那么构成这种"熏"的，是几代人用心血和汗水积淀形成的"严谨、求精、勤奋、奉献"的协和精神。被反复、透彻"熏染"的协和人聚在一起，撑起国人心中的医学圣殿。保证公立医院切实履行好党和人民赋予的"生死相托、性命相系"的光荣使命，协和医院正是以此为目标，党政合力共挑一付重担，使党的建设与医院中心工作深度融合、相互促进。

从病人需要出发，持续改善服务便捷度

医院党委认为，加强医院党建，首先要贯彻落实党全心全意为人民服务的宗旨，牢固树立"以人民为中心，一切为了患者"的办院方向，要着力解决"病人最不满意、员工最为关心、影响医院发展最为关键"的问题。

2012年，协和医院新门急诊楼即将建成启用。但是旧门诊楼窗口挂号队尾甩到东单街上、病人拿着一管尿从卫生间穿梭门诊大厅才能送到检验科、取药高峰期排的队很长等等这些现象，让院领导看在眼里、急在心上，一定不能将这些落后的流程带进新大楼。

院长点题，党委破题。党委立即牵头组织开展了一场"做一天患者"体验活动。党员干部们亲身体验之后，真心觉得老百姓看个病不容易，于是带头在全院掀起了一场全员、全覆盖的流程优化活动。

这一活动取得了实实在在的效果。全院上百个大大小小的流程得到再造；自动发药机上线，从"人等药"变成了"药等人"；患者留取标本室紧挨着检验科窗口，避免了跑动和尴尬；70%以上的检查项目实现了自动预约，相近诊疗功能集中布置，患者就诊半径进一步缩短；实行"首问负责制"，创立"导诊单制度"。患者交费后，同时可拿到一份打印的"导诊单"，清晰地告诉患者检查项目在几楼、何时做检查、何时出结果。

换位思考，从病人需求出发，持续改进医疗流程，已经成为协和人的思维模式和医院管理新常态。

写病历是医生的重要工作之一。但调查显示，50%以上的住院医师每天用在写病历上的时间超过4小时，有不少医生写病历的时间甚至超过7小时，占用了与患者沟通的时间。如何为医生减负，将省下来的时间留给患者？北京协和医院为此专门研发并在全院病房和医技科室上线了"医疗智能语音录入系统"。该技术可将语音实时转化成文字，自动

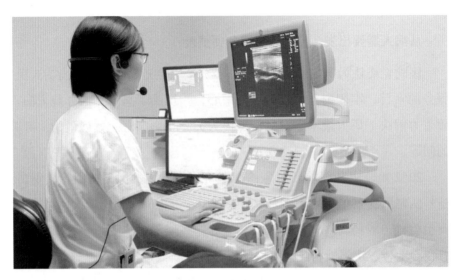

■ 超声医生应用语音识别技术实现全流程语音命令操控

输入电脑，识别率达 95%，大大提高了临床医务人员的工作效率。

强化医院公益性，提升患者获得感

2016 年，一位患者挂协和医院外科的普通号看上了病、住进了院，本以为没找熟人，只能轮到小大夫做手术。没想到，上台为她主刀的竟是外科学系主任、泌尿外科老主任李汉忠。原来，协和外科实行严格的手术风险分级管理和分级授权，具备相应资质和能力的医生匹配相应难度的手术。对于高难度和高风险的手术，资深专家亲自主刀；对于难度稍小一点的手术，资深专家也会给予指导。

这位有心的患者在病房里做了个小调查，结果发现很多患者都是辗转全国各地多家医院才到协和的。大家共同的感受是，协和没有重复检查，没有过度治疗，看病费用甚至比很多地方医院都低。

聚焦大型三甲医院的功能定位，大力发展多学科全方位协作，提高医院处理疑难重症及辐射指导下级医院的能力，是协和从未改变的方向和始终坚持的选择。疾病难度系数 CMI 是目前国际上用于评价医疗水平的重要指标，2019 年，北京协和医院收治病人 CMI 系数达到 1.66，诊疗疾病难度居全国首位。为了将住院病人多学科协作诊疗的好传统延展至门诊，协和从 2010 年起先后成立 27 个疑难病会诊中心，创新"一站式"多学科会诊模式，不仅提高了疑难复杂疾病的诊疗质量与效率，而且推动了医院医疗水平的整体提升。

是什么在支撑着协和人不以经济效益为目的，而一切从病人利益出发呢？是确保公立医院公益性这一制度建设加理念引导的双重结果。

想病人之所想，急病人之所急，把病人需要当成"指挥棒"，协和医院党委带领全院职工以实际行动认真践行"待病人如亲人"的办院理念，得到了广大患者的认可。

党建与医院管理深度融合：严字当头

医院员工表示，协和医院的院长、书记们是实实在在的以院为家。除参加重要会议和国际交流活动外，他们几乎每天都来院工作，管理、业务两不误。领导班子开会发言要求简明扼要，倒计时闹钟精确到秒，对谁都没有例外。要求员工做到的，院长、书记带头严格执行。

医院建立科学民主的决策机制，坚持民主管理、问计于民。认真贯彻"三重一大"事项集体讨论制度，党委常委联系党支部、深入一线调研制度。"每一个大型活动、每一个重要任务，党委、党总支、党小组等都要充分参与讨论、贡献智慧。"关系医院长远发展的重大问题交由职代会、专门委员会及科主任沟通会专题讨论。院长信箱、书记信箱收到的每一封职工来信，都会及时答复，并且有事后回访。

"严字当头"集中体现在干部选任和职称评聘上。2014 年中层干部换届，为了做好调研摸底，时任院长赵玉沛、书记姜玉新主持召开了多场学科建设座谈会，发放调查问卷，将学科建设与换届工作相结合，出台换届工作方案。随后由院领导带队的 9 个工作组，深入到 18 个处室和 52 个科室，在全科范围内对报名者进行民主测评，全院参加投票推荐的人数达到 3300 余人。首次聘请第三方机构负责选拔流程的整体策划、选票制作和统计工作。经过一年多的酝酿、筹备，医院圆满完成中层干部换届工作，其中新提任干部达 44%，45 岁及以下人员占到干部总人数的 40%。在换届方案出台、实施全过程始终坚持群众路线，充分发扬民主，实现了理念创新、流程创新、方法创新，保证了干部选拔任用的公开、公平、公正、择优。

医院在专业技术职务聘任的申报条件上特别强调临床实践和能力水平。独具特色的两级评委会制度，保证评价的科学合理。严格评委资格，建立评委专家库，参加评审的评委在会前 24 小时随机抽选产生。

"党建工作为协和建设发展奠定了坚实的思想基础，提供了可靠的组织、作风和制度保证。"赵玉沛院长由衷地说。

三、抓党建、筑精神，锻造人文协和

没有幸福的医务工作者，就不会有满意的患者。当我国医改步入以城市公立医院改革为主的攻坚阶段，人们越来越认识到，调动医务人员的积极性，是公立医院改革的关键。李斌同志在协和调研党建工作后发现，"病人满意、员工幸福"是协和办院的重要经验之一。协和医院党委坚持思想建党，注重文化建院，始终把立德树人作为思想政治工作的中心环节，用文化感召人，用价值凝聚人，党建工作犹如春风化雨、润物无声。

传承协和老前辈精神：大爱成就大医

协和医院党委始终坚持把党建工作融入到协和精神与协和文化的塑造和培育中加以传承，通过一代代协和人的言传身教，使后辈学有榜样、行有示范。

协和有一位大医，每次看病的时候，病人一进来她会首先起立，等

病人坐下了她才坐下。每次听诊的时候，她都要拿手捂一捂听诊器的金属头，捂热了再往病人身上放。走在路上偶尔看到地上有烟头，她也一定会捡起来扔到垃圾桶里。2016年9月，北京电视台《养生堂》正在播出庆祝协和建院95周年的《协和大医》系列节目，提到了这位大医，这令电视机前的刘燕回忆起52年前亲历的一段往事。1964年9月，刘燕在协和妇产科顺产生下二女儿，是个9斤1两的胖丫头。走廊里传来林巧稚大夫的脚步声和欢声快语："胖丫头在哪里？快抱给我看看！"一位女护士将胖丫头交到林巧稚的手中，林巧稚满心喜悦地抱起她，对患者和孩子浓浓的爱意写在脸上，看在刘燕的心里。刘燕在三个月前意外痛失了丈夫，拉扯着一岁多的大女儿又怀着六七个月大的二女儿，她的心境曾一度跌落到了冰点。林巧稚给二女儿的关爱，让她冰冷的心泛起了暖意，重新燃起了对生活的憧憬和希望。"爱是协和妇产科的核心精神所在"，刘燕在泪光盈盈中，写下了这封迟到52年的感谢信，并亲自将信送到协和医院党委。

协和的感人故事永远讲不完。内科专家沈悌回忆，自己刚开始做主治医师管病房的时候，一次病人发烧，抗生素无效，感染内科主任李邦琦亲自对症指点、讲解。当沈悌离开时，李邦琦提出"走，去看看病人"。"不管是谁找你会诊，只要是临床问题，一定要先看病人，这就是协和传统。"沈悌说。

妇产科专家宋鸿钊曾在一篇回忆录中总结了协和为医的六个字：自省、专注和慈悲。他说，对为医者来说，自省不断优化着他的关注领域，专注决定了他的关注深度，慈悲则是背景和色彩。这不仅是一种清醒的理智，更是医者安身立命的生活方式，以及协和医院的人文"底牌"。

为将最好的医疗服务送到基层，发挥优质医疗资源的辐射和带动作用，切实帮扶少数民族和偏远地区发展医疗事业，践行作为国家队的崇高使命和社会责任，协和医院连续几十年援藏、援疆、援蒙。历次组建医疗队的过程中，广大党员干部注重发挥带头作用，主动请缨，勇挑重担。2015 年，协和第一批"组团式"援藏医疗队赴藏工作，共产党员占到 60%。一位队员说，这里是协和前辈们曾工作过的地方，我们有责任接过他们的旗帜，把工作做得更好。赵玉沛院长说："协和将举全院之力，把自治区人民医院当成协和的'大西院'来建设，为维护藏区人民群众的健康作出应有贡献。"

缔造协和新青年风貌："长成你的样子"

大师远去，风范长存。协和医院党委通过组织举办纪念林巧稚、张孝骞、曾宪九教授等医学大家百年诞辰系列活动，"已故知名老专家事迹展"，"弘扬白求恩精神　做白求恩式的好医生"座谈会，读书报告会等活动，在全院营造修医德、重品行的良好氛围，引导党员干部坚定理想信念，增强全心全意为病人服务的宗旨意识。党委还通过一系列评选表彰活动，选树身边典型，使协和人学有榜样、行有楷模。

继承着老协和人的风范，一代代协和人就这样成长起来。妇产科郎景和院士始终关心青年人的成长。每年新员工入职，他都会在协和文化专题讲座中语重心长地与新员工交谈，让新员工们深受感染，引导他们系好人生的"第一粒扣子"。郎景和院士说："医生给病人开出的第一张处方是关爱。"这句话在许多协和青年心中打下了烙印。

2014 年，为了建设"人文协和"，北京协和医院院友会、团委 & 青年工作部、教育处等部门共同举办了首届"书香协和"读书会。读书会秉持"读一本好书，写一篇好文，说一席好话，用文字让医学更有温度"的理念，展示新时代医学新青年的风貌。郎景和院士亲笔为"书香协和"题词。2016 年，第三届"书香协和"读书会适逢"五四青年节"，郎景和院士与来自 8 个团总支的 22 名青年代表分享了他的从医经历和感悟，青年医生们则开放地交流了阅读郎院士所著《一个医生的故事》后的感触，坦诚自己在日常工作中的"心结"。"协和相比其他医院有她独特的地方，不仅在于技术高超，而且在于她的'人文内涵'——对病人、对同事、对科学、对医学的基本理念，是我认为最重要的。"郎院士推心置腹地就青年医生普遍遇到的问题和疑惑进行讲解，像是给大家的"心病"开的"处方"。

2014年，医院举办学术思想研讨会，纪念中国现代基本外科重要奠基人曾宪九教授诞辰100周年。赵玉沛院长、重症医学科老主任陈德昌教授、基本外科蒋朱明教授、麻醉科老主任罗爱伦教授、整形美容外科龙笑副教授以及曾宪九教授之子曾泓教授，分别以曾宪九教授的学生、部下及家属代表等身份发言，共同回顾曾宪九教授的学术思想和崇高风范。当天还发布了曾宪九教授的生平传记——《协和医魂曾宪九》，并举行曾宪九教授铜像揭幕仪式。在随后的三个月里，医院陆续组织外科技能大赛、外科中青年医师微创技术交流会等活动，纪念曾宪九教授诞辰100周年。曾宪九教授的科学精神始终激励着全体协和人励精图治、奋勇向前。

2021年，内科党总支、内科学系举办了中央和国家机关优秀共产党员、著名风湿病学专家唐福林的内科历史人文访谈。唐福林教授回忆当时国外专家来协和访问，曾说："你们连抗Sm抗体也不能测定，如何能诊断红斑狼疮？"张乃峥教授听闻非常生气，让唐福林将论文改为抗可溶性核抗原（ENA）抗体的研究。在短短的一年半时间里，在百折不挠的潜心钻研中，唐福林教授克服了难以想象的困难，率先在国内开展了ENA的研制并应用于临床。30余年来，检测抗ENA抗体的免疫双扩散法成为国内风湿免疫疾病诊断的经典做法并沿用至今。唐福林教授深情寄语年轻的医师们：科研没有捷径，要能吃苦，要付出努力，才能有柳暗花明的一天。在率先垂范的同时，唐福林教授还不遗余力地带领科里每个人进步，帮助他们确立研究方向，想方设法把年轻人送出去学习，实现了他常说的"一人红，红一点；大家红，红一片"。

唐福林教授是协和出名的"拖班"大夫，经常从早上门诊开诊一直看到下午一两点，就是希望能多帮助一个病人，多解决一个问题。他说，做好医生需要"胃小膀胱大，腿短频率快"。为了在门诊上多看几个病人，他的午餐常常简单到只有一个烧饼、一杯酸奶。唐福林教授嘱咐协和青年，作为一名医生，知识技能固然重要，但职业修养、医德医风、意志品质决定了能否成为人民的大医生。无论是做学问还是做人，都要不畏艰难，才能达到光辉的顶点。作为一名党员，要时刻保持党员的先锋模范带头作用，遇到任何事情都要不畏艰难，听党指挥、跟党走。唐福林教授言辞恳切，让在场的青年医师无不动容。

听着大医的故事，循着先辈们的足迹，在协和浓厚的人文氛围熏陶下，协和的青年人阳光健康地成长为有人文情怀的医学新秀。"我想长成你的样子"，这就是当代协和人见贤思齐、自我加压的动因，这就是协和的"红色基因"对新人的感召。

党建与创新深度融合：春风化雨、润物无声

在赵玉沛院长看来，协和医院党建工作的一大突出特点，就是通过一个个细节，把协和好的思想作风，把协和人共同坚守的价值理念，像爱护眼睛一样珍惜。不追求形式上的轰轰烈烈，而是将党建工作融入到日常工作中。在很多活动的顶层设计上，就渗透着思想教育和文化熏陶，努力让党的雨露潜移默化、润物无声。

我国医改的关键是要调动医务人员的积极性。只有关爱好每一个员工、同事，大家才能以院为家；只有每个党支部建好自己的温暖"小家"，医务人员才能将这份温暖更好传达给患者。

2011年，协和医院提出"病人满意、员工幸福"的办院理念。除了"待病人如亲人，提高病人满意度"，还强调"待同事如家人，提高员工幸福感"。

党的十八大以来，医院党委精心组织、扎实开展"党的群众路线教育实践活动""三严三实""两学一做"等党的重大学习教育活动，引导广大党员和干部职工牢固树立正确的世界观、人生观、价值观，竭诚为

人民群众健康服务。每年"七一"前后，医院党委都会组织丰富多彩、形式多样的主题教育活动。

协和人用一场场高水平的活动，缅怀先辈丰功伟绩、讲述协和成长故事、畅想祖国美好未来，向党献上协和人的诚挚祝福。

思想建党，文化建院

科学精神与人文精神是百年协和始终高扬的两面旗帜，也是协和人对伟大建党精神和伟大抗疫精神的生动践行。党的十八大以来，医院党委始终坚持思想建党、文化建院，把立德树人作为思想政治工作的中心环节，用文化感召人，用价值凝聚人，医院文化建设进入了快速发展的"黄金时期"。"思想建党、文化建院"进一步助力现代医院管理模式创新。

党建促文化，永葆先进性

2016年2月25日，北京协和医院召开第八届党代会。党委书记姜玉新代表医院党委作了题为《全面提高党的建设科学化水平，努力开创百年协和科学发展新局面》的工作报告。中央候补委员、医院院长赵玉沛在总结讲话中指出，对于处在重要战略机遇期、即将迎来建院百年的协和来说，将协和建成国内领先、国际一流医院，成为全国医疗界一面永远飘扬的旗帜，是摆在新一届党委、纪委和全体党员面前的重任。要加强对当前形势任务的研判，围绕党和国家的中心大局谋划部署医院工作。广大党员干部要带头开展调查研究，要走基层、接地气；多倾听群众心声，了解群众所思所想所盼；多关心群众疾苦，多为群众办实事；要弘扬主旋律，传播正能量。要在关系医院科学发展的长远问题和关键环节上精准发力，在组织建设、思想发动、舆论宣传、协调发展、抓好落实上全方位发挥作用，要打造模范基层党组织，进一步树立党在群众中的崇高威望。

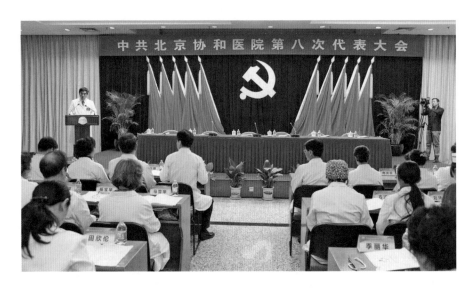

■ 2016 年中共北京协和医院第八次代表大会召开

大会选举产生了中共北京协和医院第八届委员会委员和第四届纪律检查委员会委员。姜玉新担任党委书记，柴建军担任党委副书记，赵玉沛、王以朋、李冬晶、张抒扬、向炎珍、韩丁担任党委常委，党委委员还有于学忠、马进、王任直、李太生、杨敦干、吴欣娟、沈铿、张烜、张福泉、秦明伟、崔丽英、康红、盖小荣等 13 人。柴建军担任纪委书记，纪委委员还有方沅湘、朱卫国、纪志刚、宋一民、周力、胡冰水、段文利、贾青、曹卫华、潘慧等 10 人。

截至大会召开时，医院党委下设 10 个党总支，总支下设 74 个党支部。党建业务融合以及包括党支部书记在内的科室管理核心小组制，强化了基层党组织的监督指导作用。医院坚持党管干部，强化干部的目标责任制管理，建立健全科学、长效的领导干部管理机制，为迎接百年协和搭建优秀人才梯队。大会旗帜鲜明地提出"坚持把围绕中心、服务大局作为党建工作的立足点"。按照"围绕中心抓党建、抓好党建促中心"的要求，进一步总结探索专职总支副书记工作模式，将党建工作与医疗服务、学科建设、人才培养等重点工作相结合，为打好公立医院改革攻坚战提供持续动力。全院牢固树立"以人民为中心"的发展思想，落实新时代党的卫生健康工作方针，坚持把党的宗旨转化为为人民服务的生动实践。

医院注重把思想政治工作与文化建设相结合。每当重点工作、重大任务面前，强调宣传工作在先、发动群众在前、政治思想工作在前，充分发挥党组织的战斗堡垒和党员先锋模范作用，调动全院积极性，努力让他们成为协和文化的积极传播者、模范践行者。医院先后获得全国百佳医院、全国文明单位、全国精神文明先进单位、全国争先创优先进基层党组织、全国卫生系统先进集体等荣誉称号。

2017年，中央决定在全党开展以"深入学习党章党规，深入学习习近平总书记系列重要讲话，做合格的共产党员"学习教育活动，全院各党总支积极开展学习活动。全体协和人在"两学一做"中切实补足"精神之钙"，铸牢"党性之魂"，进一步发挥党员先锋模范作用，推动了医院文化建设，营造了为全面建设健康中国献智慧、出实力、展形象的良好氛围。

建立"七一"文化品牌

协和文化活动非常丰富，形成特色品牌，如让协和人翘首期盼的每年一度的"协和春晚"，吸收电视综艺创新形式、充满奇思妙想的健康科普能力大赛，以《三位"大"医生》为代表的一系列协和宣传片……而将党建与文化融合得最为浑然天成的"代表作"，则非蕴创新形式于传统活动的"七一"大会莫属。

每年"七一"前后，医院党委照例隆重举办庆祝党的生日"七一"大会，新党员入党宣誓、"两优一先"表彰、领导讲话、党员代表发言等均为传统经典内容。按照院领导的启发和要求，党办、宣传、工会等部门联合各党总支常常思考如何进行活动形式的创新。

2012年11月，习近平总书记提出的"中国梦"在全党全国深入人心。中央候补委员、医院党委常委赵玉沛院长迅速向医院党委领导班子

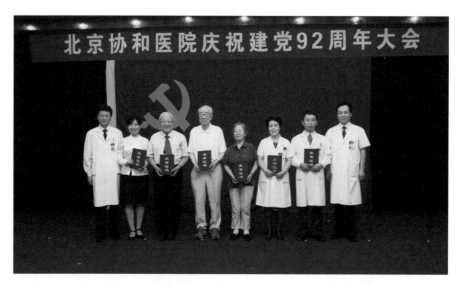

■ 徐乐天教授（左四）和张宏誉教授（左三）在"我的梦·协和梦·中国梦"主题演讲比赛中荣获特别奖

传达贯彻党中央精神。在他的倡议下，医院于 2013 年初提出了"建院百年之际重回建院之初的学术巅峰地位"的百年协和梦。当年医院庆祝中国共产党成立 92 周年大会就是以"我的梦·协和梦·中国梦"主题演讲比赛决赛形式进行的。从医院各党总支选送的 52 名参赛选手中脱颖而出的 10 名选手参加了决赛。由于引入竞争机制，现场打分，现场反响盛况空前。选手们的激情演讲，彰显出协和人勇于追梦，并将个人奋斗的梦想与协和的发展建设乃至最终实现中华民族伟大复兴的中国梦紧密结合的美好愿望。特别令人感动的是，当年 88 岁的胸外科老主任徐乐天教授和 72 岁的变态反应科老主任张宏誉教授，他们用一生的深厚沉淀与职业追求将心中的"协和梦"娓娓道来，使与会协和人为之深深感动。大会为两位教授颁发了特别奖，这是全体协和人对前辈的温暖致敬。

这次庆祝大会开得非常成功。大会结束后，很多协和人觉得特别受教育、受感动，热烈讨论、久久回味。"将党的思想教育从灌输式改变为党员群众的自我教育，让大家在参与活动的过程中，完成自我教育，自觉形成理念的升华。这个活动的初衷我们实现了。"党委书记姜玉新欣慰地说。

从此以后，协和每年又多了一个盛大的节日。每到"七一"，医院党委都会精心策划并组织主题党建与文化活动。在一系列精彩纷呈的活动中，组织者都会邀请老中青三代协和人同台登场，缅怀先辈丰功伟绩，讲述协和成长故事，畅想协和美好未来，向党的生日献上协和人的诚挚祝福。

2016年是中国共产党成立95周年，也是北京协和医院建院95周年。医院举办了庆祝中国共产党成立95周年大会暨"95协和·医路记忆"首届协和微电影节。这一被协和人称为"协和奥斯卡"的微电影节活动，自3月22日启动以来，得到了全院职工和医学生们的热烈响应和积极参与。评委会收到了来自医院十大党总支和教育处、护理部选送的21部作品。这些由协和人自编、自导、自拍、自演的作品内容丰富、题材广泛，涉及医患关系、生命救护、缓和医疗、老龄社会问题、住院医师培养、优质护理、科技创新及职业精神等诸多领域。通过镜头展现感人故事，探究医学真谛，追溯生命本源，推进和谐医患关系建设，向全社会展示了协和医院的品牌形象和医务人员的精神风貌，为中国共产党的95岁生日和北京协和医院的95岁生日献上了一份有深度、有高度、有温度的大礼。

微电影节邀请到了堪称豪华的评委阵容，十几位大咖评委中既有中国首部医疗电视剧《医者仁心》的编剧徐萌、中央电视台"感动中国"栏目制片人朱波、北京卫视副总监张丽等著名媒体人，也有院内的顶级专家。预审过程中，姜玉新书记、柴建军副书记等院领导几番审稿，层层把关，各党总支和党支部给予参赛选手们大力支持和积极建议，每一个作品几经修改，渐臻完善。最终，离退休党总支制作的微电影《协和之路》，讲述了老专家献身医疗卫生事业、一生鞠躬尽瘁的光荣历程，作品感人至深，催人泪下，获得评委会特别奖。员工观后纷纷留言：

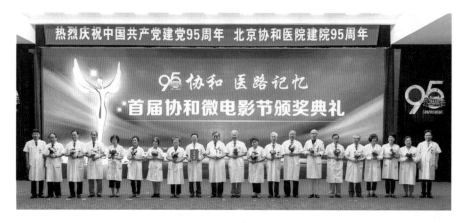

■ "95 协和·医路记忆"首届协和微电影节颁奖典礼

"这是最生动的党课。"

"为什么协和举办的活动能够常办常新，甚至成为行业标杆，是因为我们从来都不是牵头部门的单打独斗、孤军奋战，而是多部门的团队协作，凝聚了众多智慧的头脑和强大的外援团队，共同追求完美的舞台呈现。""贯彻落实党中央各项决策部署，搞好主题文化教育活动，协和医院从来不走形式，总是将教育活动与医院的工作实际相结合，扎扎实实开展、富于创造性地执行。"协和一位中层党务干部说。

2019 年的"七一"庆祝大会是一个"命题作文"。题目是当年全党全国开展的"不忘初心、牢记使命"主题教育的启动仪式。如何既保证活动的庄重严肃，又保留协和的文化传统？主办者想到了医院在全国率先开展的"老专家口述历史"项目。当时已完成采访的 14 位老专家中，有 12 位都是党员，另外两位虽然是党外人士，但都衷心拥护共产党的领导。用采访拍摄的素材剪辑出一个短片，作为对党的生日献礼，这一动议立即得到院领导的认可拍板，从创意到完成制作，仅用了短短一周时间。

这部汇集了 14 位协和老专家口述历史的集锦短片《协和记忆》果然成为大会的亮点。14 位老专家平均年龄高达 92 岁，宣传处从累计 3028 分钟、76 万余字的采访实录中精选片段，再现了 98 年来在波澜壮阔的大时代背景下，老一辈协和人与党和国家同呼吸、共命运，不畏艰辛、勇挑重担，为祖国卫生事业和人民健康所作出的卓越贡献。

岁月流光的画面中，已年过九旬的毕增祺教授回忆说，上海解放时，还是学生的他冒着危险拿着旗帜引领解放军入城；李纯老师微笑着唱起"雄赳赳气昂昂，跨过鸭绿江"的志愿军战歌……他们的讲述仿佛把现场每个人都带回到了那个年代，协和老党员几十年如一日保持着对党的忠诚，默默为党和国家、为协和、

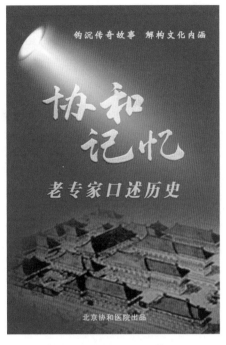

■《协和记忆》集锦短片海报

为广大病患奉献着他们的一生，这正是协和人的初心和使命。

这部短片得到了新华社、央视网、北京电视台等主流媒体的高度关注，被誉为"最好的协和党建宣传片"。先后荣获"金舟杯"2020全国卫生健康系统影像大会纪录短片金奖、2021首都精神文明办"我学楷模　争做榜样"全国大型短视频征集展示活动一等奖。观影者纷纷留言：

协和前辈，筑百年辉煌；协和青年，承百年梦想。

热泪盈眶感受前辈奉献，体会不忘初心；任重道远传承协和精神，实践砥砺前行。

大爱成就大医，重温历史感受历史，站在前辈们书写的百年协和之路上，有敬仰有光荣有惶恐，唯有不断努力，才不负自称一句协和人。

……

每年的"七一"庆祝大会是协和继"协和春晚"后又创建的一个文化品牌。一年一度的盛会,每年主题虽各不相同,但贯穿其中的主线却始终不变,那就是"百年协和,一切为民"。

一位协和的老朋友在微信朋友圈中发表了自己参加协和"七一"大会后的感想:"每年的今天无论多忙,都会期待被协和邀请参加医院的庆'七一'大会。看一个个在生命危情时从容淡定的专家,用他们多才多艺、激情四射的另一面,深情表达对祖国、对协和、对医学、对患者的挚爱,几度热泪泉涌。是协和一员真好。"

老专家口述历史,传承协和文化

"全国人民上协和"这句话表达了社会各界病患对协和的特别情结,是信任和期待,也是协和人对自我的激励。承继传统、传承文化,协和有一套机制和办法并不断创新。

毋庸置疑,协和历史上群星璀璨,出过像张孝骞、林巧稚、曾宪九、刘士豪等多位现代医学的先驱。如何让他们的传奇故事不为岁月所磨灭,让他们的影响能够流芳百世,让他们的精神在协和后辈的血脉中得以赓续?

为迎接协和建院百年,医院党委从 2017 年起设立了"老专家口述历史"这一文化传承教育项目,这一项目被誉为"抢救性工程",目标是通过对协和老前辈的个人成长史、亲历的重大历史事件、见证的学科发展等进行文字、影像的采集和整理,记录和反映协和人秉承传统、励精图治、再创辉煌的奋斗史,梳理医院及各学科的历史脉络,钩沉传奇故事,挖掘和剖析协和百年基业长青的文化内涵。

从 2018 年第 15 期起,医院院报开设了"老专家口述历史"专栏,以访谈录的形式陆续刊出协和老前辈的口述文字。临床营养学专家查良锭教授、病理学专家刘彤华院士、呼吸病学专家罗慰慈教授、儿科学专家籍孝诚教授、胸外科专家徐乐天教授、消化内科学专家陈寿坡教授、妇产科专家连利娟教授、医院管理专家王荣金书记、护理学专家李纯主任……一个个耳熟能详的名字，一段段如珍珠般的历史记忆跃然纸上。如今，有些专家已因高龄去世，但他们的经历和思想却通过文字与影像的形式得以保存和流传。

医院和相关科室每年都会通过各种各样的形式，或举办老专家诞辰纪念会，或组织"新协和医事""我心中的百年协和"等主题征文活动，让年轻一代在缅怀先贤中表达自己的心声。"对前辈的缅怀不是为了纪念而纪念，而是为了让年轻人自觉地研究和继承他们的思想和价值观，沿着他们的道路继续前行，使协和再创辉煌。"

正如一位年轻医生在协和儿科前辈周华康教授的追思会上所言："只要我们有目标愿景，有正确的方向，扛得住方方面面、形形色色的诱惑，只要我们不怕吃苦肯付出肯努力，只要我们像热爱生命一样热爱自己的事业，像追求幸福一样不断追求事业进步，我相信我们会和前辈一样，成为医德高尚、医术过硬的好医生，成为有所作为的一代。"

丰富多彩的文化载体

医院不断强化宣传载体建设，定期举办病历展；建成院史馆，用大量珍贵实物及历史图片生动再现协和人的艰苦奋斗历程和取得的辉煌成就。在学术会堂设立协和专家柱，在医院各楼宇间的连廊开辟专家墙，在病房走廊和职工活动中心展出协和老照片和历届摄影大赛优秀作品。每年编发院报近20期、约80万字；制作展板500余张、视频短片100余部；建成覆盖全院的近400个视频终端，创建"北京协和医院""协和医生说"新媒体品牌，形成完善的文化传播体系。此外，医院编辑出版了一系列反映协和医院发展史及文化传承的书籍，如医院党委编著的《协和人讲传统话医德》、董炳琨老院长编著的《老协和》、张之南教授编著的《治学与从业》、医院编著的《中国现代医院史话——北京协和医院》等。2013年组织"老教授话协和"系列活动,老专家纷纷讲述了他们亲历的协和故事,以及他们对协和精神的体悟。

百年峥嵘,医院在党委的坚强领导下,形成了以协和精神、办院理念、使命愿景为内核,以典范人物、文化符号与载体为表现形式的党建文化体系,广泛开展文化实践与传播,并逐渐发展出科室亚文化、安全文化、制度文化等,不断推进基层党建与文化建设的深度融合,让党建工作有情有感、走心走实。

"做合格协和人"主题大讨论

每年三四月国家"两会"闭幕后,医院即召开一年一度的协和"两会"——职工代表大会暨医院年度工作会议。2018年4月召开的"两会"则因合并人才工作会议召开而被称为"三会"。这一年的"三会"令每个协和人至今记忆犹新。赵玉沛院长在总结讲话时道出的一句"协和已经到了最危险的时候"不仅让所有协和人振聋发聩,甚至在全国范围内产生了很大影响。

赵院长讲道:"虽然协和连续8年在复旦医院排行榜上名列第一,但是盛名之下,其实难副。学科绝对优势在缩小,手上的王牌越来越少,追兵越来越多,而且越来越近。我们并不是居安思危的问题,而是居危思危的问题。"

很多院外的人都不太理解,协和已经连续多年排名第一,应该是最好的时候,怎么是最危险的时候呢?在赵玉沛看来,排名第一并不能掩盖医院和各学科发展中存在的诸多问题,而且自我感觉最好的时候往往是最危险的时候。掌声和赞誉会让人自大、膨胀,斗志和激情容易消褪,干劲和闯劲容易松懈,所以掌声越热烈就越应警惕危险。因此,排名第一的学科不能有"歇歇脚"的思想,排名中间的学科要有力争第一的雄心,排名靠后的学科更要有迎头赶上的志气。这样,医院才会百花齐放，春色满园。

2018年是改革开放40周年。党领导全国各族人民凝聚起改革共识，激发出最强能量，中国特色社会主义建设的伟大成就为世界所瞩目。2018年也是协和的改革之年，"改革"成为医院"三会"的高频词。"改革是一项非常艰巨的任务，改革过程中会遇到强大的阻力，协和更习惯于惯性运转。经济学中有个非常著名的'路径依赖理论'，指的是惯性的力量多么强大。改革就是要改变这种路径依赖，打破常规惯性，难度可想而知。"

赵院长在讲话中深刻剖析了当前医院发展所面临的危机，号召全院职工强化危机意识，明晰自我定位，激发创新活力，不断砥砺前行，让百年协和永葆基业长青。他的讲话引起了强烈的社会反响，得到了中央的高度肯定。

此次"三会"吹响了协和医院改革的总号角，但是如何改革却是摆在领导班子和全体协和人面前的一道难题。

按照国家卫生健康委党组"大学习、大调研、大落实"的部署，医院党委书记姜玉新在第一时间召集总支书记会议，商讨如何有针对性地开展学习和讨论，促进大家深入领会会议精神，并由此展开了贯穿全年的"做合格协和人"主题大讨论。

此后的3个月，在医院党委领导下，11个党总支牵头，以科处室为单位组织开展了50余场形式多样的学习讨论。全体协和人着眼未来，深入思考、直面问题，共提交了4177份心得体会和219篇征文。医院通过《内部情况通报》、院报、展板、网上"自主学习平台"及专题院周会宣讲等，搭建了线上线下、丰富多样的展示交流平台，激发全院职工思想碰撞、相互启发，共享智慧。4177份心得体会既是基层情况最直接的反馈，也是一线员工最真切的心声，更为医院破解发展难题提供了"协和方案"、贡献了"协和智慧"。

2018年6月27日，医院举办庆祝中国共产党成立97周年大会暨"做合格协和人"主题活动。经院内外评委评选出的280篇优秀作品及各党总支被授予不同奖项。最具创新奖——"居危思危，打开海纳百川的心胸和视野；革新求变，张扬锐意进取的勇气和决心"；最具思想奖——"求是辨非，剖析肌理，疗伤祛病，对症下药"；最佳建议奖——"以赤诚肝胆，直抒胸臆；以真挚心怀，振臂疾呼；以澎湃热血，激扬文字；以责任精神，献策筹谋"；最佳表达奖——"武能渡生关死劫，妙手春回；文可论得失进退，妙笔花开"；最佳组织奖——"广纳良言，热情如火如荼；激荡思想，豪情跃然纸上"。

庆祝大会上，协和员工们用自编自演的文艺节目诠释了他们心目中的"合格协和人"。整台活动形式多样，创意十足，既有情景表演、故事讲述、情景剧、音乐剧，又有微电影、朗诵及表演唱等，协和人用艺术的方式展现了爱岗敬业、追求卓越的精神风貌，表达出对老前辈学术思想、治学理念和医者仁心的传承，以及对未来医学"脑洞大开"的设想。

来自全院各科室的40多位代表共同表演的情景剧《再一次出发》将整场活动推向高潮。情景剧从4177份"做合格协和人"心得体会中精选佳句，以情景演讲与表演唱相结合的形式表达出协和人面向百年大业、凝心聚力、创新求变、昂扬向上的思想和情感。

为了将主题活动的初步成果转化为推进医院改革和创新发展的动力，医院组建了由院长书记牵头、主要职能部门负责人共同参加的"问

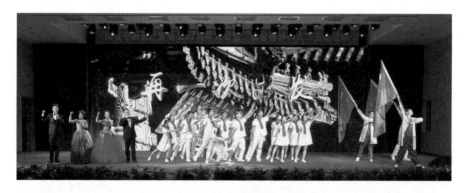

■ 2018年，北京协和医院举办庆祝中国共产党成立97周年大会暨"做合格协和人"主题活动

题建议梳理工作组"，对活动中收到的各类意见建议进行汇总梳理、分类研究，在人才培养、医疗质量、服务流程、科学研究、运行机制等方面提出改进方向和对策建议。一方面巩固和发扬协和在 90 余年发展历程中取得的成熟经验，另一方面聚焦制约医院进一步深化发展的关键问题提出改革建议。

"做合格协和人"主题大讨论既是一次形式新颖的思想教育活动，也是一次以党建推进文化建设的创新实践。其所引发的全院思想大解放和大讨论，使全院职工凝聚起危机共识、改革共识与创新共识"三大共识"，以及坚持党建引领、坚持调查研究、坚持反思自省的"三大经验"，在面向百年协和的历史时期，必将产生特殊而深远的影响。

"六大体系"绘制百年蓝图

赵玉沛院长在 2018 年协和医院"三会"上提出"协和已经到了最危险的时候"，一石激起千层浪。"如何看待排行榜""如何看待抓科研""如何看待床位规模"……这些观点需要进一步统一思想，医院也亟须明确未来发展道路。

2018 年 12 月 21 日，北京协和医院举行了"以人民为中心，一切为了患者"主题活动暨百年协和倒计时 1000 天启动仪式。在这一特殊的日子里，赵院长代表医院领导班子发表了具有里程碑式意义的讲话，系统描述了"六大体系"建设的构想，为协和面向百年勾勒了清晰的"规划图"。

一是坚守定位，建设医疗服务体系。医院的核心使命是治病救人，医院好不好，病人说了算。协和是"患者以性命相托的最后一站"，要紧紧围绕这个总体定位来谋划医疗服务体系。要加强新技术的开展和推进多学科协作，占领医疗创新制高点。看别人看不了的病，出别人出不了的成果。

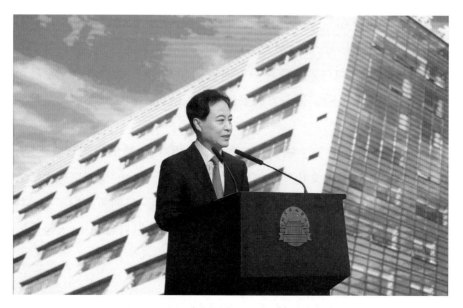

■ 赵玉沛院长在百年协和倒计时1000天启动仪式上发表讲话，提出"六大体系"建设

二是夯基固本，建设人才培养体系。人才是一切事业的基础。协和应该是"医学大师的摇篮"和"医学人才培养模式的典范"。要尊重人才的多样化特点，为人才成长提供多样化的发展空间和成长路径。探索建立"1+X"的模式，设立医、教、研多轨制，实行双聘制，恢复淘汰制，建立具有协和特色的人才评价体系，发挥好每个人的特长，通过差异化政策，让想做事的人都有好的职业发展前景。

三是学术引领，建设科技创新体系。协和作为全国疑难重症诊治指导中心和国家级的学术型医院，要肩负医学发展和技术进步的社会责任。要加强科研平台建设，加强专职科研队伍建设，创新管理机制，实行PI制，由临床专家与专职科研人员"组团"，以临床为基础，有效利用病例资源，开展协和特色的临床研究，做出真正有价值的科研成果并推动临床问题的解决。

四是行稳致远，建设精细管理体系。精细管理的内容涉及医院的各个方面，要用事实说话、用数据说话，用透明公开驱动业绩提升。要将医疗质量、病人安全、服务品质和专科声誉作为今后各种考核的核心指标，坚持"病人需要什么，绩效就考核什么"。按照"放、管、服"的要求，进一步解放思想，推进服务型管理，简政放权，加强监管。

五是合力共赢，建设开放协作体系。我们正处于一个大科学、大协作的时代，我们要建成"中国特色、世界一流医院"，必须要加强与国际一流、国内顶尖的名院、名校、名企，在医学教育、医工结合、转化医学和健康医学等方面的合作，实现优势互补，发展共赢，不断提升协和的国际影响力。协和是中国的，更是世界的。

六是牢记使命，建设党建文化体系。要坚持党建引领，打造"协和样板"，把党建的政治优势转化为发展的竞争优势；要弘扬优良传统，传承"协和基因"，坚守"大爱成就大医"的医者仁心；要团结服务员工，凝聚"协和力量"，形成协和人团结奋斗的强大动力。

作为"六大体系"基座的党建文化体系虽在这次大会上正式提出，但其理论体系的形成却经历了由来已久的探索过程。

回溯历史，1991年在协和建院70周年之际，医院党委组织全院大讨论，凝练出"严谨、求精、勤奋、奉献"的协和精神，开启了公立医院文化建设的先河；在建院90周年的2011年，医院提炼出"待病人如亲人，提高病人满意度；待同事如家人，提高员工幸福感"的办院理念；2014年，医院党委带领全院大讨论，凝练出"学术协和、品质协和、人文协和"的百年协和内涵。在深入学习贯彻习近平新时代中国特色社会主义思想的过程中，医院党委进一步明确"以人民为中心，一切为了患者"的办院方向，以党的根本宗旨指导协和的办院实践，从根本上保证医院沿着正确的方向发展。

2019年3月20日和25日，北京协和医院六届四次职代会暨2019年医院工作会议如期召开，党委书记姜玉新代表院领导班子作2019年医院工作报告，全面部署推进"六大体系"建设的68项重点工作。

赵玉沛院长在总结讲话中指出，68项重点工作任务艰巨、责任重

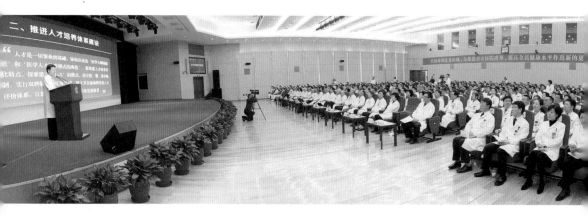

■ 协和六届四次职代会暨 2019 年医院工作会议

大，这是全体协和人立下的"军令状"。员工的困难在哪里，领导班子的决心就下在哪里，医院民生工程的重点就放在哪里。他号召全体协和人，要在改革创新、推进"六大体系"建设的关键之年，凝心聚力、实干担当，让协和的事业"当下有为、未来可期"！

"六大体系"的提出既是对协和现状的总结，更是面向下一个百年的纲领性发展规划。协和把"以人民为中心，一切为了患者"的办院方向融入到为患者服务的工作实际中，把"患者能不能受益、患者会不会满意"作为考量所有问题的出发点与落脚点，实现了办院方向与党的根本宗旨的有机结合，做到了制度标准与价值准则协调同步，激励约束与价值导向优势互补，业务工作与党建工作同向同行。无论过去、现在还是将来，协和党建文化都是引领医院发展前进的昂扬力量，也必将在培养优秀医学人才、培育医院凝聚力和向心力、推动医院科学发展上发挥更加有力的作用，成为"中国特色、世界一流医院"建设乃至"健康中国"建设中一块重要的"精神基石"。

十四　健康中国建设的"国家队"

2015年10月，党的十八届五中全会首次提出了"推进健康中国建设"的目标，明确了建立覆盖城乡的基本医疗卫生制度和现代医院管理制度的路线图。2016年8月，在全国卫生与健康大会上，习近平总书记发表重要讲话强调，要把人民健康放在优先发展的战略地位，全方位、全周期地保障人民健康。其后召开的中共中央政治局会议审议并通过了"健康中国2030"规划纲要。2017年10月18日，习近平总书记在党的十九大报告中正式提出实施健康中国战略。2019年7月，国务院印发《关于实施健康中国行动的意见》，成立健康中国行动推进委员会，出台《健康中国行动组织实施和考核方案》。健康中国行动由此展开。

北京协和医院作为公立医院的"排头兵"，也是健康中国建设的"国家队"。从精益求精的医术到胸怀天下的壮志，从改善医疗服务到深化医疗改革，从培养医学人才到护佑人民健康，协和都在不断满足人民群众的期待，以新阶段的健康需求为导向，奋力书写健康中国建设的"协和答卷"。

建立现代医院管理制度的样本

北京协和医院始终坚持"以人民为中心，一切为了患者"的办院方向，努力践行"病人满意、员工幸福"的办院理念。在文化建设、就医体验、医疗质量、绩效考核、内部管理和人才培养等方面采取一系列措施，积极推进现代医院管理模式创新，不断丰富和完善现代医院管理制度内涵。

2017年2月22日下午，时任中共中央政治局委员、国务院副总理刘延东来北京协和医院调研现代医院管理制度建设情况。赵玉沛院长在调研会上从七个方面汇报了北京协和医院建立现代医院管理制度的探索实践：一是坚持传承与创新，始终注重医院文化建设；二是坚持公益导向，积极推行综合绩效考核；三是坚持患者至上，不断提升人民群众获得感；四是坚持精益求精，持续强化医疗质量控制；五是坚持科学决策，不断完善内部运行管理；六是坚持"三基三严"，高度重视医学人才培养；七是坚持加强党的建设，为医院科学发展提供坚强保证。

刘延东副总理指出，党中央、国务院高度重视建立现代医院管理制度，党的十八届五中全会作出了建立现代医院管理制度的决策部署。北京协和医院是我国医学水平最高、医疗管理最先进的医院之一，剖析好、研究好协和"样本"，对建立现代医院管理制度具有重要的借鉴意义。协和的经验主要体现在以下四个方面。

一是始终坚持服务祖国和人民，维护公益性。

协和认真贯彻党的路线、方针、政策，始终坚持公益性的办院方向，把党的方针、政策和宗旨贯穿到医疗服务、医院管理、人才培养及文化建设等各项工作中，确实做到制度建设与思想建设协调同步，业务工作和党建同向同行。建立了科学的绩效考核制度，不以"经济效益论英雄"，体现公益性和质量效率的指标权重接近80%。积极推进分时段候诊、优质护理等便民措施，通过帮扶、共建等方式促进优质医疗资源下沉。协和在新中国成立以来的各个时期，在帮建全国医院、对口支援、抗震救灾、抗击SARS等方面为人民健康事业作出了很大贡献。

二是始终坚持尊重医学内在规律，坚守科学性。

科学是医疗服务的基石。协和创立了"三基三严"的现代医学教育理念，建立了三级查房、临床病理讨论、多学科会诊、手术安全核对、合理用药等多项核心制度，实行全流程质控。采取民主公开的决策监督机制，成立了 27 个专业委员会，重要事项先上委员会讨论，再上班子会决策。这是集体智慧的结晶，是对科学的尊重，使得协和成为锤炼优秀医生的熔炉。

三是始终坚持医务人员的主体地位，调动积极性。

协和一直倡导的理念是"没有幸福的医务人员，就不会有满意的病人"，这句话非常朴实，但却体现了对医务人员的尊重、关心和关爱，激发了他们心无旁骛服务病人的满腔热情。协和建立了公平公正、竞争择优的用人机制，重视年轻人的培养，建立了高水平、有保障的住院医师培训制度，完善中青年人才培养锻炼机制，可以说为中国培养医学人才作出了很好的探索。

四是始终坚持传承弘扬优秀文化，厚植人文性。

协和始终坚持文化建院、立德树人，通过中西合璧的协同发展，将中国传统价值理念与西方医学的人文精神有机结合，"协东西之德，和天地之道"，形成了"忠于科学的事业精神和忠于人民的奉献精神"，让"大医精诚"的人文精神在协和薪火相传。用优秀文化增强医院的软实力和核心竞争力，这也是协和的优良传统。

近百年来，协和坚守科学性、维护公益性、调动积极性、厚植人文性，铸就了协和精神、协和品质，造就了张孝骞、林巧稚、曾宪九等一代医学大师和多位我国现代医学领军人物，使协和成为以高水平医疗闻名于世的医学殿堂，成为我国最受百姓欢迎的知名医院之一。协和展现的这四个特征，也是我国优秀医院的共性，是建立现代医院管理制度的重要价值取向和努力方向。

刘延东副总理进一步对协和医院今后的发展提出以下四点要求。

第一，希望协和当好健康中国建设的国家队。

要认真学习贯彻习近平总书记系列重要讲话精神，特别是在全国卫生与健康大会上的重要讲话，落实党的医疗卫生工作方针，落实党中央、国务院的决策部署，牢固树立大卫生、大健康的理念。要在医学教育、人才培养、诊疗技术水平和医学科研攻关方面树立标杆意识，积极参与卫生与健康事业改革发展，将协和医院打造成具有中国特色和世界水平的医疗机构，为深化医改、增进人民健康福祉作出贡献。

第二，希望协和当好公立医院改革的引领者。

今年，城市公立医院的综合改革将全面推开，希望协和医院继续引领改革之先，发挥好全国疑难重症诊治指导中心的作用，通过医联体建设、对口支援等多种方式，促进优质医疗资源下沉，在分级诊疗上出经验。协和还要认真总结办高水平医院的经验，探索现代医院管理制度建设，建立科学高效的医院管理运行机制。

第三，希望协和当好培养造就医学优秀人才的排头兵。

医务人员是医改的生力军。希望协和进一步加强人才队伍建设，坚持高标准、严要求，努力培养更多的医学大家，培养各个岗位专业化、高水平的优秀人才。要完善激励机制，建立符合行业特点的薪酬制度，健全绩效考核体系，更好地激励广大医务人员，坚持以病人为中心，以精湛的技艺护佑人民生命健康。

第四，希望协和当好医学人文精神的领头羊。

希望协和继承发扬"忠于科学的事业精神和忠于人民的奉献精神"，诠释深化"学术协和、品质协和、人文协和"的文化内涵，彰显百年协和的金字招牌。要加强党风廉政建设，认真贯彻党的十八届六中全会精神，全面推进党的建设，从严治党，加强医德医风建设，引导全体医务人员提升自身素养，为服务人民健康、推动公立医院改革发展奠定坚实的思想基础。同时，还要更好地开展便民惠民服务，不断优化医疗服务流程，改善患者的就医环境和就医体验，增强人民群众的获得感。

北京协和医院在现代医院管理实践中的新思路、新举措得到普遍认同，成为现代医院管理制度建设先进典型向全国推广。

协和之"协"：现代医疗体系的枝干

人多、病杂、医疗资源不均衡，是最鲜明的中国特色。要解决世界上人口最多国家的看病就医问题，必须全国一盘棋，建立完善的协同医疗体系。新医改方案中的分级诊疗举措，就是在顶层设计上一个大写的"协"。

北京协和医院作为集医、教、研于一体的大型三级甲等综合医院，其在顶层框架下的使命，就是向社会提供急危重症和疑难复杂疾病的诊疗服务。而要真正做到不辱使命，同样需要以"协"为核心理念，建立中国特色现代医院管理制度，打造中国现代公立医院运行模式。

协作诊疗：老协和传下来的现代模式

多学科会诊本就是老协和奉为圭臬的特色诊疗模式，近百年来代代相传。而在新的时期，面对日益多样的复杂疑难病症，为了提高诊断准确率和治疗质量，协作诊疗和精准治疗成为了国际先进的潮流。对于分级诊疗框架下的大型公立医院来说，这是其发挥应有作用、完成定位使命的必由之路。

秉承老协和留下的瑰宝，北京协和医院在这一模式的探索上具有先天优势。作为全国疑难重症诊治指导中心，医院一直推行以病人为中心的多学科诊疗模式（MDT），汇聚多科专家为疑难重症患者提供"一站式"服务。2010年起，医院又将这一模式延伸到门诊，先后成立了胰腺疾病、胸部疑难病、垂体疑难病、罕见病等27个疑难病会诊中心，从机制上确保多学科协作诊疗常态化。病人一次挂号可以见到全部相关学科的专家，既加强了多科协作，提高了诊疗水平，又避免了病人多次挂号、往返奔波，提高了诊疗效率及病人满意度。

医院高度重视完善规章制度和诊疗规范，临床病理讨论会、全院多

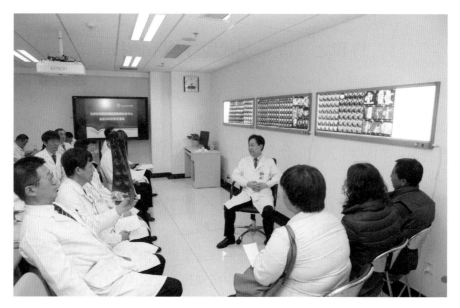

■ 胰腺专业组疑难病会诊现场

科会诊和各科大查房等一系列核心医疗制度，自建院初始延续至今，确保了协和临床诊治的高水平，并为国内多家医院所引用和效仿。医务处专门负责会诊管理，统筹安排，很多时候单科会诊每周会超过一千次，急会诊几十次。医院还经常会组织一些特色会诊，如抗生素会诊，专门用于指导全院抗生素的合理应用。

医护协作也是老协和的优良传统。在协和的理念中，护理是治疗的有机组成部分。医院对每一位患者都要进行评估，实施分级护理。护理人员实行责任制，与分管医生密切协作，不仅关注病情，而且关注心理；不仅管院内，而且管院外，一些问题还要与患者所在社区沟通协作，实行全方位医护管理，秉承南丁格尔精神，用人文关怀激励病人热爱生命、战胜疾病。

这种协作也体现在临床大夫与麻醉大夫的密切配合上。麻醉大夫的职能贯穿术前、术中和术后，保证患者的治疗不仅要安全、有效，而且要舒适。这也是现代医院诊疗模式的发展趋势。

医疗成果共享也是多科协作模式的题中应有之义。1986 年，医院在全国率先开展医疗成果奖评审并坚持至今，每年各个科室都会把自己最新、最高端的成果向全院展示，35 年来已有 2331 个项目参评，867 个项目获奖，在提高医疗质量、鼓励多学科协作、倡导改革创新等方面起到积极的导向作用。

对国内医院来说，普通内科是一个既古老又年轻的科室。说古老，是因为在现代医学的起步阶段，没有专科分化，内科医生大多是全能医生。说年轻，是因为在专科诊疗日益发达的今天，重新开设普通内科显然肩负着全新的使命。而它最重要的作用，就是针对疑难重症及罕见患者或涉及多个专科者，更高效地实施协作诊疗。

医院从 2004 年开设普通内科，专门收治疑难重症患者。普通内科发挥协和多学科优势，每周三的多学科联合查房都会邀请到多位各专科专家共同参与讨论，高效地解决问题，帮助患者获得最准确、最权威的诊疗。2019 年，普通内科更名为全科医学科（普通内科）。

2018 年，医院发出开展新一轮学科建设专项督导工作的号召，"要以排行榜发布为契机，以第三方数据为标尺，切实加强学科建设"。医院成立了 7 个学科建设专项督导组，自 12 月起分期、分批深入 53 个科室开展学科督导调研以及近 400 项医疗新技术新项目的评审工作。

此次督导工作的一大特点是督导组的 7 个组长主要来自专科排行榜中排名第一的科室，包括神经科崔丽英、急诊科于学忠、泌尿外科李汉忠、风湿免疫科张奉春、重症医学科刘大为、变态反应科尹佳、核医学科李方。他们在学科建设上经验丰富，在学科发展上洞察敏锐，可以为各个专科"把把脉、摸摸底"，给出"学科发展的诊断报告"，协助科室制定"顶尖学科养成计划"。专项工作的另一大特点是采用了"医院管理MDT 模式"，通过临床科室与职能处室的团队协作，让绩效指挥棒更好地为医院发展服务。此次专项督导工作持续一年时间，各督导组组长带队深入科室，各党总支牵头召开学科发展专题会，对标国内外最好专科，进行学科建设十年盘点，寻找制约学科发展的关键问题，提出院科两级解决方案，督促科室进行整改落实，从而建立起学科建设的长效机制。

2016 年，医院与东城区人民政府签署了北京首个三甲医院与区政府的医疗合作协议，协和作为医疗联合体的核心医院，与 6 家成员单位一起，形成"1+5+1"医联体，探索建立"基层首诊、双向转诊、急慢分治、上下联动"的分级诊疗模式，积极为医联体建设提供新思路。

医院大力推动疑难病多学科诊疗，2018 年牵头成立"中国罕见病联盟"，2019 年成为全国罕见病诊疗协作网唯一国家级牵头单位，2020 年疑难重症及罕见病国家重点实验室正式落户，2021 年国家转化医学重大科技基础设施协和项目建成启用。建强西单院区四大专科中心，加快大兴院区健康产业园区建设步伐。与中科院、清华、北航、华为等开展战略合作，积极推进跨学科交叉融合。

协同质控：提高医疗纠错能力的良方

医疗差错是医患纠纷发生的重要原因之一，而医学又是一门需要细致入微的科学，医生所从事的是一项"如履薄冰"的工作，稍有闪失就会给患者带来生命健康的损失。因此，医疗品质绝不能仅仅依靠医生个人职业素养的提高，更重要的是要建设一个"容易做对、不容易做错"的医疗质量保障体系。

协和品质是从病案开始的，这是协和的"三宝"之一。为了将这一传家宝传承下去，医院从 2010 年起建立了完整的三级病案检查制度，聘请具有丰富临床经验的各学科专家组成病案质控专家组，开展病案内涵质控，包括完整性、时效性、内涵的丰富性、病例分析的科学性等，发现问题的要在全院公示，并与绩效挂钩，直接点到科室和个人。

医院建立了比较成熟的手术专项质控体系，实行分级管理，借助信息系统，严格杜绝越权手术的发生。医院在全国率先开展了手术安全核对制度，分为术前、术中、术后三个核对时间点，临床医生、麻醉医

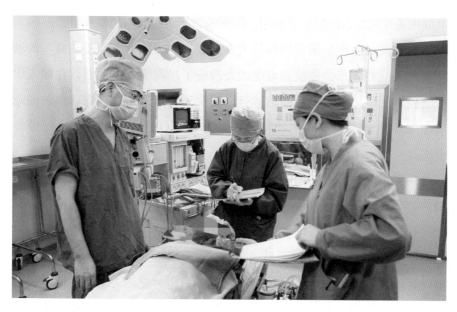

▓ 手术安全三方核对

生、护士三方核对，确保患者各方面信息无误。同时，医院还完善了"哨点预警"信息系统，随时监测手术室情况，不正常超时、非正常出血等都可以报警提示。

2008年，世界卫生组织发出了"安全手术，拯救生命"的倡导，医院很快响应执行。2010年，原卫生部开始推广这一全球战略，北京协和医院率先执行的经验做法成为向全国推广的标准。

2009年，医院建立了不良事件主动上报制度，鼓励各个岗位发现问题及时上报，第一时间消除隐患，并与绩效考核挂钩，将医疗风险防控的关口前移。麻醉科是全院每年不良事件上报最多的科室之一，科里专门设有质控小组，主管临床的副主任挂帅，严密监视医疗流程中的每个细节，如有任何隐患苗头，都会据实上报。

2015年，医院在全国率先启动抗菌药物管理项目，由医务处牵头，医院感染管理处、感染内科、药剂科、检验科、信息管理处等多个科处室专家组成多学科团队，通过实时监测、评估、反馈及调整等动态干预手段，共同把关住院患者的抗生素使用，探索遏制超级耐药菌的临床经验。

病人满意度也是质量控制的重要标准。为了能够客观反映真实的满意度，医院将原来的住院满意度调查改成了出院满意度调查，在病人出院之后，通过第三方电话回访进行。医院还每年通过第三方认证公司邀请全国各地专家对医院质控制度体系进行 ISO 评审，发现问题立即督查整改，完善了院级质量管理体系。

在实践中，及时纠错的事例几乎出现在从临床到护理、从检验到药剂的各个环节中，可以说是不计成本、全民皆兵。而在另一方面，协和始终坚持合理布局、科学发展，绝不盲目扩张。虽然扩充床位是医院发展中增加经济效益的有效而且通行的做法，但北京协和医院的理念是：不以规模为发展导向，而要坚持以品质协和作为立院之本。坚持以疑难重症患者的诊治为大型公立医院的主要任务，避免因盲目扩张床位而对基层医院患者产生不合理的虹吸现象，从而影响国家分级诊疗措施的顺利推行。这也是北京协和医院国家使命意识的一个重要体现。

统计表明，北京协和医院每年疑难危重病人比例超过 70%，三级以上手术比例超过 80%，完全符合国家赋予大型三甲医院的行业定位。同时，在复旦大学医院管理研究所发布的中国最佳医院排行榜中，北京协和医院连续 11 年排名榜首。能够取得这样的成绩，协同完善的质控体系功不可没。

协调管理：点亮公立医院公益性航标

随着中国医药卫生体制改革的持续深化，北京协和医院党委团结带领全院党员和干部职工，锐意改革创新，深化内涵发展，将党的建设和事业发展跃升至新的台阶。协和经验作为国务院建立现代医院管理制度、国家卫生健康委公立医院党建的先进典型向全国推广。

以公益性为导向是国家医改体系中对公立医院的一个基本定性要求。但是，如何才能切实体现这一定性要求却是实践中的一大难点。北京协和医院在这方面的体会是：以科学完善的考评体系为指挥棒，点亮公立医院的公益性航标。

医改的两大目标一是提高患者的满意度，二是提高医务人员的积极性，绩效考核在其中发挥着举重若轻的"指挥棒"作用。

协和的绩效考核从未有过任何形式的经济指标，恰恰相反，院领导班子提出了"病人需要什么，绩效就考核什么"的考评宗旨，坚决落实"病人满意、员工幸福"的办院理念，强化服务质量和岗位工作量的明确导向，有力地破解了效率、质量与服务的难题，促进了学科发展。

从 2008 年首推全面综合绩效考核以来，协和医院每年都要根据医改进展趋势和医院工作重点，对考核指标及权重加以动态调整。绩效考核体系基本上每年修订一次，每次修订都带有明显的导向性质。门诊量、手术量、出院病人数、床位使用率这四项工作数量类指标，在考核体系中的权重逐年降低，仅占全部考核权重的十分之一，而医疗质量、病人安全、患者满意度、医师出诊率、预约诊疗率等几个代表医疗品质、可以有效缓解看病难问题的指标，权重达到了 79%。同时，医院对质量差错采取零容忍，要求每一个人员都能坚守协和的品牌，真正体现协和的医疗水平。

岗位系数是指挥棒上的另一个重要指针。强调临床，就可以向临床一线倾斜；强调科研，就可以向科研权重倾斜，而不是单纯以职位论高低。在实践中，有些科室发生过刚入院三年的小大夫的绩效考评分数超过高年资医生的现象，而这种现象往往与医院和科室一段时间里工作重点的导向有关，所以大家都能欣然接受。2017 年，大型公立医院改革成为医改工作的重点，协和要成为现代医院管理的排头兵，向管理要效益，向管理要未来，绩效考核也随之调整，以契合医改进程。2019 年，为了落实国务院《关于加强三级公立医院绩效考核工作的意见》要求，医院以"医疗质量、运营效率、持续发展、满意度评价"为重点，进一步改革完善绩效考核工作，根据考核结果确定科室绩效总额，不再与人数挂钩。

经过几年来的摸索，协和医院的绩效考核已经形成了"综合＋单项"的复合型考核模式，一些相对成熟的指标逐渐划归到各科室的日常管理中去，一些代表当下医院短板的指标新纳入到绩效考核方案中来。诸如手术难度分级专项考核、门诊出诊率等单项考核指标，与综合绩效考核形成点面结合的多元化路径。

协和的绩效考核方案来源于临床，也指导临床。医院鼓励大家多做协和应该做的疑难手术，而不鼓励低技术含量的手术占据资源。同时，医院鼓励每一个医生都去做自己应该做的手术，而不鼓励不应该做的低级别手术。如果你违反了这个激励原则，有可能手术白做了，在绩效上没有任何体现。但是，医院鼓励高级别医师指导或放手下级医师操作手术，主动给下级做助手的，在绩效权重上会得到体现。通过激励引导，医院四级手术占比逐年增高，2020年达45%。

在协和，不以"经济效益论英雄"已经成为医生群体中职业幸福感的重要构成因素。这在中层干部层面体现得尤为明显，很多科主任都说：医院从来不给收入指标，使我们可以安心地去做学术，专心地去带团队。"医生就应该去做医生该做的事情。"这是协和医院所有医生们的共识。

2020年7月1日，国家卫生健康委公布2018年度全国三级公立医院绩效考核成绩，这张被称为"国考"成绩单，是检验区域医疗综合能力和水平的"金标准"、"指挥棒"和"风向标"。北京协和医院以总分958.2分、评价等级A++的成绩，在全国参评的2398家公立医院中排名第一；2021年3月31日，国家卫生健康委公布2019年度全国三级公立医院绩效考核成绩，北京协和医院再次以评价等级A++的成绩在全国参评的2413家公立医院中蝉联第一。

三级公立医院绩效考核是国家深化医改、推进医院高质量发展的一项重要制度安排，协和取得的成绩充分彰显了其综合实力，也是多年来坚持"病人需要什么，绩效就考核什么"的结果。

协应全局：担起时代赋予的社会责任

协和是中国的协和，是时代的协和。作为中国公立医院的执大旗者，她理应承担起厚重的社会责任和光荣的国家使命。多年来，北京协和医院积极加入援藏援疆、支援基层、突发事件、重大活动医疗保障等社会责任中，努力发挥着医疗国家队的带头作用。这种格局上的"协"，也是中国特色现代医疗体系中的重要内容。

2021年适逢中国共产党成立100周年、西藏和平解放70周年，也是北京协和医院建院100周年。协和人与西藏医疗卫生事业的结缘也有整整70年的历史。早在1951年，著名胸外科专家、原北京协和医院胸外科主任徐乐天成为新中国第一位进藏的医生。他于1946年7月参加地下革命工作，1949年2月加入中国共产党。1951年6月，西藏刚刚和平解放，毛泽东主席特使张经武将军带领中国人民解放军18军的14人代表团，从北京出发前往拉萨，徐乐天就是其中唯一一位医生。他在

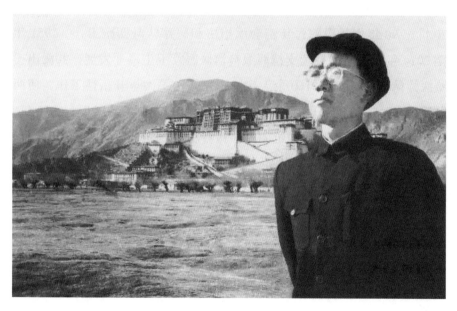

■ 1952年，徐乐天在布达拉宫前留影

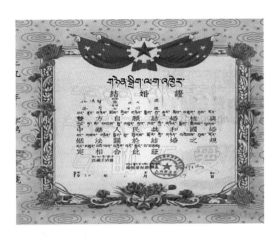

■ 任洪智和徐苓的汉藏双语结婚证

拉萨工作了近两年，一边执行毛主席提出的"做买卖、看病、搞好统一战线"政策，为当地人免费看病，一边与全国各地支援西藏的医疗队共同筹建了西藏历史上第一所现代化的西医医院——拉萨市人民医院，这是今天西藏自治区人民医院的前身。

徐乐天教授迈出了医疗援藏的第一步，后来的协和人沿着他的足迹继续前行。麻醉科任洪智和妇产科徐苓从协和医大毕业后分配至西藏工作，在进藏路上，他们作出了结婚的决定。在海拔4800米的那曲申扎县，他俩一干就是8年。20世纪70年代，协和先后派出了7批医疗队共47人抵达阿里地区，深入村社、高原牧区，夜以继日地为农民看病治病，培训"赤脚医生"。20世纪90年代，医院每年都会派出协和医疗队赴西藏工作。1951年至2014年间，协和持续支持西藏自治区医疗卫生事业发展，共派出援藏医疗队30余批次、160余人次。医疗队做了大量开拓性工作，使西藏地区在医疗新技术开展、医学人才培养上有了长足的进步。2015年，北京协和医院牵头执行"组团式"医疗援藏任务，截至2021年7月，共派出7批次66名精兵强将入藏工作。一代又一代的协和人带着党和人民的嘱托，在雪域高原上谱写了"缺氧不缺协和精神，低压不低协和标准"的动人诗篇。

2018年7月27日，在西藏考察的国务院总理李克强赴西藏自治区人民医院看望慰问了援藏医护人员。在高度赞扬"组团式"援藏模式的同时，总理也深情嘱托："你们既要当好医生，治病救人；又要当好老师，带好徒弟。来的时候是一支医疗队，走的时候留下一大批白衣天使。"

援藏队员们没有辜负总理的嘱托。协和医院的 4 位副院长韩丁、吴文铭、杨敦干、彭斌亲自带队出征，接续奋战，担任西藏自治区人民医院院长，带领来自全院十余个临床和医技科室的队员扎根高原，他们克服困难、精诚团结、勇于担当、积极作为，结合当地实际情况，以"做强三甲"为契机，全面加强西藏自治区人民医院的学科建设、人才培养、医院管理和文化建设，倾力打造更具统筹性、连续性及可持续发展性的"造血式"帮扶，推动西藏地区的医疗卫生水平全面提升。

同时，医院和科室作为援藏医疗队的坚强后盾，前后方联合，协调各方资源，将西藏自治区人民医院作为"协和大西院"建设。2017 年建成并正式启用的协和医院远程医学中心，实现了协和大本营与西藏自治区人民医院的实时远程会诊。6 年来，医疗人才"组团式"援藏的效果已经显现。目前，西藏已经实现 400 多种"大病"不出自治区、2400 种"中病"不出地市。平均人口预期寿命由 6 年前的 68.2 岁增长到今年的 71.1 岁。

北京协和医院"组团式"援藏团队得到了党和国家以及社会各界的认可。2017 年 3 月，在中央电视台举办的"寻找最美医生"大型公益活动中，协和援藏团队荣获"最美医生团队"称号；4 月荣获"全国工人先锋号"荣誉称号；6 月由中央文明办、国家卫计委主办的全国道德模范与身边好人——"中国好医生、中国好护士"现场交流活动中，协和"组团式"援藏援疆团队作为先进典型代表出席活动。

在协和医院连续几十年援藏、援疆、援蒙，历次组建医疗队的过程中，广大党员干部发挥带头作用，主动请缨，勇挑重担。2015 年，协和第一批"组团式"援藏医疗队赴藏工作时，共产党员占到 60%。一位队员说，这里是协和前辈们曾工作过的地方，我们有责任接过他们的旗帜，把工作做得更好。

为了发挥党员的先锋模范作用，协和的援藏专家在西藏自治区人民

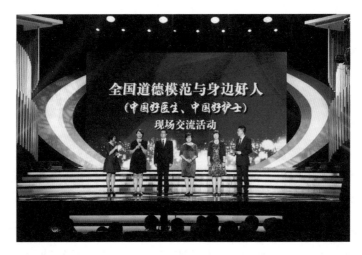

■ 协和援藏队员代表在"全国道德模范与身边好人——中国好医生、中国好护士"现场交流活动上发言

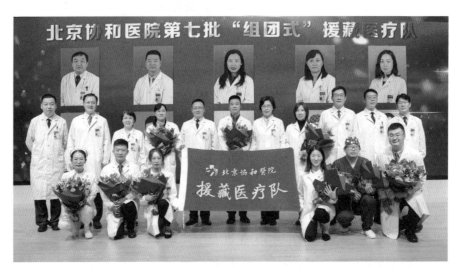

■ 2021年第七批"组团式"援藏医疗队欢送会合影

医院成立了临时党支部，党员在各项工作中身先士卒，不仅起到了示范作用，更培养、锻炼了年轻干部。在这场驰而不息、久久为功的事业中，每一位援藏队员都是让这盏民族团结之"灯"常亮不熄的守护天使。

在走出去的过程中，协和不仅仅输出了医术和管理，更重要的是传播了"严谨、求精、勤奋、奉献"的协和精神和"大医精诚"的医德医风，这种百年传承的职业操守和职业规范，对医护人员特别是年轻医生们，必将影响深远。

协律育人：在临床实践中培养好医生

归根结底，人才培养是医疗事业的根本。任何制度设计只是最大程度保证了医护人员的正常发挥，但医生医术的水平高低直接关系到一所医院乃至一个国家的医疗水准。在当下的中国，医疗资源还相对不足，培养更多能够合格上岗的医护人员既是当务之急，也是百年大计。应该看到，与人才缺乏同时并存的另外一个重要国情是：临床病患日益复杂多样，群众对诊治质量的要求日益提高。

然而，怎样的医生才算合格呢？我们应该遵循怎样的教学育人理念呢？在现实中，北京协和医院接收了很多经多地辗转后前来诊疗的患者，有一些带有明显的治疗失误，究其根本是因为经治医生临床经验不足、医术不精。国家提出要改善病人就医体验，但首先是要把病人治好、治对，在此基础上才能有体验的提升。

注重临床是协和教育理念的基础。协和一直强调"病人是医生最好的老师"，早在建院之初便在中国率先建立了严格、规范、与国际接轨的住院医师培训制度。协和总结凝练出"三基三严"的医学人才培养经验，至今仍被全行业追随。近年来，医院设立了"百人计划"项目，每年选派多名青年骨干到世界各著名医学中心学习，现已有400余人学成归国。他们不仅学习了前沿的技术，更学到了先进的服务理念。

协和在选拔人才上非常注重优中选优，在历史上，协和的人才培育就以高淘汰率著称。在新时期，协和每年招收的八年制学生数量始终控制在百名以内，以使每一名学生都能保证足够的临床训练。

协和在招收学生的数量上有着科学的规划标准，特别是要充分考虑到实际临床的容载量。在协和的教育观念里，任何教学手段的技术进步都不能替代临床，决不允许学生仅仅在计算机上完成解剖课。

协和医院内科的住院医师需要完成 3 年左右的科室轮转，至少要有 4—6 个月的急诊经历，才可以申请竞选总住院医师。而总住院医师的训练对医生整体的管理协调能力、危重抢救以及科室间协作能力都有很大帮助。

外科医生的培养同样是渐进式的。协和的外科医生也要在各个科室轮转 3 年以上的时间，才能进入专科。到了专科后还要继续培养，又要经过 5—10 年，才会成长为一位可以放心开刀的合格外科医生。

协和的护理教育也秉承精英式教学的原则，特别注重素质培养，倡导言传身教。协和坚持基础护理，原则上不鼓励病人外请护工，都由护士和护理员来完成。

精英教育是协和生存发展一以贯之的命脉。没有临床实践训练出来的合格医生，就不会有协和的未来，也不会有中国医疗事业的未来。

北京协和医院在办院之初便秉承着精英教育的理念，近百年来未敢懈怠。育人如同调试音韵，需要遵循律之规，协律才能正音。

2016 年，在住院医师规范化培训的基础上，医院设立了临床医学博士后培养项目，该项目不仅是协和对毕业后医学教育的一个创新改革，更是对恢复老协和建院之初"小规模医学精英人才培养模式"的探索实践。

医院集全院之力，提供最高水平的导师团队、最高强度的临床和科研培训、最优越的生活保障，目标是培养具有国际视野的临床医学精英人才，为我国住院医师规范化培训体系的建设发展提供重要的优质师资保障。

2019 年 7 月 10 日，协和首批临床医学博士后顺利出站。"三级导师团队的配备是这个项目最吸引我的地方，他们都是年资很高的教授或主任，不光医术水平高，临床、科研和管理经验也很丰富。跟随他们查房、管理病人、分析病情并讨论诊断结果、指导带教和科研，能快速提

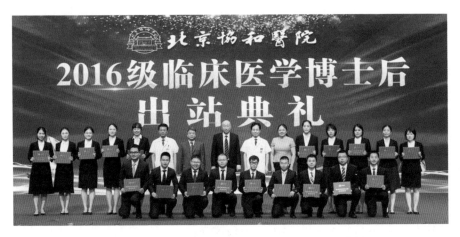

■ 2019 年 7 月 10 日，北京协和医院首批临床医学博士后出站典礼

高博士后的医、教、研和管理水平。"首届临床医学博士后毕业班班长如是说。

自 2016 年招收首批学员以来，5 年间协和共招收临床医学博士后 6 届共计 322 人，招生人数和覆盖专科数逐年递增，从 2016 年 6 个专科的 20 名学员，到 2021 年 22 个专科的 88 名学员，博士后项目成为协和青年医学人才培养的主流模式。

鉴于协和的成功经验，全国博士后管委会于 2020 年 3 月下发了《关于做好临床医学博士后研究人员培养工作的通知》，明确了以培养高水平创新型、复合型临床医学拔尖人才为目标，以高水平医院和研究型大学联合培养为主要途径，坚持医学研究和临床实践相结合的培养模式。"协和经验"已经上升为国家高端医学人才培养的制度化安排，将为国家、为社会、为人民培养出更多高质量的医学人才，为新时代中医疗卫生事业发展作出新的更大贡献。

协和之"和"：和谐医疗环境的根基

一个好医生是怎样炼成的？一所好医院是怎样炼成的？一个好的社

会医疗环境是怎样炼成的？这是摆在中国医疗工作者面前的三道世纪命题。而在协和的经验体会来看，这三道命题的答案中都有一个共同的根基，那就是"和"：以和育人、以和治院、以和兴医。

医德之和：让传统走进新时代

北京协和医院是中国现代医学的主要发源地，但在很多老专家的口中，经常念念不忘中医大师孙思邈的那句名言：大医精诚。精湛的医术与高尚的品德修养并重，这是中华文明几千年来对医者的定义，也是北京协和医院近百年来薪火相传的不朽风尚。

翻开协和近百年历史，张孝骞、林巧稚、曾宪九等一个个闪亮的名字，伴随着一段段感人的故事，共同化成了医者的传奇。那种医治病患时"如临深渊、如履薄冰"的严谨态度，那种视生命如天使的大爱仁心，那种"做一辈子住院医生"的忘我投入，在今天这样一个文化价值观多元的社会里，犹如一道清流，浸润着人心，带动着整个医疗环境的向好。

业内常有人说：协和的大夫都是"熏"出来的。这种"熏"，就是老一辈对年轻一代的言传身教。协和有"三宝"，其中之一就是老教授。他们更像是一种精神的风向标，从病历的严谨工整到对患者观察的一丝不苟，都为青年医生们作出了表率。而他们对协和荣誉的珍视，成为医院最宝贵的精神财富。

让传统的医德医风走进新时代，这是医院持之以恒的一项重要工作。建设院史馆、举办病历展，让员工们深刻感悟前辈们的医者仁心。开展仁心仁术的讨论，举办名家讲坛人文讲座，从第一张处方开始感悟对患者的关爱。

协和学生们有一个自发组织的社团，叫作"感恩梧桐树"。他们会经常去拜访老师前辈，用摄像机记录下老一代医生的讲述，记录下他们的亲身经历和人生故事。这些春风化雨般的教育，绝不是课堂上能够学到的。

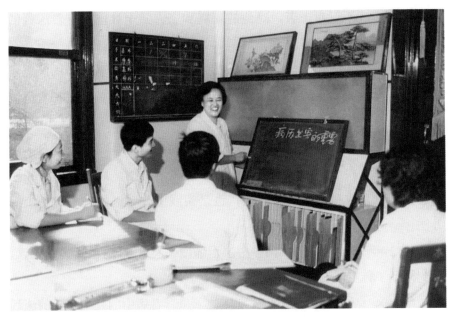

■ 协和前辈向年轻医生讲解病历书写的重要性

医患之和：让医生换位想问题

协和各项制度规范的宗旨，就是"一切以病人为中心"。但是，任何制度只是外在，要想真正改善医患关系，还需要每位医护人员自己内心的体会和领悟。

这样的内容首先就要植入到人才培养中去。协和有一个职业素养工程，提出医学是一门科学与艺术的结合体，爱患意识也是一种治疗，医患沟通和护患沟通也是一门学问。医学院专门设有伦理学教研室，有专家和团队进行研究。从医预科学生开始，就要树立对生命的敬重，上人体解剖课的时候，首先要向尸体致敬。

协和在学生教育中也有换位体验的内容。教育处专门开设了一门课，叫"以家庭为中心的医学服务"。学生们走到社区，亲身采访那些老病号。这样的体验让他们意识到，医学服务绝不是简单的开处方、开化验单，疾病不仅对患者，对他的家庭和家人乃至社区都有着深刻的影响。

改善医疗服务水平、改善群众就医感受，从而缓和社会上的医患矛盾，这是国家赋予公立医院的新时期使命。但是如何才能让医护人员们获得切身体验呢？

院领导班子深刻地意识到，任何一项改革措施都不能简单地自上而下灌输，只有将心比心、上下同心，才能事半功倍。而换位体验和换位思考，既是改革中的一种智慧，也是实践中改善医患关系的一个好办法。

2012年，医院党委发出了"中层干部做一天患者体验活动"的倡议，立刻得到了科主任们的热烈响应。

参加这一活动的科主任们分别体验了患者看病中的几个重要的流程环节。其中，体验挂号环节的科主任早晨5点多钟便来到挂号处排队，两个多小时后才排到，却没有号了，这给体验者带来了极大的震动。

通过体验活动，科主任们得到的一致体会是：患者看病太难了！而这种换位体验后带来的"同理心"，成为医院接下来一系列改善病人就医体验措施得以顺利落实推广的重要因素。

很快，医院逐渐优化了挂号流程，实现了预约一站式服务，鼓励医生多出诊。医院自主研发并推出了手机官方APP预约挂号新模式，全国患者足不出户即可实现便捷挂号。同时，医院推行分时段候诊，减少病人候诊时间；配备自动发药机，由过去的"人等药"变成现在的"药等人"；在门诊急诊等区域配备多功能一体化自助机，全方位提供建卡、挂号、报告单打印、缴费、处方及电子病历打印等功能。对于这些措施，全院每一位医生都能自觉主动地紧密配合，落实到位。不仅如此，一位参加过体验活动的科主任还自己制作了联系卡，发放给经他诊疗过的每一位患者，只要患者有需求，可以随时随地通过电话和短信与他联系，向他咨询。

2018 年，为深入贯彻落实国家卫生健康委《进一步改善医疗服务行动计划》相关要求，医院再一次吹响门诊服务改革的集结号，陆续推出一次挂号长期预约随访、研发自助机和 APP 新功能、成立志愿者及社工团队等系列举措。9 月，医院积极响应国务院第一督导组提出的减少就医"堵点"的指导意见，成立专项工作组，在短短 3 个月内，将所有相关流程及信息系统进行了更新改造，最终实现身份证"一证通"，全面取代了就诊卡。

近年来，协和医院积极推进医院的数字化转型，在"互联网 + 医疗健康"领域不断探索，分互联网咨询、互联网诊疗、互联网医院三步走开展"云上协和"建设。

2020 年 2 月，在抗击新冠肺炎疫情的形势下，为了进一步方便患者咨询，协和快速上线了网上发热咨询及专科咨询；2020 年 5 月，互联网诊疗上线。9 月，药品配送、线上线下诊疗互转、检查一站式预约等功能上线，打通了患者线上就医的"最后一公里"。2021 年 3 月 15 日，协和医院顺利通过了北京市卫生健康委组织的互联网医院的专家评审，成为北京市首家获批的互联网医院。从互联网咨询到互联网诊疗，再到

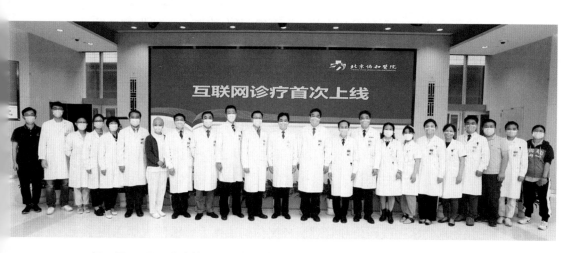

■ 2020 年 5 月 12 日，北京协和医院互联网诊疗首次上线

如今的互联网医院，在国家政策的强力支持下，协和医院完成这一连串的升级仅用了短短一年的时间。2021年7月31日，北京协和医院发布全国首部互联网医院管理技术规范，标志着互联网医院建设转入了以医疗为核心的新阶段。

创建互联网医院、探索制定管理规范及流程无疑是一项复杂的系统工程，但医院"把复杂留给自己，方便留给患者"的初心从未改变。未来，北京协和医院将继续在互联网医院领域发挥示范效应，在保证医疗安全的同时，进一步落实医改政策，根据互联网医院管理办法及患者实际需求，拓展服务方式，为让老百姓真正看得上病、看得起病、看得好病而不懈努力。

院风之和：让医院充满正能量

协和是精英荟萃、高端人才聚集的地方，这样的团队构成必然会对管理提出更高的要求。以制度规范为手段，以团队荣誉感为核心，弘扬正能量的医院风气，这是协和在院风建设上的主要做法。

专家治院是协和的传统，医院重组筹建医疗、教育、科研、护理、医技五大委员会，并设有27个专业委员会，重要问题先上委员会讨论，再上班子会决策，充分发挥专家在医院管理中的作用。加强院务公开，重大事项交由职工代表大会讨论。医院设有院长信箱和书记信箱，对于每一封员工来信，都会及时答复，并且有事后回访。

在协和，员工们可以真正体会到"英雄不问出处"这句话的内涵。任何人来到协和，不论出身、背景、学习经历如何，只要品行端正、能力出众，就一定会脱颖而出。医院搭建各种平台选拔人才，在人员招聘、职称晋升、干部换届、基金申请、奖励评选等各个方面透明公开，竞争择优。

在处理临床一线岗位和管理服务岗位的关系上，医院大胆采用了干部轮岗的办法，将原来临床岗位的科主任抽调到管理和服务岗位。当临床人员真正进入管理岗位之后，才体会到了这些部门的另类辛苦。这种办法无形中在职能部门和业务科室之间架起了一座沟通理解的虹桥，促进了管理效率的提升，增强了医院的凝聚力。

协和的员工们都很看重医院的荣誉，关心外界对医院的每一个评价。因为全国人民都在看着协和，这是一种压力，同时也是一种动力。大家都知道，协和人只有拧成一股绳，才有可能站稳塔尖。

协和人常说，在竞争中，我们往往是一个科室对付人家一家专科医院，几十号人与人家几百号人甚至上千号人争，要想拿第一，必须依靠全院的团结。

这是北京协和医院在业内的一种生态，正确地看待和引导这种生态，可以增强正能量，提高凝聚力，有利于和谐院风的建设。

党政之和：让党建发挥凝聚力

在传统思维里，在业务性很强的医疗实践中，党建工作顶多只能是个配角。而在北京协和医院却并非如此，党建工作深入到学术协和、品质协和及人文协和的各个层面，成为中国特色现代医院管理制度建设中不可缺少的重要环节。

协和始终坚持党建工作由书记、院长齐抓共管，党政共挑一副重担，自觉履行"一岗双责"，思想教育与制度设计相互渗透，党建工作与业务工作深度融合，在干部管理、人才培养、绩效激励等重要管理制度的设计与执行中，党建工作都起到了至关重要的决定性作用。党委常委经常与临床科室一起，深入一线调研制度落实情况。同时，以透明公开、权力分散、群众参与为原则，扎紧制度的笼子，加强党风廉政建设。

在协和，自20世纪80年代初成立由十几名委员组成的药事委员会，一直在医院药品遴选、使用和管理方面发挥重要作用。2005年起优化药品遴选方式，医院数百位专家纳入药事专家库。每次遴选讨论会前一天晚上随机抽签决定评委名单，建立了廉政建设长效机制，确保科学遴选药品。

在医德院风建设中，党建工作更是发挥其特长。如举办医学大家诞辰纪念、"老教授话协和"每周一讲等活动，弘扬协和风范。通过举办院庆、"协和春晚"、"协和奥运"、"协和奥斯卡"等品牌活动，凝聚人心。尊老爱幼是协和的传家宝，党委推出"爱心卡"制度，为全院 75 岁以上离退休老人每人安排一两位爱心联络人，帮助他们解决实际困难。

促进医患和谐，改善病人就医体验，这既是医院的重点工作，也是党建工作重点发力的地方。像"中层干部做一天患者"的倡议活动，就是由党委发起并组织的，成为极具示范意义的创新举措。

人心之和：让员工享受幸福感

像协和这样的医院，工作强度和压力当然存在，但一个好的人文环境，可以润物细无声地消解掉很多的负能量。

后勤部门曾在"五一"节举办了一个"向劳动者致敬"主题活动。一位保安说，他是协和的第一张名片，所以必须给患者留下笑脸。一位患者称赞协和的清洁工说，她不是在擦地，而是在擦"协和医院"这四个字。有一个看大门的工人师傅，每天就是看门、关门，巡视一下灯光和水龙头。但是当他去世的时候，很多老教授都去参加了他的追悼会。

"病人满意、员工幸福"，这是北京协和医院的办院理念。在这里有一种家的情怀，大家像爱惜羽毛一样地爱惜北京协和医院这块金字招牌。

怎样才算是一所好的医院？一定是病人愿意把生命托付在这里的地方，一定是所有的医护人员愿意在这里追求一生的地方。

护佑人民健康的"排头兵"

"健康中国"是中国梦的重要组成部分，也是十几亿中国人共同的愿景。北京协和医院作为中国医疗机构的排头兵，秉承百年传统，不忘初心，为护佑人民健康贡献自己应尽的力量。

医疗改革的不眠夜

2017年4月8日零点起，北京市实施医药分开综合改革，取消药品加成，设立医事服务费，规范调整部分医疗服务项目价格，北京协和医院同步实施改革方案。

为推动医改在协和平稳落地，医院自2017年3月就成立医改领导小组，组建门急诊、药品零差价/医保与住院、药品阳光采购、信息与物价等四个专项小组，精心部署实施北京市医药分开综合改革工作。3月27日，医院召开医改全院动员部署大会，院领导分片到联系科室督导医改准备工作，通过网格式管理，重要节点把控，层层抓落实。

4月7日深夜，时任院长赵玉沛、书记姜玉新和院领导班子成员、医改主要职能部门负责人来到信息管理处、急诊科、药剂科等部门，了解系统切换前各部门的工作准备与实际切换情况，慰问值守一线的工作人员。4月8日零时过后，急诊科首先启动医改后新系统切换，标志着北京医改在协和成功落地。

当晚，各科主任、总支书记、职能处室负责人、总护士长和各科室信息关键用户、病房主管、护士长驻院值守，各岗位按照医院总体安排和演练流程，有条不紊开展操作。信息管理处全员及软硬件服务商团队共计77人24小时在岗；除当夜值班人员外，护理部增派了195名护理人员坚守病房和急诊，按计划、分批次录入医嘱并传药；药剂科在系统切换期间确保三大药房24小时药品供应；后勤保障处100余位管理人员及技术骨干在院值守，提供 21 小时的马拉松式餐饮服务……数千名协和人度过不眠之夜，亲历见证北京医改在协和落实，也见证了中国医药卫生发展史上的重要一刻。

4 月 8 日早上 7：30，赵玉沛院长、姜玉新书记及院领导班子成员巡检医改首日门诊工作，门诊流程井然有序，职能处室门诊服务志愿者准时到岗，各科室工作正常开展，信息系统切换后正常运行。

4 月 10 日下午，在北京市医药分开综合改革阶段总结会上，姜玉新书记代表医院汇报协和经验："全体协和人面对千头万绪的工作，有热情、有激情、有智慧、有办法。全院上下加班加点、不辞辛苦、无私奉献，各部门相互协作、精诚配合，充分体现了协和人极强的凝聚力、执行力和战斗力，用事实证明了协和的干部队伍在关键时刻站得出来，重要任务挺得上去，是一支能打仗、能打胜仗的队伍"。

2019 年 6 月 15 日零时，北京市医耗联动综合改革正式启动实施，近 3700 所医疗机构"齐步走"参与其中。此次改革在医药分开综合改革的基础上，取消医用耗材加成，开展国家药品集中采购试点，实行京津冀医用耗材联合采购，规范调整医疗服务项目价格，以期进一步改善医疗服务，促进人民群众健康。

本次改革是对破除医疗机构不合理补偿机制的又一次重大改革。其主要内容可概括为"五个一"，即"一降低、一提升、一取消、一采购、一改善"。其中，"一降低"是指降低仪器设备开展的检验项目价格；"一提升"是指提升中医、病理、精神、康复、手术等体现医务人员劳动价值的项目价格；"一取消"是指取消医疗机构医用耗材 5% 或 10% 的加价政策，按医用耗材采购进价收费；"一采购"是指实施医用耗材联合采购和药品带量采购；"一改善"是指改善医疗服务，加强综合监管。

经过前期精心准备和周密部署，北京协和医院医务人员坚守岗位、齐心协力，顺利完成信息系统切换工作，只为患者就医有更好的获得感。

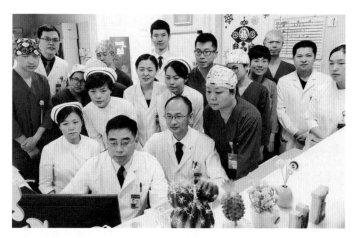

■ 协和人在北京医耗联动综合改革不眠夜的忙碌身影

15 日零时刚过，第一位患者到收费窗口缴费。在一个面向患者的蓝色小屏幕上，可以清晰看见此次就诊费用为 352.35 元。协和医院系统切换后的第一张收据随即诞生，此次患者就诊费用共降低 105.14 元，降幅达 23.36%。

医改后的第一日，门诊秩序井井有条，病房工作正常开展。信息管理处数据中心显示，系统切换后医院各子系统均运行正常。国家卫生健康委及市卫生健康委相关领导多路来到协和医院检查督导、实地调研，均给予高度评价。

医药分开综合改革和医耗联动综合改革是国家推进公立医院改革的重大举措，全体协和人发挥表率作用，坚持改革与改善同步，做医改的主动参与者、坚定执行者和创新推动者，为深化医改和推进健康中国建设作出应有贡献。

优质护理跨出医院围墙

北京协和医院是国内护理领域的排头兵。早在 2010 年初，北京协和医院便在全国率先开展了"优质护理服务示范工程"，第一批 10 个试点病房开始了护理改革初探；2011 年，医院将优质护理服务工作推广至所有病房；2012 年，又将优质护理服务工作延伸到了医院门急诊、手术室等非病房护理单元；2013 年以来，在原有工作的基础上，重点在深化优质护理服务、加强护理内涵建设上发力，全面推进护理改革的工作。

2021 年 1 月 10 日，由国家卫生健康委医政医管局和健康报社联合主办的"改善医疗服务经验交流总结大会"上，北京协和医院获评"2020年度改善医疗服务示范医院"，协和护理团队履行"国家队"使命、探索优质护理延伸之道的经验做法获评"2020 年度改善医疗服务十大亮点"。获评理由是：作为医疗机构中的"国家队"和全国首批优质护理服务示范医院，北京协和医院在全方位保障患者均享优质护理服务的基础上，开展多样化连续性延伸护理服务。医院推进护理资源共享，与 6家医联体单位深度融合，联合培养安宁疗护、康复护理等专科护士；联手社区养老驿站，组织健康科普及义诊咨询活动，并利用微信公众号、微信群对患者进行随访指导。

协和"缓和护理专科护理小组"成立于 2017 年，在东西两大院区同时展开住院、共照（会诊）、居家三种模式的护理，用专业和真情陪伴患者及其家庭，最大程度减轻他们的痛苦。不仅患者可以得到足够的关注和尊重，家属也可以得到支持和帮助。通过哀伤辅导，缓和医疗团队可以帮助家属度过艰难时刻，顺利走出失去亲人的痛苦，通过缓和医疗的帮助，重新开始新的生活。

为了指导患者应对各类专业问题，协和产科中心还组织开展"孕妈妈讲堂"、儿科举办"菜鸟奶爸训练营"、乳腺外科成立"粉红花园"……每个病房结合专科特色开展了形式多样的讲堂授课和护患联谊。一些患者出院后，建立了互助交流患友微信群，护士也主动加入，利用业余时间为患者解答问题。就是这小小的举动，却让患者们无比感动，他们联名写来的感谢信上说："协和护士将阳光普照到每一个角落，温暖了我们的心。"

靠精湛的医术免除病人的痛苦，以病人的康复为最大的幸福，用换

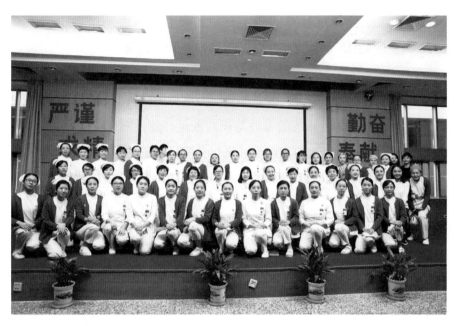

■ 2017 年 10 月 31 日,协和缓和医疗专科护理小组启动会

位思考化解病人的难处,以病人的认可为最高成就,是协和始终如一的专业道路和执着追求。

"史上最安全路口"

协和人进行生命救援的故事每天都在上演。而协和医院坐落的路口——北京东单路口,不时发生与时间赛跑、拯救生命的故事,这些故事常常见诸各大媒体的报端,或频频登上网络"热搜"。

2016 年 7 月,北京地铁 5 号线有乘客突然晕倒,协和医院产科护士长李蕊立即对他进行抢救,使他转危为安。

2016 年 10 月,ICU 护士王双玲在路过东单时,遇到一位突发心跳骤停的患者,她立即实施心肺复苏,为成功抢救患者的生命赢得了宝贵时间。

……

协和医院健康医学部的胡宇翔护士一直珍藏着一张登机牌，是 2018 年 8 月 12 日飞往东京的 CA181 次航班的登机牌。

在这趟由北京飞往东京的国航航班上，一位日本乘客突发心脏病，全身蜷缩颤抖，表情痛苦。危急时刻，听到机舱广播的胡宇翔第一时间来到患者身边，凭借熟练的专业知识判断是"急性冠脉综合征"，并立即实施抢救。在胡宇翔的建议下，飞机备降首尔的仁川机场，当韩国医务人员上机后，胡宇翔用流利的英语与韩方进行交接，最终患者生命被成功挽救。

当次航班的主任乘务长代表中国国际航空公司发来感谢信，感谢胡宇翔的援手救治和冷静决断。信中写道："万米高空，生死时速。协和天使用非凡的智慧和高尚的医德创造了奇迹！"这位在协和工作了整整 20 年的护士在谈到当时的感受与心情时说："当看到表情痛苦、蜷缩在座椅上的乘客时，感觉像回到了曾经在 CCU 病房的某一个夜班，出于一个医务工作者的本能，便冲了上去。我认为自己能在第一时间对患者的病情作出判断，这和平时开展急救培训密不可分，还是要感谢协和的培养。"

2019 年 3 月，6 名协和医生在东单体育馆打球时，"组团"成功抢救了一名心跳骤停的男子。

就在协和医生"组团"救人的第二天，这一消息不胫而走，吸引了中央电视台、《人民日报》、《北京晚报》、《北京青年报》等几十家媒体的采访报道，《央视新闻 1+1》栏目主持人白岩松还现场连线了救人医生，在社会上引起了巨大反响。

"当看到有人心跳骤停，我们 6 个人立刻上前，自发地分工协作，轮流进行胸外按压，用自动体外除颤仪（AED）电极做了四次除颤，直到 120 急救人员赶到，将病人就近转至北京同仁医院急诊抢救，半个多小时后病人苏醒并可以开口讲话了。"参与抢救的呼吸内科主治医师留永健接受媒体采访时说，"救人之后我们都特别开心。"

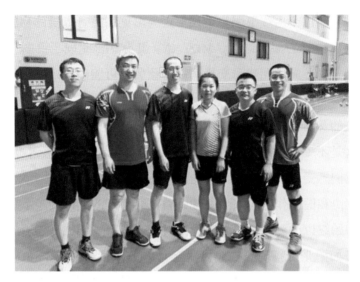

■ 协和"急救小天团"合影
左起：内科常龙、口腔科周炼、风湿免疫科姜楠、核医学科罗亚平、内科 ICU 江伟、呼吸内科留永健

2019 年 7 月，两名"95 后"护士鲁莎莎和刘慧影路过东单路口时，看到一位老人意识丧失、心跳呼吸停止，二人立刻对其进行心肺复苏，后老人在急诊科、心内科的全力抢救下脱离了生命危险。

正是因为这些常常发生并屡屡登上"热搜"的生命救援故事，使东单路口这个地处北京长安街、紧邻王府井的交通要道，被大家称为"史上最安全路口"。

从院外到院内，救死扶伤的故事每天都在上演。每一次紧急救助，都将协和人的专业素养与奉献精神展现在大众的视野之中。

罕见病的医疗目的地

2020 年 8 月 13 日，18 位分别来自协和儿科、神经外科、骨科、放射科、病理科、药剂科、放射治疗科的专家齐聚医院罕见病会诊中心，为一位因"眼肿"来北京求医的 8 岁女孩进行会诊。协和的医学生、研究生及进修医师通过视频远程参会。这是新冠肺炎疫情发生以来北京协和医院首次通过线上线下同步会议形式为罕见病患者提供的MDT会诊。经过1个半小时的深入讨论，MDT专家组为女孩明确了诊断，提出了详细诊疗方案，向患儿父母交代病情、预后及可能的治疗方案，为患儿一家带来新的希望。

女孩的父母感激地说："有这么多医生为孩子的病情探索新的治疗方法，这是不幸中的万幸。在疫情期间求医尤为不易，感谢协和医院，不仅让我们感受到了温暖，更感受到了希望！"

北京协和医院作为国家卫生健康委员会指定的全国疑难重症诊治指导中心，始终以关爱罕见病患者为出发点，致力于罕见病领域的研究及探索。正如同张抒扬院长在罕见病会诊中的深情表达："协和的百年发展史，就是一部与疑难罕见病斗争的历史。吸引更多资深专家和青年医学生加入罕见病诊疗队伍，引发社会对罕见病人更广泛的关注，让更多人为罕见病人伸出一只帮助的手，这是协和义不容辞的责任。"

罕见病诊疗研究的路上，协和人一直在奔跑。2016年底，协和医院联合全国20家具有丰富罕见病资源的大型医院，启动了"十三五"

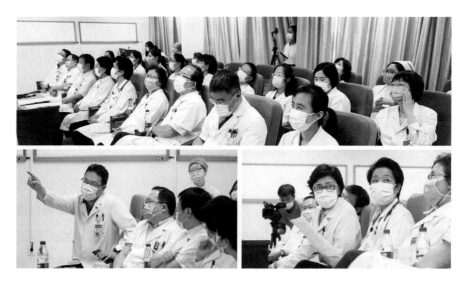

■ 北京协和医院多学科 MDT 团队对病例展开深入讨论

国家重点研发计划"罕见病临床队列研究"项目，建立了国家罕见病注册登记平台（NRDRS），目前该系统累计注册病例已超过 6 万例。

2017 年起，协和医院开设了罕见病专病门诊，组建罕见病诊治多学科专家协作组，建立基因检测和遗传咨询团队，为罕见病患者就诊提供零距离服务。

2018 年 10 月 24 日，协和医院牵头建立了中国罕见病联盟，联合 50 余家具有罕见病相关专科的医疗机构以及高等院校、科研院所、企业等，自愿联合组成全国性、非营利性、合作性的交流平台，集中产学研优势，赶超国际先进水平。

2019 年 2 月，国家卫生健康委成立全国罕见病诊疗协作网，构建了"1+32+291"（1 家国家级牵头医院、32 家省级牵头医院、291 家协作网成员医院）的国家级、省级和地市级中心分级诊疗、分级上报模式，建立网络直报系统，逐步实现罕见病的早发现、早诊断、能治疗、能管理。其中国家级牵头医院正是北京协和医院。

2021 年 2 月 27 日，在第十四个"国际罕见病日"来临之际，受国家卫生健康委医政医管局委托，由北京协和医院牵头建立的罕见病国家质控中心正式成立，质控中心将从组织管理、规范诊疗、质量控制、持续改进四个层面建立相应的组织体系及工作机制，协同各省多家医院的多学科专家团队，为我国罕见病医疗服务质量提升作出进一步贡献。

作为"患者以性命相托的最后一站"，协和医院是国家和老百姓可信赖的托底力量；作为全国罕见病诊疗协作网牵头医院，协和深知罕见病人的困境，始终坚持为罕见病患者提供帮助。在政府主导、多方参与的顶层设计下，协和医院牵头出版罕见病的目录、指南、教材，培训各级医生，推动整个国家罕见病诊疗技术的发展，使中国罕见病诊疗和保障水平得到了很大的提升。协和人坚守对生命的敬畏，履行对健康的承诺，不断提升我国的罕见病防治水平，形成中国方案，在国际罕见病领域发出中国声音，推广中国模式。

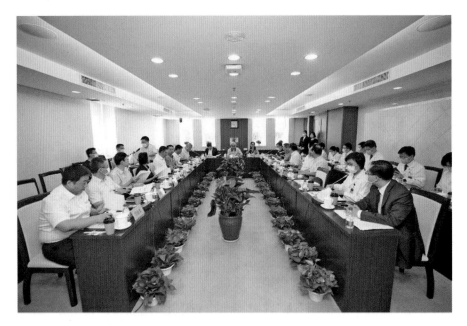

■ 2021 年 2 月，罕见病国家质控中心落户协和

医院里的"马甲天使"

2018 年 6 月 23 日，这一天是"世界脑炎日"，协和十几位"白衣乐手"在神经科病房进行了一场特殊的演奏，听众有住院患者、陪伴家属，也有值班的医护人员。在西洋乐与民乐的交融中，在古典与流行的碰撞下，"白衣乐手"们怀着对患者的爱与关怀，奏响协和的韵律，尽己所能，为病房带去更多的欢乐与暖意，成为协和医院一道清新的风景。尹大爷常年神志不清，深受病痛折磨，因此多年来都未曾笑过，也不愿意和人接触。当悠扬动人的旋律在病房里飘荡回响，尹大爷脸上竟然露出了久违的微笑。站在身旁的女儿激动地拉着志愿演奏者的手说："我爸终于笑了！谢谢你们！"

这支"协韵"演奏团是北京协和医院青年志愿服务队所属的 10 支服务队之一，这些服务队均是根据不同科室患者或病种的特点和痛点，

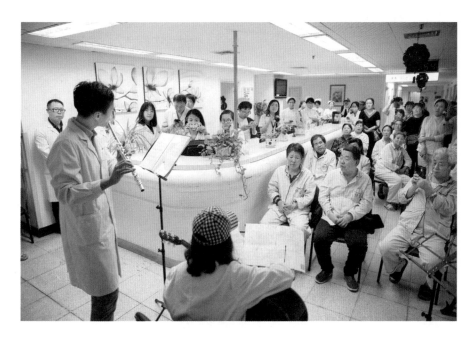

■ "协韵"演奏团的志愿者在协和医院神经科病房内演出

有针对性地成立的。10 支服务队分别为：急诊志愿服务队、安宁志愿服务队、"协韵"演奏团、"阳光计划"儿科志愿服务队、"粉红花园"志愿服务队、"泰迪熊"志愿服务队、"浦爱德"门诊志愿服务队、感染内科爱协志愿服务队、神经外科爱脑协作志愿服务队、北京协和医院青年志愿服务队，共有 500 余名志愿者为医院患者和家属提供志愿服务，年服务时长可达 1.5 万小时，年服务人数 4 万人次。

医院的志愿服务工作是协和医院团委和青年工作部的主要工作之一，志愿服务团队在国家卫生健康委直属机关团委和医院党委的领导下，探索出了一套适合中国国情的医院志愿服务工作模式，他们凭借科学规范的管理、精准对接需求的特色服务和统一标准的品牌宣传，为构建和谐医患关系发挥了积极推动作用。

在奉献爱心的同时，每一位志愿者也收获了感动和成长。他们的志愿精神得到了广泛的传播。"协韵"演奏团先后被新华社、《健康报》、《中

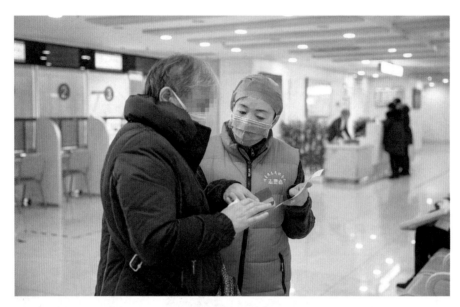

■ "浦爱德"志愿服务队的志愿者为患者提供就诊服务

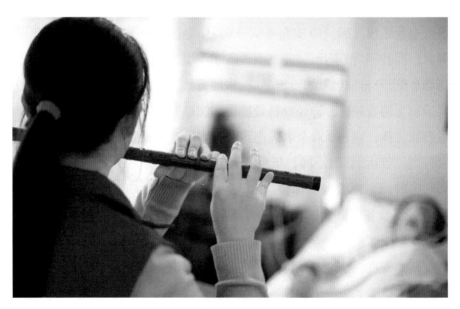

■ "安宁"志愿服务队的志愿者用音乐舒缓患者痛楚

国日报》等主流媒体报道,在神经科病房演奏的现场照片还入选"影像见证40年"全国摄影大展,在国家博物馆展出。"医学新青年 圆您健康梦"、"协韵"、"安宁"志愿服务项目先后荣获中国青年志愿服务项目大赛金奖,"协助有我"急诊志愿服务项目荣获银奖。

玩转科普的"大医生"

2016年,全国卫生与健康大会隆重举行,习近平总书记在会上提出"要把人民健康放在优先发展的战略地位",全面部署健康中国建设,因为"健康是1,人生圆满全系于1的稳固"。

国家提出健康中国的战略,协和医院作为医疗国家队和公立医院排头兵,有责任起到引领和表率作用。国家提出战略构想,协和总是先行先试,为广大同行总结经验,借鉴推广。这一次仍是国家有号召,协和就要有行动。

于是,2016年以"健康中国协和行动"为名的协和首届健康科普能力大赛就成为协和人为建院95周年献上的一份"大礼"。大赛分为征文大赛和演讲大赛两部分,征文大赛共收到科普文章380篇,演讲大赛共有113人报名参赛。

健康科普演讲比赛不是什么新鲜事,但是如何办好这场比赛,既有形式上的创新,更有硬核的内容,是医院面临的一大挑战。

为了让医学科普活动也能好

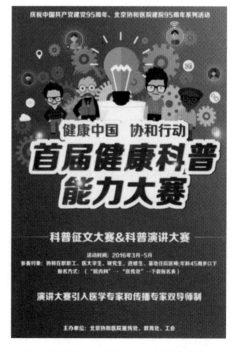

■ 协和首届健康科普能力大赛宣传海报

看、好听、好玩，协和医院在科普大赛复赛环节颇有创意地引入综艺节目"中国好声音"的精彩赛制，邀请了来自报纸、电视、新媒体等不同领域的4位重量级媒体人担任媒体导师，包括健康报社总编辑周冰、新华社总编室李柯勇、北京卫视副总监张丽、视知TV创始人马昌博，为复赛选手打分。

大赛还邀请了4位协和医院的科普大咖——感染内科主任李太生、外科学系副主任林进、妇产科副主任郁琦、营养科副主任于康担任科学导师，对选手的选题、舞台表现进行点评。媒体导师与科学导师两两抽签组队，共同负责"调教"他们所选中的选手。这种"双导师制"的安排让选手们的演讲内容既保证了科学性，又具有传播性。

进入决赛的20名选手分别代表导师战队出战，共经过5轮对决。每组导师有5名学员，导师们赛前精心辅导，赛时排兵布阵，每轮4人演讲完毕，导师们分别为自己的学员点评拉票，现场观众打分。

决赛当天，学术会堂坐满了观众，其中既有医院各科室的医护人员，也有当地社区的群众代表，组委会还特别邀请了高中生，以及30位媒体观察员。因为科普就是要让上到老人、下到孩子都能听得懂。台下观众每人手持计分器，选手们的比分就掌握在他们手中。每一轮之后，大屏幕上实时显示每组的得分，这一轮你领先了，下一轮却可能被反超。"比赛过程中的分数变化让人心惊胆战，大家笑言比赛'全程无尿点'，就连前排落座的领导们全程都没有人离场。"虽是几年前的比赛，但是段文利感觉当时的场景仍历历在目。

决赛中首先登场的是变态反应科研究生高翔，她一上场便送给观众一个大大的"彩蛋"："某热播剧的男主角，正是一位典型的过敏性哮喘患者，从他身上我们就能看出防治尘螨过敏的重要性。"

"菊花残，满腔伤，你的笑容已泛黄……"篡改的歌词让人笑到喷饭，基本外科医生林国乐的讲解让全场气氛达到高潮。从便血的起因、表现到防治手段、就诊指南，林国乐给大家普及了直肠癌的防病招数。

《朝夕相处的"潜伏者"》《精先生和卵小姐的爱情故事》《爱情里的化学》《滴血的菊花》……光是看每位选手的演讲题目，就吊起了大家的胃口。让中学生们印象最深刻的无疑是《滴血的菊花》，一名在现场观赛的中学生说："讲得太搞笑了！那么专业的知识，讲得那么有意思。果真是协和的大夫，牛！"

一位专门跑来旁听的社区医生说："我今天挺受触动的。大医院的医生能把科普知识讲得更专业的同时，还这么接地气、有指导性，真是没想到。我自己在社区也常做健康宣教，非常值得吸取经验，学习提高。"

事实上，虽然每个呈现在大家眼前的演讲作品只有 5 分钟，但每篇稿子从最初的想法到最终的呈现，都经过了不断地被批评、被否定的打磨过程，这个过程就是选手们成长的过程。几位媒体导师都是业界大腕，他们将自己的荣誉与队员的荣誉绑定在一起，每每下班后赶到医

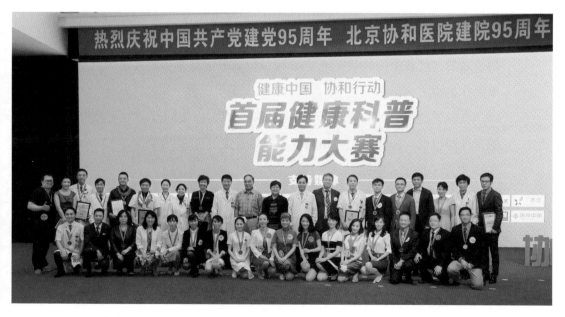

■ 2016 年协和首届健康科普能力大赛合影

院，和队员们讨论、排练，有时甚至忙到半夜。

科普大赛的导师之一李柯勇表达了对多样化、个性化科普的期待，他说："'90后'有他们自己的科普路径，他们天生和互联网连在一起。善用互联网时代的表达方式，更适合未来科普知识的传播。"另一位导师张丽则感慨言道："做科普，情怀和真诚是重要的传播力。科普最难做到的，是听众行为的改变，而即使简单的改变，带来的影响也是深远的。"

在此次健康科普能力大赛中，青年党员们发挥了先锋模范带头作用，共有25名正式党员经遴选参与复赛，占到全部复赛选手的54%。四位导师中，3位为党总支、党支部书记，一位为党代表。医院党委始终把优秀青年人才的培养作为党建工作的重点之一。

让最顶尖的医生讲最生动的科普，近年来，协和通过微信公众号、新浪微博专栏等媒体平台一力打造"协和医生说"的科普品牌，并于2019年和2021年出版了系列科普漫画书《协和医生说》，备受读者追捧。2018年，协和医院成为健康中国新媒体平台工作委员会的首批成员单位，同时获得"健康中国新媒体影响力十佳医疗机构"称号。在中国科协公布的"科普中国共建基地"20家单位名单中，协和医院成为其中4家医疗机构之一。

在推进健康中国的道路上，协和医院一直在以实际行动书写着自己的责任与担当，协和人也在用最专业的科普惠及更多百姓。

十五　党旗插在战疫前线最高处

2020 年，中华民族在中国共产党的坚强领导下谱写了一首气壮山河的抗疫史诗。在这一宏伟诗篇中，协和人坚持人民至上、生命至上，生动诠释了"生命至上、举国同心、舍生忘死、尊重科学、命运与共"的伟大抗疫精神。在抗击新冠疫情的斗争中，来自北京协和医院 41 个科室的 186 名国家援鄂医疗队队员驰援武汉，将科学精神与人文精神书写在抗疫战场上，用生命守护生命，用平凡铸就伟大，拼尽全力救治危重症患者，为中国乃至世界贡献了新冠肺炎重症诊治的协和方案。

在党和人民最需要的重大时刻，协和人总能挺身而出，勇担使命。"我们是来自北京协和医院的医疗队，你一定要相信我们，相信自己，好好地活下去。"在危重症病房中意识不清的患者耳畔，协和医护人员用温暖而坚定的鼓励激发出他们生存的希望。在艰难困苦之时，党员们发挥先锋模范作用，6 个临时党支部凝聚强大战斗力量，带领全体队员攻坚克难。而在整支医疗队的背后，医院党委的坚强领导和全体协和人的鼎力支持则是前线战士们的坚固堡垒与坚强后盾。

战"疫"打响，迅速出击

"在过去 8 个多月时间里，我们党团结带领全国各族人民，进行了一场惊心动魄的抗疫大战，经受了一场艰苦卓绝的历史大考，付出巨大努力，取得抗击新冠肺炎疫情斗争重大战略成果，创造了人类同疾病斗争史上又一个英勇壮举!"2020 年 9 月 8 日,在全国抗击新冠肺炎疫情表彰大会上,习近平总书记代表党中央、国务院和中央军委向为抗疫斗争作出重大贡献的各界人士表达了衷心感谢和诚挚慰问,特别对广大医务人员致以崇高的敬意,他说:"面对突如其来的严重疫情,广大医务人员白衣为甲、逆行出征,舍生忘死挽救生命。全国数百万名医务人员奋战在抗疫一线,给病毒肆虐的漫漫黑夜带来了光明,生死救援情景感天动地!""广大医务人员以对人民的赤诚和对生命的敬佑,争分夺秒,连续作战,用血肉之躯筑起阻击病毒的钢铁长城,挽救了一个又一个垂危生命,诠释了医者仁心和大爱无疆!"

回望这段艰难的历程,当突如其来的疫情汹涌而至,党中央坚持把人民群众的生命安全和身体健康放在第一位,统揽全局,果断决策,提出"坚定信心、同舟共济、科学防治、精准施策"的总要求,打响抗击疫情的人民战争、总体战、阻击战。

协和人也迅速投入到这场没有硝烟的战斗中。早在 2020 年 1 月初,协和医院就对新冠肺炎有所警觉并进行了未雨绸缪的部署。1 月 6 日,医务处在院周会上通报了武汉市不明原因肺炎疫情,强调了诊断和防控要点。

1 月 18 日,时任内科 ICU 主任杜斌教授作为协和医院驰援武汉第一人,加入以钟南山为组长的国家卫生健康委高级别专家组,调研指导疫情防控工作。专家组经过认真研判,于 1 月 20 日公布新冠病毒存在"人传人"现象,使国家应对疫情的政策发生了重大改变。

1 月 21 日,医院召开疫情防控部署会,明确协和疫情防控的总目标和总要求。时任院长赵玉沛强调"在精心救治病人的同时,确保医务人员零感染"。这不仅是对医者的爱护和对患者的承诺,更代表了协和人打好防疫阻击战的坚定决心。

1 月 23 日,武汉关闭离汉通道。医院党委发出《致全体党员的公开信》,号召全院党员团结起来共克时艰,坚决打赢疫情防控阻击战。

短短 18 小时内，全院 3306 名同志报名请战。

1 月 24 日，除夕当日，新冠肺炎疫情多部门联防联控工作例会模式开启，此后每天上午 9 点，院领导传达国家及北京市最新防控要求，听取汇报、解决问题、部署工作，成为全院战"疫"的作战总指挥部。

1 月 25 日，中国农历新年第一天，中共中央政治局常务委员会会议史无前例地在正月初一召开，习近平总书记主持会议，对加强疫情防控作出全面部署。并强调，生命重于泰山，疫情就是命令，防控就是责任。要求各级党委和政府，把疫情防控工作作为当前最重要的工作来抓。当晚 8 点，医院接到国家卫生健康委组建医疗队驰援武汉的征令，吹响了驰援武汉的号角。短短 3 小时，从 3306 名志愿报名者中精挑细选出 21 名呼吸、感染、重症专业的精兵强将成为首批队员。

1 月 26 日下午，协和与其他 5 家在京委属委管医院组成首批国家援鄂抗疫医疗队，由韩丁副院长担任领队，从首都机场出发奔赴武汉。

自此，在救治和防控"两个战场"，前后方协和人并肩战斗，肩负着"在精心救治病人的同时，确保医务人员零感染"和"提高危重患者治愈率、降低病亡率"的目标和使命，展开了与病魔的殊死较量。

协和精神书写抗疫答卷

看到协和医院的白衣战士守在身旁、尽心尽力，躺在病床上的危重症患者感到安心；经验丰富的大专家深入一线、亲力亲为，医疗队的医护人员感到安心；有后方医院的党委领导与全院同仁的鼎力支持，奋战在前线的抗疫勇士们更是倍感安心。

白衣执甲，其心赤诚

协和医院驰援武汉第一人杜斌教授返京简单汇报工作后，立即"逆行"重返武汉，一头扎进临床救治一线，除夕都在病房中度过。大年初一，感染内科主任医师刘正印教授作为"老兵"再次披甲出征。2003 年，他曾与 SARS 正面交锋，而这一次，他作为第一批北京协和医院国家援鄂抗疫医疗队的队长，与战友们第一时间赶赴武汉，在武汉奋战了整整 3 个月，只为点亮更多阖家团圆的灯火。后来记者采访他出征时的心情，他平和地说道："老兵上战场不需要什么心理准备，接到医院电话说支援武汉的医疗队要组建了，能不能参加？我就说，当然能！"

周翔是协和重症医学科副主任，也是一名参加过抗击 SARS、组建中日友好医院 SARS 重症病房的"老兵"。接到电话后，周翔与隆云主任"争执"了许久，坚持主任留在医院大后方统筹协调更多事务，由自己带着一支重症医学队伍前往武汉支援。他说，这既是协和重症人的一种态度，也是作为科室副主任的担当。

重症医学科护士长李奇，带着科里的几名男护士，也毫不犹豫地加入到了援鄂医疗队中。感染内科教学老师白卉，在疫情发生后数次请求到一线工作。她在给主任李太生的请愿书中写道："我申请科里第一个

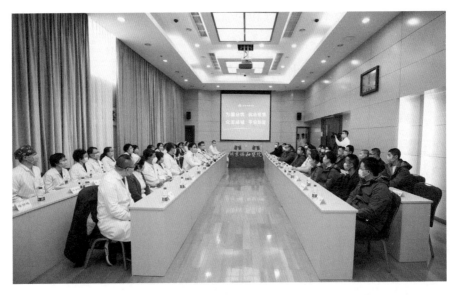

■ 北京协和医院首批国家援鄂抗疫医疗队欢送会

进入一线战斗。作为科里的教学老师，应为护士之先；作为党员，捍卫人民健康安全是我的责任；临床工作 20 年，经历过 SARS；出身感染内科，有丰富的专科临床经验。所以，我是疫情一线的最佳选择，请领导给我救死扶伤的机会!"崔文博、吕洪维、马鸿鸣、赵明曦和万朝阳是协和重症医学科的男护士。为了心无旁骛地投入"战斗"，出行前，这 5 位不到 30 岁的年轻小伙子不约而同地剪了头发。男孩子不善言辞，但豪情壮志、千言万语，都在干净利落的"寸头"里，众志成城，勇往直前!

第一批医疗队员到达武汉同济医院中法新城院区后，在韩丁副院长的带领下，立即开始培训人员、优化流程和"白手起家"改建新冠肺炎病房。1 月 28 日晚 9 点，病房在紧急改造不满 6 小时的情况下，完成物资补给，开始收治患者。2 月 2 日，由协和医疗队牵头，克服重重困难，再度改建重症加强病房。经过 48 小时的紧张奋战，位于医院 C 栋 9 层西区的重症加强病房改建完成。这个救治危重症患者的"主战场"于 2 月 4 日下午 5 点迎来了第一位转入的患者，当夜共陆续收治了 18 名危重症患者。

"极度呼吸困难，氧饱和度仅 50%!"当第一位危重病人被送到刚刚改造完成的 ICU 病房时，仪器警示音声声催人耳，正在一线指导工作的杜斌教授当机立断，决定为病人进行紧急气管插管。可环顾眼前的病房，尚未配齐三级防护设备。"我来上!"眼看患者生命垂危，杜斌没有犹豫，也没有丝毫退缩，冒着被感染的危险，毅然实施气管插管，患者的生命体征终于得到了维持。

2 月 7 日，由时任协和医院党委书记张抒扬担任领队的第二批援鄂医疗队 142 人飞抵武汉。协和医疗队整建制接管拥有 32 张病床的重症加强病房，使之成为协和医疗队抗疫的"主战场"，由涵盖重症医学科、呼吸与危重症医学科、感染内科等多学科组成的精英团队负责危重症患者救治任务。

因为"超龄",第二批援鄂医疗队的名单中本来没有感染内科主任李太生教授,但是他硬是打电话向张抒扬书记申诉非去不可的理由。"医生的战场就在病人床旁。特别是这种新型病毒引发的传染性疾病,其具体的症状与数据,不到现场根本就不会了解,我必须亲眼去看病人。"李太生教授终于作为北京协和医院第二批援鄂医疗队队长如愿奔赴武汉,刚到便一头扎进病房,很多重要发现和诊治方法的创新都出自他的细致观察和反复推敲。"能够到现场,就是来武汉最大的价值。足够的临床知识储备、深厚的科研背景,加上亲临一线,只有三者合一才能实现创新。"

2月8日是第二批医疗队员到达武汉的第二天,也是万家团圆的元宵节,赵玉沛院长致电张抒扬书记,传达医院对全体援鄂医疗队员的节日慰问,并反复强调要"不惜一切代价保护好医务人员安全"。2月19日,为了提高治愈率,心脏、肾脏和重症专业的20名"医学特种兵"增援武汉。2月27日,检验科2名队员也受命出征武汉,加强临床检验实力。至此,白衣执甲、为国出征的186名协和援鄂"战士"全部抵达武汉前线并投身疫情阻击战。

正如习近平总书记在全国抗击新冠肺炎疫情表彰大会上所说:"世上没有从天而降的英雄,只有挺身而出的凡人。"麻醉科宋锴澄医师在出发时默默带上了能够证明身份、联系到家人的户口本和结婚证,他知道,这次可能有去无回。护士吕洪维正准备与妻子度过新婚的第一个春节,接到通知后毫不犹豫地转身出发。一位队员的家属写道:"宝宝今天又问起:妈妈怎么还不回家,我轻轻地和她说,妈妈一直在家里,这个家叫中国。"他们既是我们身边的普通人,又是我们的超级英雄、最美逆行者,更是真正的白衣战士、大勇之人!

前方战场,用生命守护生命

在新冠病毒最为肆虐的"至暗"时期,病人的生死往往只在一瞬间。

协和医疗队员在抗疫日记中写道:"工作量最高的时候,32 张病床用上了 28 台呼吸机……""虽然用尽全身解数,但大多数病人的病情仍僵持不下,我才真切感受到作为一名医生的无助。"全国人民眼中无敌的协和迎来了特殊的考验。

面对新冠病毒,即使是对重症病情阅历无数的专家,也承认目前仍没有特效的药物和治疗手段。"但是没有特效药物,病就没法治了吗?"张抒扬书记反问道。"面对未知的疾病,面对混乱无序的环境,面对厚厚防护服下疲惫的身影,我们没有回春的妙手,我们能做的只有遵循科学规律,发扬百年协和的传统和精神,回归到医疗的本质,回归到对疾病的有效治疗。"

首先且必须要做的,是快速建立工作模式,引导科学、规范、有序救治。医疗队组建了 21 人的前线核心组,包括多学科的资深专家、护士长、临时党支部书记,以及科研人员和检验人员。每晚 8 点雷打不动召开医疗核心组例会,凝聚集体智慧,针对临床问题不断优化、调整个体化诊疗策略。

核心组例会的讨论主题往往是对当天工作的梳理总结,更是以病人为中心、问题导向的病例讨论。"大家总是从最危重病人的情况讲起,从早上专家带领查房,布置了当天的治疗方案,到一天下来情况如何。一旦想到还有哪些能做、还有哪些办法能用上,我们就立刻和一线的医护人员进行对接。所以我们常常在开完例会后又赶回病房,趁热调整治疗方案。"这样的多学科讨论,不仅是临床上的多学科协作,更是医护的结合,是临床医学与基础研究的结合,是医疗与管理的结合。可以说,核心组团队既是医疗也是管理的 MDT,在协和医院整体的援鄂行动中发挥了至关重要的作用,用集体的力量战胜了所有困难。

对重症救治,医疗队回归到"最初"——基本规律、基本做法,在不知道哪种办法有效时,采取"能上的办法都上"的策略综合施治。病情瞬息万变,在治疗上必须回归到对机体的基本认识和理解,才有可能

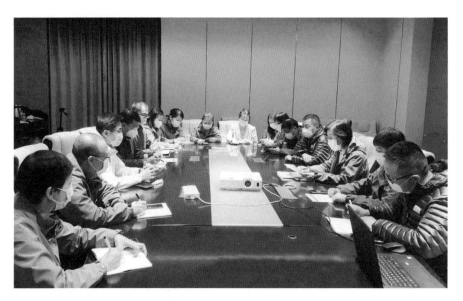

■ 医疗队核心组每晚召开工作例会

抓住机遇改善结局，关键时刻要靠医护人员的临床基本功。协和坚持近百年的住院医师培训模式和"三基三严"的优良传统，保证了医生具有全面的知识结构和整体的临床思维。

医疗队将三级查房、责任制整体护理等务实管用的协和传统做法移植到武汉的重症加强病房，因地制宜建立起了 40 多项规章制度，包括危重症患者诊治流程、医护人员诊疗常规、患者转入转出流程、安全防护制度等，使医疗和护理工作更有序、更规范、更安全。

三级查房制度一直是协和医院的"传家宝"，医疗队沿承以用，建立了"三线查房教授、二线医生、一线医生"的三级查房制度。三线查房教授都具有 SARS 诊治、重症管理等方面的丰富经验，每天早交班后，每位教授都要进入"红区"（污染区）病房进行查房，掌握第一手资料，根据病人每天的病情变化提出诊治意见。值班的一线、二线医生对病情变化处理不了的时候，全天 24 小时都可以和三线查房教授联系，从而确保医疗质量。

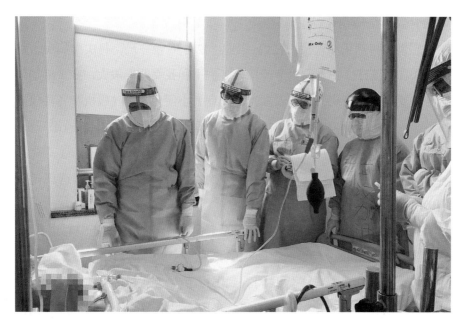

■ 三线查房教授、二线医师、一线医师及主管护士每日查房

　　要精准、全貌地了解疾病，就要"到病人床边去"，这也是协和一以贯之的传统。与病人零距离接触，尽量多地观察病人的病情变化，了解病人对治疗手段的反应，这既是对病人的一种人文关怀，更是认识疾病尤为重要的过程。所以协和医疗队要求，任何一名医生和护士都要到"红区"，到病人床旁，即使是对昏迷的患者，在实施治疗后也要大声喊叫他、呼唤他，看他能不能听到，病情有没有好转。

　　在新冠重症加强病房，教授们为了收集第一手资料，常常忘记了时间。在第二批医疗队员"上岗"那天的早上 8 点，杜斌教授早早就进入了病房，带着新上岗的医生团队开始查房。为帮助队员们迅速掌握患者情况、细化治疗方案，杜斌教授逐个查看病人情况。查完房，还会亲自上手抢救操作，推呼吸机、扎深静脉、进行气管插管……到了医生团队交接班的时候，他一扭头，又带着新一轮医生团队再次进入病房。大家心疼他，轮番提醒他出病房休息，他只是回应"好"。等他真正离开病房的时候已是傍晚 6 点了。

感染内科刘正印教授回忆说:"医生 12 小时轮一班,每次出病房,都是从头往下流汗。护士们更辛苦! 很多护士和我女儿一般大,在重症加强病房,要给病人吸痰、帮病人翻身、处理大小便、观察呼吸机和各种仪器设备,一个班次至少 4—6 小时。这些孩子不吃饭、不喝水,戴着纸尿裤,她们不累、不害怕吗? 但在我这个队长面前,从没有人哭闹抱怨过。"

"你穿上了战袍,就要多跟病人接触,多救几条命回来,这就是我们的主张。"张抒扬书记说道。

第一批出征队员、年轻的医学博士俞楠泽在抗疫日记中写道:"虽然患者多、病情重、环境新、防护厚,但整个医疗队始终有一个不变的要求,那就是协和标准。当我们看到国家卫生健康委高级别专家组的教授在查房时都亲自为患者吸痰拍背,在床旁尽量多待一会儿,去寻找任何一丝生的可能时,作为下级医生的我们又怎能有丝毫怠慢?"

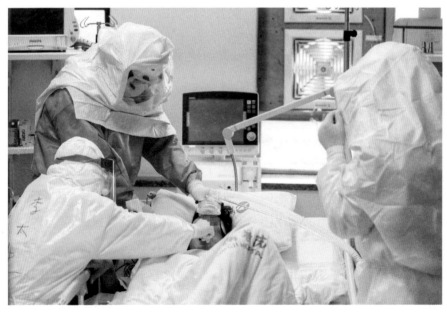

■ 专家进入"红区"亲自为患者采样

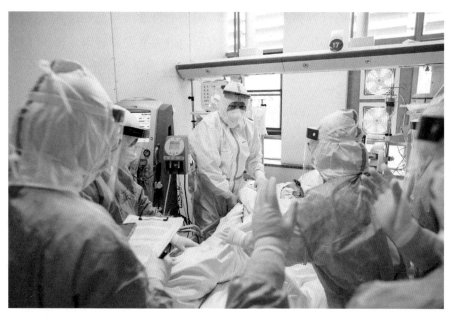

■ 专家在病房讨论病情

　　新冠肺炎患者住院期间家人无法探视，有的患者因病情恶化被紧急转移至定点医院，家人甚至不知道他们身在何处、是否还活着。针对这一情况，协和医疗队核心组制定了病情通报制度，规定每天在固定时间，由值班医生通过工作手机联系家属。每天下午 3 点到 4 点之间，医生会给每一位患者的家属打电话，告知病情，并充分沟通和尊重家属的意见，力争实现"医患共同决策"。队员们还利用工作手机添加家属为"微信好友"，然后通过微信视频和语音把家人的问候传递给患者。大家曾目睹过一位年逾七旬的老人，昏迷多日，却在小孙子稚嫩童音的呼唤下睁开了双眼。这些简单得不能再简单的沟通，一下子把医患关系拉得很近，如亲人一般。

　　武汉的冬天又湿又冷，病房里为了保持空气清新，需要敞开窗户，大家就把自己的电热毯、电褥子拿到病房给病人用上。护理团队为病人精心做好整体护理，为病人理发、剪指甲、剃胡须，让他们即使在病重阶段仍保有清洁的仪容和人格的尊严。护士们将发给自己的又大又红的苹果摆在每个病人的床头，希望可以为他们带去平安和健康。讲不了话的病人，医护人员也不放弃交流，趴在他们耳边说"和我们一起努力，你的家人在等着你"……

面对垂危患者，哪怕只有一丝医学奇迹的可能，医疗队都不计代价地去治疗和抢救。可竭尽全力之后，仍有可能无力回天，更是一种难言的折磨。在这样的时刻，大家仍在思索，我们还能为这些患者做点什么？医生会认真除去所有的管道通路，护士会仔细做好最后的遗体护理。如果家属有要求，医护人员还会帮忙拍摄一张最后"安睡"的照片。

"对于不幸离世的患者，我们规定在病房的全体队员要向患者遗体鞠躬、默哀，由值班医生和护士共同妥善处理遗体，并亲自护送离开病房。我们认为，这些仪式都是必要的，不仅表达了对于逝者的尊重和哀思，也是向我们自己的职业致敬。"张抒扬书记说。

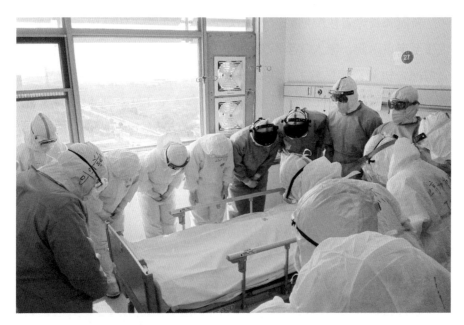

■ 医疗队员向患者遗体鞠躬、默哀

前后方会诊，多兵团作战

"协和方案"有三点很重要，一是多学科协作；二是凝结集体智慧，前后方联动；三是注重整体医疗、整体护理和医护配合。关键时刻，要拼"多兵团作战能力"，拥有 17 个学科的医疗队充分发挥了综合诊治优势。新冠病毒感染的重症患者累及肺部、心脏、肾脏等多个脏器，需要多学科共同施治。

值得一提的前后方远程多学科大查房，是协和传承近百年的内科大查房制度在互联网背景下演化出的重要新生事物。自 2 月 19 日起，由赵玉沛院长牵头、多学科顶尖专家参与，共举行 24 次京汉两地多点、多学科、高级别远程会诊，其中包括 5 次临床病理讨论会，联合兄弟医院开展遗体解剖与发病机制探索。

面对未知的疾病，在患者去世后通过尸检了解各脏器发生了哪些病理变化，对于进一步了解疾病、将治疗关口前移显得尤为重要。因此，大家极其渴望从尸检报告中拿到有力的医学证据。

"我们是最早倡导要进行尸体解剖的医疗队之一，总共获捐了 5 具遗体用于尸检，这有赖于病人家属对我们团队的高度信任和医患之间积累的深情厚谊。平时我们要求医护人员每天给病人家属打一个平安电话，使家属对我们更加信任和熟悉，正因如此，尸检工作才能顺利展开。我要特别向所有捐献遗体供我们进行医学研究的逝者及其家属致敬！"张抒扬书记动情地说。

事实上，因为中国人的传统观念，这项工作在开始时进展并不顺利。最初是由一线医生与病人家属谈，谈了几例都不成功。于是核心组决定，改由三线教授出面。

第一例尸检病人是由感染内科刘正印教授进行沟通的，他每每回忆起当时的情境，都禁不住潸然泪下。"我永远记得我谈的第一例，这一家人中（包括逝者）共有 5 人感染了新冠肺炎，整个家庭濒临崩溃。"

他先是感同身受地与逝者的儿子聊着家常，一边委婉地提出尸检请求。他说："我们特别想知道，能用的办法都用尽了，为什么病人还是救不过来？"一开始，儿子的反应不出意料，他很不情愿。听着电话另一端的沉默，刘正印站在患者家属的立场，又语重心长地说："你的父亲、叔叔婶婶都还活着，找到病因，对他们的救治不是更有希望吗？"当听到对方沉默了片刻，终于低声地说出一句"行吧"，刘正印感觉紧绷的神经一下松了，眼泪"唰"地就掉了下来。因为这代表的不仅仅是患者家属的万分信任，更是将一个家庭所有的希望都寄托在了协和医生的身上！

在当天晚上的核心组例会上，刘正印教授将整个谈话过程复述了一遍，在座的 20 多人无不感动落泪，这次谈话也由此成为与家属进行尸检沟通的范例。最终，协和医疗队成功开展了 5 例尸体解剖和病理学研究，从中获取了大量有价值的信息。

第一例尸体解剖是在 3 月 4 日进行的，一周后拿到病理报告，医疗队迅速组织前后方临床病理讨论会。这次讨论使大家对疾病的认识更深刻，在此后的治疗中能够有针对性地对病情变化进行预判，并将治疗关

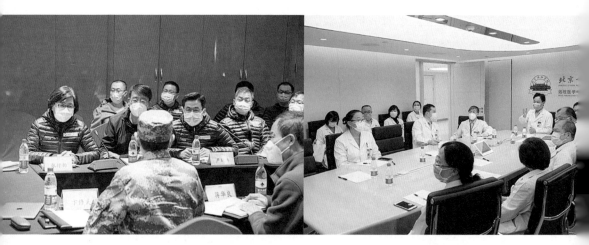

■ 协和多学科团队（右）与前线医疗队（左）共同举行远程临床病理讨论会

口前移，大大提高了危重症患者的治愈率。

让张抒扬书记记忆深刻的一位老年女性患者，虽然经过一个多月的抢救，最终还是不幸离世了。她的女儿毫不犹豫地同意了尸检，她说："我妈妈是大学教授，能够为国家、为医学作出一份贡献，我想她一定理解我的这个决定。"当医生在电话里问她，最后还有什么要求时，她说："我唯一的要求就是想见一见抢救我母亲的医生和护士，我要当面感谢你们最后陪伴在我母亲身边，替我尽了孝。"当医疗队员最终见到这位女儿，深深地向她鞠了一躬，表达了全体队员的敬意，此时双方都眼含热泪。

随着诊治经验的不断积累，协和医疗队对重症患者的救治策略越来越趋于科学精准。在治疗方面，采用多学科协作、全方位、个性化的治疗方案，形成"一人一策"；在护理方面，基础护理、专科护理与人文护理相结合，实行"责任制一对一护理"。在中法新城院区，协和人率先开展有创机械通气、俯卧位通气、体外膜肺氧合（ECMO）、抗凝治疗、支气管灌洗、血滤吸附治疗等，最早实现患者成功脱机拔管，并转出重症加强病房。

4月6日晚，就在抗疫阻击战即将取得胜利的前夕，国家卫生健康委党组书记、主任马晓伟来到协和医院援鄂医疗队驻地看望大家时称赞道："协和国家医疗队在疫情防控最关键的时候来到了武汉，把协和的精神、协和的风格、协和的思想带到了这里，表现出了很高的主动性、创造性和自觉性，在重症救治过程中创造了许多好的经验和好的做法。在这次抗击疫情的过程中，协和的旗帜一直高高飘扬。"

4月12日，在运行了69天之后，协和医疗队接管的重症加强病房正式关闭。这里共收治新冠肺炎危重症患者109人，其中75人使用了有创呼吸机，6人进行了ECMO治疗，18人进行了96例次的血液净化治疗，46人进行了俯卧位通气，38人次使用了床旁气管镜……一个个数据都是艰难抗疫历程的印记。4月15日，作为最后一支撤离湖北的

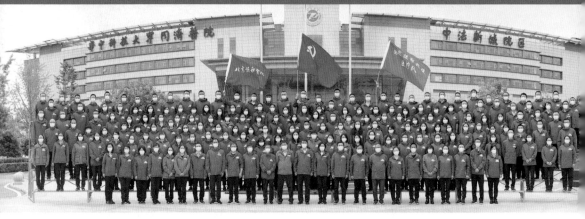

北京协和医院国家援鄂医疗队合影留念 2020.4.14

■ 北京协和医院国家援鄂医疗队 186 名全体队员

国家医疗队，北京协和医院国家援鄂抗疫医疗队凯旋荣归，而杜斌、李太生、刘正印、周翔、李尊柱、刘金榜 6 名重症医学专家作为"压舱石"继续留守武汉，攻坚最后的"重症堡垒"。直到 4 月 27 日，留守武汉的 5 名协和专家终于返京，杜斌教授则又转战黑龙江投入新一轮战"疫"。

党旗在抗疫一线高高飘扬

1 月 27 日，习近平总书记作出指示，要求中国共产党各级组织和广大党员、干部，牢记人民利益高于一切，不忘初心、牢记使命，团结带领广大人民群众坚决贯彻落实党中央决策部署，全面贯彻"坚定信心、同舟共济、科学防治、精准施策"的总要求，让党旗在防控疫情斗争第一线高高飘扬。总书记的号令就是协和人的行动。

为充分发挥党组织战斗堡垒作用和党员先锋模范作用，国家卫生健康委直属机关党委于 1 月 30 日发文，决定成立国家援鄂抗疫医疗队临时党总支，下设北京协和医院临时党支部等 6 个党支部，协和医院党委常委、副院长韩丁同志任医疗队临时党总支书记。同日，经协和医院党委审批同意，北京协和医院第一批援鄂抗疫医疗队率先成立临时党支部，刘正印同志任党支部书记，共计党员 11 人，协和人有了在武汉前线的第一座堡垒。"我们虽然是临时党支部，但党心不临时、作用不临时。"刘正印说。

2 月 1 日下午 4 点，协和医疗队临时党支部召开了第一次支部大会，与会党员就当前严峻疫情形势下如何坚定信念，听从党中央统一指挥部署以及发挥共产党员先锋模范带头作用深入交流意见。2 月 13 日，第二批援鄂抗疫医疗队 73 名党员又成立了 4 个党支部，分别由李太生、吴东、宋锴澄、郑莹同志担任党支部书记。2 月 24 日，第三批援鄂抗疫医疗队 9 名党员成立第六临时党支部，由孙红同志担任党支部书记。

这 6 个临时党支部作为战"疫"前线的"指挥部"，一经成立就充分发挥出教育、管理、监督党员和组织、宣传、凝聚群众的重要作用。在前线，临时党支部带领共产党员，不畏艰险，冲锋在前，把忠诚与誓言写在抗疫战场上。他们以无私忘我的精神、舍我其谁的气概，凝聚起前线强大的战斗力，感染了身边的每位队员。援鄂期间，医疗队中共有 52 名队员递交了入党申请书，41 名队员火线入党，成为抗疫一线发展党员最多的国家医疗队。在这支队伍里，党员比例达到 74%。

党员冲锋在前，这不是一句空洞的口号，而是身体力行的责任和担当。一名党员就是一面旗帜，旗帜无声，却鼓舞出了磅礴的斗志。

王玉娥是呼吸与危重症医学科的专科护士，她作为援鄂医疗队中第一位提交入党申请书并首批火线入党的党员代表，用自己的心声诠释出她对于共产党员初心使命的理解。

"抵达武汉驻地已是傍晚，空旷的街道，昏暗的灯光，让人心生寒意。安排房间，清点物资，制定生活区流程……细心地望去，忙里忙外的似乎都是党员。生活物资有限，党员们就提出优先分配给我们。

"快速过床、连接心电监护、进行无创通气……一系列操作后，我的护目镜聚满了雾气，视线也变得模糊，等到要扎动脉时，戴着无菌手套竟然毫无触感。严冬里，汗水浸湿的衣服冰凉地贴在身上。'摸不到动脉！'我焦急地说。一旁的党员战友忙答：'别急！我们用超声机试试。你看，这是静脉，这是动脉。你准备好针，我们找位置。'当鲜红的血液终于涌出，我激动地哭了。那是喜悦的泪，是看见光亮后黑暗缓缓从身上褪去的振奋……

"在武汉总有这样一群人，关键时刻勇敢地站出来，带领你走出阴霾。武汉的夜寂静无声，鲜红的党旗悬挂在会议室的墙上，我从未如此深切地体会到党员的引领、先锋的力量！连夜，我就写下入党申请书，我比任何时候都迫切想成为他们中的一员！"

在一线的日日夜夜，党员们身先士卒、无私忘我的精神凝聚着前线的战斗力，也深深感染着每一位队员。"我想成为和他们一样的人！"援鄂期间，很多队员纷纷郑重提交了入党申请书。

在"逆行"武汉的186名队员中，"80后"占到52%，"90后"占到30%，更多的是各个学科的年轻医护人员，这支协和年轻后备军的信仰、斗志和行动，总会让张抒扬书记感到意外、惊喜和感动。"他们都是普普通通的共产党员，普普通通的医护人员，但他们中的每一个人都是我们的中流砥柱。"青年医护成为抗击疫情的主力军，他们让青春绚丽之花在党和人民最需要的地方绽放。

张颖是第一批医疗队中的一名护士，在第二批队员进病房的第一天，到了下班时间，大家陆陆续续地往外走，却一直没见张颖出来。原来她见到第二批队员脱防护服不规范，便主动留下来一个个帮他们脱。其实大家都已值了4个小时的班，每个人早已浑身湿透，没有人愿意在里面多待一分钟。这个自己明明很累却还考虑到队友生命安全、愿意无条件帮助队友的姑娘，在抗疫期间果断提交了入党申请书。

"看着这些年轻人，我会感受到，虽然疫情无情，但是我们却在团队中看到了共产党员的责任和担当，更在整个中华民族走向伟大复兴的征程中，看到了年轻一代对民族精神的传承，以及他们带给未来的希望。"张抒扬书记欣慰地说。

在不到 3 个月的时间里，医疗队先后有 52 名医护人员递交了入党申请书。他们的这种精神让身为党委书记的张抒扬深深感动，更让她思考如何在这个特殊的时期做好前线的党建工作。

2 月 13 日，医疗队举办了一堂特殊的党课，由第三临时党支部书记吴东副教授主讲，题目是"武汉三镇与中国革命"。将近一个小时的党课，让大家对武汉这座英雄的城市和英雄的人民有了更加深刻的了解，提振了队员们"为党和国家分忧，为荆楚人民纾困"的士气。

3 月 6 日晚，张抒扬书记围绕"中国共产党人的初心和使命"这一

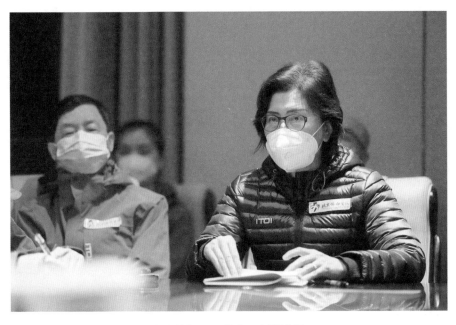

▇张抒扬书记讲"中国共产党人的初心和使命"主题党课

主题，讲述被誉为"糖丸爷爷"的老协和人顾方舟"一生一事"的感人事迹，为协和援鄂医护人员上了一堂特殊而生动的党课。"共产党人要保持'明知山有虎，偏向虎山行'的斗争姿态，挺身而出、英勇奋斗，与时间赛跑、同病魔较量，在救治患者最前线'经风雨、见世面、壮筋骨''练胆魄、磨意志、长才干'。"不少队员感动落泪，榜样的力量使他们凝聚起迎难而上的决心和勇气，形成强大的战力。

越是病人多、病情重的忙乱时刻，越是需要"磨刀不误砍柴工"。在张抒扬书记的带领下，6个临时党支部共组织了32场党建活动，利用晚上的休息时间组织了3次党课和入党积极分子及党外人士的座谈会，以及37场"疫"线课堂。按照"临床需要什么，及时培训什么"的原则，让一线队员们补充新知识、掌握新技能，争当多面手、一岗胜多责。很多队员头一天学到的技能，第二天就用到了临床一线。"实践证明，党建工作真的令整个团队保持了高昂的士气，更让我们看到了年轻人坚定的信仰和积极要求加入中国共产党的决心。"

后方战场温暖坚实的守护

在远隔千里的北京后方战场中，协和人同样绽放精彩。

在赵玉沛院长的带领下，北京协和医院积极开展联防联控工作，尽最大努力防止人群感染，尽最大可能挽救更多患者生命，不漏掉一个新冠肺炎患者，不延误一个危重症患者。

面对严峻的防控形势，1月21日起，医院迅速升级发热门诊和急诊，筑牢疫情防控的第一道防线。原本仅有筛查功能的传统发热门诊转型升级，不仅应对繁重的筛查压力，还增设了抢救室，成为救治发热及危重症患者的"综合小急诊"。

科学防疫，制度先行，传染病防控"协和体系"的构建起到了至关重要的作用。1月31日，医院发布《北京协和医院新型冠状病毒防控体系及标准操作流程》，分为院感防控、医疗、护理、转运、人员综合管理、宣传教育、后勤保障、物资管理、科研及法律支撑十大体系，为疫情期间医院的高效平稳运行提供了科学规范的指导。医院打破职能界限，全院一盘棋。实行项目小组制，设六大工作组，每组由一位院领导负责，专项开展各项工作。

医疗救治与院感防控组一手抓救治，一手抓感控。面对疫情期间的重重困难和种种不确定因素，全力保障疑难重症患者诊治的同时，建立全覆盖、全人群、全流程、制度化、常态化的新冠肺炎院感防控体系。院级感控管理小组带领全院223名专兼职感控员，对全院各医疗单元和职能部门进行巡查督导。门诊自2月3日首日开诊便采取严格的三级防控措施，在保护易感人群、兼顾疫情防控与患者就医需求方面下了大力气。2月10日起，"全日线下门诊、各科专业性热线电话咨询、互联网线上咨询"三位一体门诊服务模式正式启用。5月12日，北京协和医院互联网诊疗服务上线。

应急人员培训与协调组牵头自2月11日起全面开展了全院全员重症培训，为抗疫积蓄"后备军"，确保来之能战、战之能胜。该培训以一批经验丰富的重症专家为讲师，分为面向全员的基础培训和面向后备梯队的强化培训。基础培训内容涵盖了新冠肺炎患者诊治及早期识别、院感防控要点、重症诊疗与护理技术、突发应急事件处理等。针对后备梯队还加强气管插管、深静脉置管、呼吸机设置和ECMO运行等针对重症患者的操作训练。截至3月9日，完成全员培训4323人，在职在岗人员培训率100%；完成重症培训124人，强化培训81人。一线医务人员全部完成强化培训。

应急物资保障与管理小组启动了全院医疗物资的"战时管理"，将口罩、洗手液、防护服等纳入应急物资，进行统一调配、统一申领和统一管理，开源节流，避免出现物资短缺情况。对于前方医疗队的需求，总是第一时间响应，做到"前线需要什么，后方就满足什么"。前方23

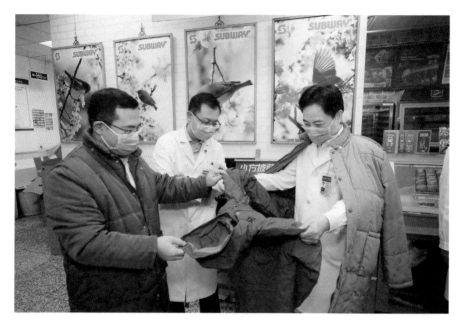

■ 第一批援鄂医疗队出发前，赵玉沛院长深夜检查为队员准备的物资

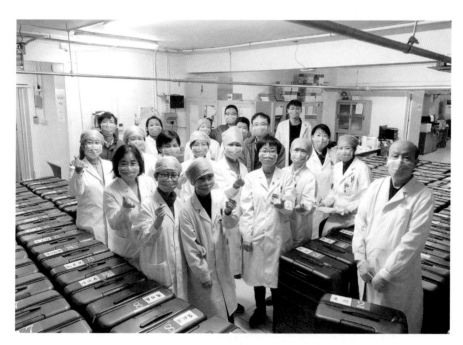

■ 医院多部门通宵为第二批援鄂医疗队准备物资

日远程会诊时提出需要气管镜，后方立刻调配 30 根一次性气管镜当日寄出，第二天前线的医生就能用上。大量的生活物资和医用物资，从工会、器材处、开发公司，到总支、支部、科室、个人……源源不断地输向前线，几乎每天都有数十个甚至上百个箱子的援鄂物资，承载着大后方协和人的牵挂，通过"北京—武汉"绿色专递风雨无阻地向武汉进发。

生活保障与员工关怀组用精细服务为前后方一线工作人员提供最贴心的支持和最温暖的关爱。在第一批援鄂医疗队出发前，协和医院多部门协作，连夜准备了数十项医疗物资、生活用品及系列应急药物并进行打包，装满了 50 多个大箱子。各党总支、党支部、科室都建立了前后方大工作组，为前方提供强大支援。医院各党总支与工会通过"一对一爱心联络人"了解队员本人各方面需求，慰问队员家属及解决家庭困难。内科党总支与分工会建立"心手相连，共渡难关"工作群，拟订了切合前线人员及后方家属实际需求的驰援方案。外科党总支为每位队员购买智能音箱，希望队员们在繁重的工作之余能够休息好、心情好。健康医学系在队员出发前就成立"武汉一线临时党小组"工作群，密切保持与前线队员联系，解决实际困难。工作组还负责组织后方一线人员的住宿和休养，提供利于身心健康的多项服务，安排对其亲属的关怀慰问。

环境消毒与院区安全组加强一线医务人员的衣食住行保障，打造洁净医院，降低感染概率。洗衣房推进分类洗涤，对"高危"被服实行专人专途专洗专送。饮食中心开展全院送餐服务，避免食堂就餐聚集带来的感染风险。房管科为住宿人员打造温馨如家的居住环境的同时，实行严控严管，严把入口关。保洁人员严格按照操作规范对院区进行彻底消毒，保证了整个院区的洁净，也保障了来往医护和患者的健康无忧。遍布院区各出入口、病房、诊区、办公区的保卫人员，进行联防联控，保障患者和员工安全。

综合协调与新闻宣传组全面协调医院各项疫情防控工作事宜，党办和院办作为"调度中枢"，红头文件每天雪片似地飞来，各项指令从这里发出，各项报表和工作动态每日清零。宣传战线也是抗击疫情的特殊战场。医院通过自媒体平台，第一时间向社会发布协和经验，为疫情防控提供经验和借鉴。如 1 月 25 日发布的《北京协和医院关于"新型冠状病毒感染的肺炎"诊疗建议方案》，引起广泛关注，阅读人数破百万。深挖抗疫一线医务工作者的典型事迹，以全面立体的新闻作品予以呈现，营造同舟共济、众志成城的氛围；向社会普及疾病和防护知识，回应关切，稳定民心，为这场战役提供有力支持。

在严峻的疫情面前，社会各界无数热心人士也挺身而出，伸出援手，通过北京协和医学基金会为抗疫一线慷慨捐赠，用爱心和行动支持北京协和医院的疫情防控与救治工作，以社会大爱和守望相助的精神共同抗击疫情。截至 2020 年底，医院共接受款物合计 6928 万元，为战胜疫情增添了力量和信心。

大后方的温暖守护传达着深情厚谊，武汉一线的队员们心怀感恩、倍感温暖。2 月 14 日情人节之际，援鄂医疗队特别寄出了一封"战地情书"，信中写道："前几天，国家接连出台多项关爱医务人员的务实举措，社会各界和医院大本营也给予了充足的保障。我们在这里衣食无忧，防护得当，一切安好。请你们不要牵挂，一定保护好自己。我们将在前方心无旁骛、英勇奋战，坚决打赢这场没有硝烟的战争，用胜利的捷报守护好家的港湾。"

协和经验助力全球抗疫

疫情无国界，协和通过多种方式，把在疫情防控、科学救治一线所积累的丰富而宝贵的经验，以积极而开放的态度向全球分享，以协和智慧助力全球抗疫，展现了命运与共的宝贵情怀。

在临床实践基础上，协和人总结形成了指南与共识。全院多学科专家多次讨论、反复修改形成的新冠肺炎诊疗建议方案，曾被国家新冠肺炎诊疗指南引用，其英文版也在专业学术期刊《新发现病原体与感染》发表，为世界各国医护人员提供了重要参考。协和护理团队总结的《新冠肺炎重型、危重型患者护理规范》，成为国家规范的基础蓝本。杜斌教授作为重症医学专家，参与了新冠肺炎3项国际指南、1项亚太指南、1项亚太共识的制定。

在基础研究领域，协和人进行了合作探索。5月1日和次年3月5日，张抒扬教授课题组联合多家研究机构，分别在《科学》和《自然·结构与分子生物学》杂志在线发表论著，为瑞德西韦、苏拉明两种药物在抗新冠病毒中的研发和应用提供了理论机制和结构基础。

对于临床现象背后的机制，协和人进行了深入探究。3月20日，协和感染内科团队在《新发现病原体与感染》期刊发表文章，提出静脉输注人免疫球蛋白联合低分子肝素抗凝治疗可能改善重症患者的预后。4月8日，协和前后方团队合作在《新英格兰医学杂志》发表通讯文章，在国际上首次报道新冠肺炎患者出现多种高滴度抗磷脂抗体的临床现象，提示患者自身免疫紊乱与凝血异常、血栓事件发生密切相关。

在科学研究的同时，协和人还致力于科学普及。由北京协和医院组织编写的科普读本《北京协和医院新型冠状病毒感染大众防护问答》兼具权威性和实用性，一经发布广受好评。

协和多名专家和青年骨干与中国国际电视台（CGTN）合作，利用业余时间与四大洲、20多个国家远程连线传授危重症患者的救治经验，全球累计阅读量达1.1亿次。协和团队及个人7次登上国家新闻发布会，如参加国新办专场英文记者会、国务院联防联控机制第一百场新闻发布会等，为全球抗疫贡献中国力量。协和专家们还纷纷利用自身在学会中的影响力，助力全球防疫工作，这些努力得到国际学界的高度赞扬。

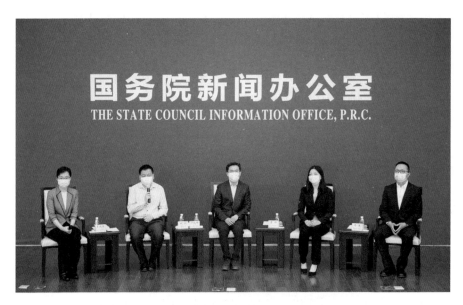

■ 2020 年 3 月 16 日，国务院新闻办公室疫情防控英文记者会

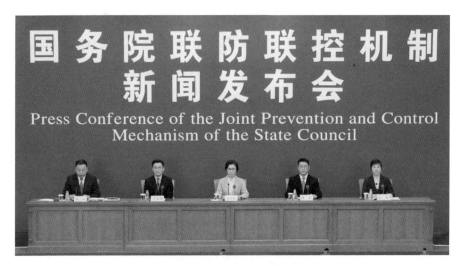

■ 2020 年 5 月 5 日，国务院联防联控机制新闻发布会

常态化疫情防控的"守门人"

2020 年 6 月，北京疫情防控再度进入"非常时期"。医院以急诊综合治理、门诊精准防控为重点，以核酸采样能力和检测能力双提升为核心，构筑起协和院感防控的坚固防线。医院党委充分调动各党总支和党支部的组织能力和先锋作用，采取严密的防控措施，将"持续抓好常态化防控"这一精神落到实处。

迅速打响"北京保卫战"

6 月 11 日，北京新增本地确诊病例 1 例，疫情警报拉响。13 日，医院第一时间召开院长办公会、行政办公会，作出一系列部署，开展新一轮疫情防控工作，落实中央"外防输入、内防反弹"的决策部署和北京市"三防、四早、九严格"管控措施。14 日，召开疫情防控工作例会扩大会议，即日起恢复疫情防控工作每日例会，贯彻落实院内防控工作要点。15 日，召开疫情防控专题院周会，9 个部门发布院感防控方案细则，织密防护网。一场疫情防控的"北京保卫战"以"协和速度"迅速打响。

为切实加强新一阶段新冠肺炎疫情防控工作，医院建立新的工作机制，以张抒扬书记为总指挥、吴文铭副院长为副总指挥，设立专家督导组、院感防控小组、综合协调小组以及新闻宣传小组四个院级领导小组。院领导带头靠前指挥现场办公，职能处室负责人、党总支书记深入基层协调解决问题，一系列新举措、新方案在严格论证下迅速落地，筑起了一道道阻击疫情的坚固防线。

疫情防控专家督导

赵玉沛院长指出："协和长期以来重视院感防控工作，在支援武汉期间将协和经验成功移植到当地，又将武汉抗疫一线积累的新的成熟经验带回北京。坚决压实'四方责任'，落实'四早'措施，我们一定能打赢这场'北京保卫战'。"

医院于 6 月 17 日成立新冠肺炎疫情防控专家督导组，指导全院加强完善防控工作。专家督导组由李太生、杜斌担任组长，组员包括刘正印、严晓伟、王京岚、周翔。6 位专家均为国家援鄂抗疫医疗队的核心力量，拥有丰富的新冠肺炎抗疫实战经验。他们为医院的常态化防控"把脉"，促使防控举措更加科学精准，防控体系更加牢固。

专家组一经成立，立即对急诊、发热门诊、门诊、国际医疗部等重要区域和关键环节展开实地勘查和全流程梳理。在发热门诊，专家组紧急建议，应按照发热筛查、门急诊及住院患者筛查、普通人群检测等不同类别合理分流患者，避免交叉感染。专家督导组还对医院各个角落实行"地毯式"排查，不打招呼，直奔现场，不辞辛劳，3 天内就走访了东西两院 60 多个区域。

专家组以丰富经验和精深专业与大家一起查找问题，直面困难，帮助各部门出主意、想办法、完善流程，并进行现场演练。其务实而接地气的工作方式，获得全院各部门的高度认可。在此过程中，发现不少部门的先进做法，立即建议全院推广，让防控真正成为人人参与、个个较真的局面。

核酸全员自检与外派支援

为确保医疗安全、患者就医安全及医务人员安全，医院于 6 月 14 日上午召开的院长办公会讨论决定，立即开展全院全员核酸检测，范围包括全院职工、各类外包人员和所有学生在内的近万人。多部门全力协作、各党总支强力组织协调，保证核酸检测工作的高效优质完成。6 月 18 日，协和医院在全市医疗机构中率先完成全员核酸检测。这次"练兵"，使医院的核酸应急检测能力得到快速提升，为大规模规范开展核酸检测提供了经验。

医院还全力支援北京市新冠核酸检测工作。6 月 18 日接到支援任务后，2 个小时内组建了 203 人的核酸采样队，从 20 日起分批次前往东城区、西城区、丰台区和大兴区 4 城区以及海淀区 4 所高校，在酷暑天气中"火热"支援核酸检测采样，20 天内共派出队员 377 人次，完成采样 53288 人，单日采样量高达 15804 人。

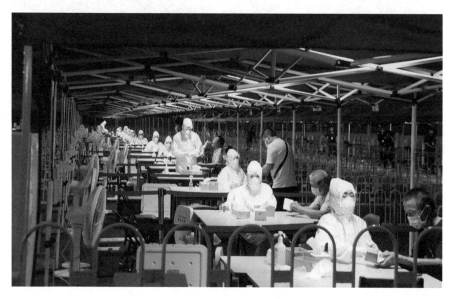

■ 北京协和医院支援西城区社区核酸检测工作

70 小时建起核酸采样方舱

为了快速提升核酸采样能力，起疏解门诊功能，医院果断决策，以协和效率在短短 70 小时内迅速建成了符合传染性疾病防控规范的核酸采样方舱。方舱位于医院急诊北侧，占地面积约 200 平方米，设有综合服务室 1 间、诊室及采样功能室 12 间，具备开医嘱、缴费、采样等多项综合功能，做到了规范区分门急诊患者人流的同时最大限度方便每一位患者。

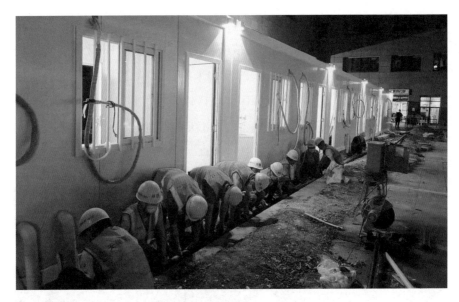

■ 工人师傅们连夜赶工安装核酸采样方舱

6 月 22 日，核酸检测方舱首日试运行。一位到协和医院定期复查的外地患者，因返回当地时需要提供核酸检测结果故而前来。此前，他通过北京协和医院 APP 预约了核酸检测门诊。到达现场后，医生为他开具核酸检测医嘱，他通过手机 APP 完成自助缴费后，再到设在方舱对面的采样报到机报到，稍等片刻就听到了叫号，前往采样室完成鼻咽拭子采样，走完整个流程才用了不到 10 分钟。他满意地说："真没想到这么快!"

58 小时改建核酸检测实验室

为提升实验室核酸检测能力，医院多部门通力协作，仅用 58 小时就改建成具有"三区两通道"传染病隔离布局、符合生物安全规范的大通量核酸检测实验室，于 6 月 24 日上午 10 点试运行。实验室建筑面积 631 平方米，分清洁区、缓冲区、污染区，进出通道布局合理，洁污路线清晰，设试剂准备区、标本制备区、核酸扩增区和产物分析区，达到

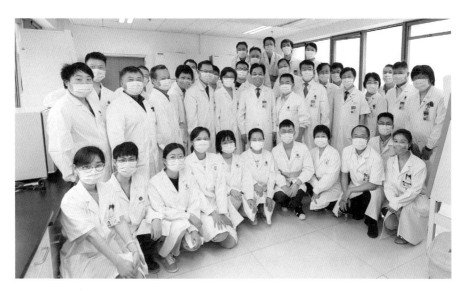

■ 院领导调研新建成的核酸检测实验室并与工作人员合影

核酸检测实验室的排风要求和负压标准。

按照国家卫生健康委和北京市的统一部署，医院检验科与湖北来京核酸检测医疗队的 21 名队员混合编组，合计 66 人，采取人员休息机器不停的方法，四个班次连续检测，日均检测能力从 4000 例样本提升至万例级别，单日最高检测 17156 人次。

畅通生命救治的绿色通道

急诊是医院接收急危重症患者的首要门户。疫情期间，北京协和医院急诊科日均急诊量近 400 人次，日发热门诊量最高达 216 人次，危重症患者达 20% 以上。

为筑牢急危重症患者救治的第一道防线，院领导靠前指挥，带领医疗、护理、院感、急诊、综合协调"五大纵队"，建强急诊平台。利用户外空间搭建帐篷，将预检分诊前置；优化室内布局，降低人员密度。多学科联手开辟急诊"单病种绿色通道"，急危重者核酸检测走"绿色通道"。医务处、护理部专人"驻场"办公，相关学系及专科主任赴急诊查房，全院精锐之师支持急危重症患者救治，帮急诊"泄洪"。通过一体化调度院内外医疗资源，"发热的去发热门诊，重症的去专科治疗，轻症平稳的去医联体"，破解"急诊永远少张床"的难题。

守好医院的第一道大门

随着医院有序复工复产，门诊量逐渐增大，至 2020 年 6 月，每天的门诊量已回升至 8000 多人次，人流量更高达 4 万多人次。在落实北京市疫情防控要求的情况下，如何守好医院的第一道大门，是一个不小的挑战。协和医院门诊严格执行非急诊全面预约和分时段就诊制度，精准落实门诊三级防控体系，多措并举提高"立体化"门诊服务能力，让患者在协和就诊安全有序、踏实放心。

门诊区域采取三级防控措施，保护患者及家属安全。门诊各出入口为一级防控区，检测体温、查验健康码和当日预约凭证后方可进入。各诊区为二级防控区，患者经核对健康码、预约凭证后进入诊区；二级区域执行封闭式管理，实现"诊一候一"、间隔就座，避免聚集。诊室内则为三级防控区，医患保持一米以上间距，医护人员按要求做好标准防护。

医院还推出系列创新举措，竭尽所能为患者提供便利。例如，在门诊广场上开辟自助服务区，内设多功能自助一体机和医学影像自助打印机，使患者不必进入门诊楼，就可以完成注册建档、挂号改约、预约采血检查，打印病历、检验报告、医学影像等系列操作。东广场特设服务窗口，为不会使用智能手机的老年患者开具纸质通行证，开通线上病历复印快递到家功能，真正做到想百姓之所想，急群众之所急。

党建业务拧成一股绳

"疫情防控中的很多工作并不是特别疑难复杂的问题，但最重要的是要靠前指挥，深入一线，走到跟前去看问题，及时发现和解决问题。""靠前指挥"依靠的就是基层党组织这条"中枢神经"。多位党总支书记都不约而同地谈到，信息的上传下达是疫情防控中的重中之重，医院紧紧依靠 11 个党总支和 85 个党支部，既能将领导层的要求迅速下达，并不折不扣地加以贯彻，又能快速收集基层防疫信息，做到数据及时上报、问题及时发现。

内科党总支接到医院将核酸检测门诊暂时划归内科学系管理的指示后，内科学系张奉春主任与内科党总支贾青书记第一时间现场调研，讨论制订下一步工作安排。外科党总支每天早上 7∶30 由廖泉书记带领各专科主任和支部书记到门诊督导医师准时开诊，协助门诊护士疏导患者，掌握当日门诊工作情况并及时作出调整。妇儿党总支向阳书记与妇产科学系召开医疗安全会，以问题为导向制定改进举措，狠抓儿科医疗质量。五官党总支沈义书记全面梳理和修订科室医疗安全规章制度，制定应急预案，由科主任、护士长督导，确保将防控措施落实到位。医技党总支夏宇书记迅速布置召开各支部工作会议传达医院党委会议精神，将时间表和路线图进行公示，便于科室间相互借鉴学习。门急诊党总支在康红书记的带领下，充分发挥各支部工作特点，联合信息中心、远程医疗中心持续扩大线上诊疗范围，不断提高"立体化"门诊服务能力。健康医学系党总支李永宁书记发动各科针对自身特点，建立了医疗安全自查和考核制度，形成安全自查常态化的工作模式。西院党总支接到西城区社区居民核酸检测任务后，第一时间制定方案、部署工作，龙笑书记一早就到达检测地点，做好动员工作。后勤党总支在李岩书记的带领下，齐心协力，70 小时建起符合传染性疾病防控规范的核酸采样方舱，58 小时改造完成核酸检测实验室，为临床一线平稳运行做好服务和保障。医院启动全院全员核酸检测普筛工作后，机关党总支段文利书记带领党员同志统筹协调、组织推进工作开展，仅用 4 天即完成全院全员核酸检测。

全院党员干部响应医院党委号召，践行医者初心使命，发挥率先垂范作用。无论是门诊、急诊、病房等医院防控重点，还是烈日炎炎下的社区核酸采样点，无论是组织全院万人核酸筛查，还是志愿增援门诊防控工作，党员干部总是冲在最前、干在最前，发挥技术专长，落实各项精细化管理措施，以高度的责任心和使命感，全面压实院内属地、部门、单位、个人"四方责任"，取得良好实效。无论是疫情暴发时将协和经验移植到武汉，还是疫情常态化之下将抗疫经验带回北京，改变的是地点和环境，但不变的是责任和担当。

2020年9月8日，在人民大会堂隆重举行的全国抗击新冠肺炎疫情表彰大会上，杜斌、刘正印、周翔、韩丁、张抒扬5人荣获全国抗击新冠肺炎疫情先进个人，刘正印荣获全国优秀共产党员，北京协和医院荣获全国抗击新冠肺炎疫情先进集体，医院党委荣获全国先进基层党组织称号。9月23日，北京协和医院等6支医疗队组成的国家援鄂抗疫

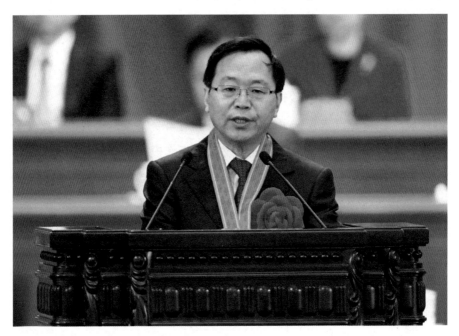

■ 在全国抗击新冠肺炎疫情表彰大会上，感染内科刘正印教授作为全国优秀共产党员代表发言

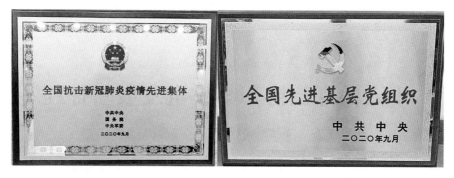

■ 北京协和医院获全国抗击新冠肺炎疫情先进集体，医院党委获全国先进基层党组织称号

医疗队荣获"时代楷模"称号。一年来，北京协和医院集体及个人共获得抗疫相关表彰 36 项次，得到了国家及社会的高度认可。

正如习近平总书记所讲："千百年来，中华民族历经苦难，但没有任何一次苦难能够打垮我们，最后都推动了我们民族精神、意志、力量的一次次升华。"在党的领导下，我国卫生健康事业的百年发展凝练出了"敬佑生命、救死扶伤、甘于奉献、大爱无疆"的职业精神。在职业精神的鼓舞下，协和始终坚持"以人民为中心，一切为了患者"的办院方向。这既是协和的百年坚守，也是协和的使命担当。

从移植于协和的"三基三严"、迅速建立的工作清单和管理办法，到堪为范本的患者救治和院感防控流程，再到写入国家诊疗方案并被国际借鉴的重症救治经验，都彰显着协和速度、协和品质和协和温度，其背后的精神密码就是协和精神和伟大抗疫精神。"严谨、求精、勤奋、奉献"的协和精神流淌在每位医者的血液里，"生命至上、举国同心、舍生忘死、尊重科学、命运与共"的伟大抗疫精神镌刻在白衣战士的灵魂里，他们用实际行动诠释了协和人的光荣使命。

在这场伟大的抗疫战争中，协和人所展现出的精神风貌，与其百年来所秉持的追求卓越的科学精神与一切为民的人文精神一脉相承，这不仅是协和精神的又一次集中诠释，更增添了时代所赋予的崭新内涵。

十六　开启协和高质量发展新征程

在长期的探索实践中，协和人充分体会到党建工作为医院高质量发展奠定了坚实的思想基础，提供了可靠的组织、作风和制度保证。医院坚持把党建工作与医院业务工作同谋划、同部署、同推进、同考核，切实把党的政治优势、组织优势、群众工作优势转化为医院的改革优势、发展优势和创新优势。

2021年是中国共产党成立100周年，也是北京协和医院建院100周年。风雨砥砺鼓征帆，快马扬鞭自奋蹄！站在"两个一百年"的历史交汇点上，全体协和人不忘建院之初"一切为了患者"的信念，怀着建设"中国特色、世界一流医院"的使命感和责任感，继承和弘扬伟大建党精神，以高质量党建构建协和新百年高质量发展新格局，为推进健康中国建设、护佑人民健康再立新功，以优异成绩向中国共产党成立100周年献礼，为北京协和医院建院100周年献礼。

不忘初心，牢记使命

2019年6月24日，习近平总书记在主持中央政治局第十五次集体学习时强调，要把"不忘初心、牢记使命"作为加强党的建设的永恒课题，作为全体党员、干部的终身课题。在国家卫生健康委主题教育第一指导组的指导下，医院成立了主题教育领导小组以及综合组、调研协调组、整改落实组、宣传组4个工作组，牢牢把握"守初心、担使命，找差距、抓落实"的总要求，紧扣主题教育目标任务，将学习教育、调查研究、检视问题、整改落实一体化推进，贯穿始终，推动主题教育不断引向深入。

6月26日下午，北京协和医院庆祝中国共产党成立98周年大会暨"不忘初心、牢记使命"主题教育动员部署会在协和学术会堂举行。大会播放了老专家口述历史集锦短片《协和记忆》，该片激励全体党员"守初心、担使命"，被称为"最好的协和党建宣传片"。同时，会议传达学习了习近平总书记在中央"不忘初心、牢记使命"主题教育工作会上的重要讲话精神和国家卫生健康委主题教育动员部署会精神。中国共产党人的初心和使命，是为中国人民谋幸福，为中华民族谋复兴。协和人的初心和使命，恰是"以人民为中心，一切为了患者"。在这一氛围中，大会号召全体协和人不忘初心、牢记使命，传承协和精神，开启新时代征程，努力把协和的百年梦想一步步变为美好现实，为推进健康中国建设、实现中华民族伟大复兴的中国梦奋勇前进。

在医院党委的精心组织、周密安排下，全院掀起了学习热潮。北京

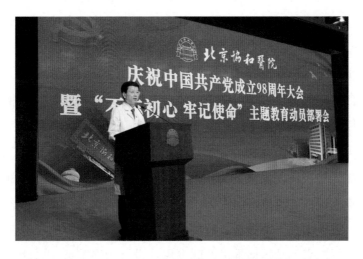

■姜玉新书记主持北京协和医院庆祝中国共产党成立98周年大会暨"不忘初心 牢记使命"主题教育动员部署会

协和医院工会自 7 月起上线"云系统",在全院职工中开展"不忘初心、牢记使命"线上学习活动,成为主题教育中的一道亮丽风景。工会云项目打破了纸质媒介的限制,将工会资讯即时传达至 5000 余名会员的移动端。依托该系统,医院自 7 月 1 日至 10 月 30 日期间,举办党建知识竞赛暨健走运动挑战赛,鼓励大家通过参与党建知识阅读、党建知识答卷、党建新闻浏览等进行积分排名,并不失时机地表彰先进,从而激发全体职工的学习热潮。

医院举办了 11 场专题讲座、2 场名家讲坛,对中层干部进行系列培训,教育引导党员干部坚守初心使命。围绕落实《公立医院领导人员管理暂行办法》,以"为民服务担当作为"为主题,精心编写干部培训案例材料。

党委精心营造践行初心使命的浓厚氛围。通过院报主题教育专版、主题教育展板、内部情况通报、医院官网,及时反映主题教育进展与成效。

7 月 10 日下午,协和医院以"不忘初心、牢记使命,争做德才皆备协和接班人"为主题,召开了"加强青年干部理论武装和思想引领座谈会"。各党总支、团总支推荐的 30 名优秀青年代表参加了会议,青年代表们围绕"如何推动青年干部理论学习和思想引领往深里走、往心里走、往实里走"作交流分享。

结合主题教育以来学习调研的体会与思考,医院党委常委带头讲党课。时任院长赵玉沛院士以"坚守初心使命,建设人民满意医院"为题讲党课,指出一是恪守初心,始终坚持一切为民的办院方向;二是自我革命,深入检视医院发展的突出问题;三是勇担使命,面向协和百年建设人民满意医院;四是以病人为中心,持续改善医疗服务;五是以人才为依托,重点加强干部管理。赵院长强调要以只争朝夕的紧迫感,围绕"六大体系",毫不动摇地推进医院发展建设,始终秉承"以人民为中心,一切为了患者"的办院方向,建设人民满意医院,为推进健康中国建设作出应有的贡献。

时任医院党委书记张抒扬同志讲了一堂"坚守为民初心，担当时代使命"的主题党课。结合习近平总书记强调的群众路线是我们党的生命线和根本工作路线，张抒扬书记指出，协和医院是高级知识分子集中的地方，大家站在前辈们的功劳簿上、在协和的金字招牌下，容易产生优越感，与群众拉开距离。所以必须警惕这种倾向，时刻与患者、群众站在一起，想他们之所想、急他们之所急。我们不仅是医务人员，更是党员干部，不能只埋头当好"手术匠"，更要在政治上提高站位、在思想上提升境界，以更好地为党工作、为人民服务。

各党总支、支部积极开展各类特色联学联做和主题党日活动。内科学系张奉春主任为内科党总支的党员们上了一堂言之有据、说理精辟、深入浅出、生动精彩的党课。外科党总支邀请基本外科专家张振寰教授回顾了1973年自愿参加中央赴西藏阿里医疗队的经历，鼓励年轻一代的党员想人民之所想、急人民之所急，发挥党员的先锋模范带头作用。妇儿党总支组织党员和入党积极分子前往李大钊烈士陵园和西山无名英雄纪念广场，缅怀先烈、重温历史、传承精神。医技党总支与西藏自治区人民医院医技党支部、协和援藏党小组、聂荣县人民医院召开主题教育联学联做交流会，推动了学习教育与中心工作深度融合。门急诊党总支组织党员及群众开展"纪念抗日烈士，学习革命先烈"主题党日活动，参观了抗日名将纪念馆，坚定了继承和发扬前辈们革命精神的信念。健康医学系党总支邀请原特需医疗部（外宾干部医疗科）副主任、党支部书记张尤局教授带领全体党员和入党积极分子追忆学系历史，传承协和精神。西院党总支、西院分工会组织肿瘤内科等多个科室为北京市昌平区崔村镇麻峪村的百余名村民提供义诊服务，五官党总支等予以大力支持。后勤党总支召开数十次主题教育专题党员大会，通过读原文原著、悟原理，用思想武装大脑。机关党总支护理部党支部组织全体党员及入党积极分子赴延安开展主题党日活动，通过参观学习追寻党的足迹，缅怀先辈的丰功伟绩，永葆共产党员先进性。离退休党总支组织党员前往爱国主义教育基地参观学习、观看爱国教育短片。

经过扎实的"不忘初心、牢记使命"主题教育，全院切实取得了各方面的成效，在理论学习上有了新收获。全院党员干部对习近平新时代中国特色社会主义思想有了更为深刻的理解，对马克思主义立场观点方法有了更深切的体悟，运用党的创新理论指导工作的能力大大增强。

这具体表现在干事创业上有了新进步，在为民服务上树立了新作风。全院党员干部更加明确了协和作为全国疑难重症诊治指导中心和罕见病研究中心的定位，进一步树牢全心全意为人民服务的根本宗旨，聚焦群众关切，将精力投入到提高医疗服务质量与水平上来。

医院集中力量破解了一批群众看病就医难题，解决了影响患者满意度的操心事、烦心事、揪心事。如开发了一站式集中预约电子系统、疑难病 MDT 管理信息平台，以远程医疗中心建设为抓手，全面提升医疗服务和辐射带动水平。

"不忘初心、牢记使命"是加强党的建设的永恒课题，是每位党员干部的终身课题。协和人将继续把主题教育成果巩固好、拓展好，交上一份新时代的优秀答卷。

"迈向协和新百年"大讨论

2020 年是北京协和医院全面推进学科建设和迎接协和新百年的关键一年。年初，一场突如其来的新冠肺炎疫情赋予协和新的重任——合力打赢疫情防控阻击战，实现疫情防控、医院发展的"双胜利"。为了广开言路，凝聚共识，迎接百年，院领导班子决定从 2020 年 3 月 16 日起在全院开展"迈向协和新百年"大讨论，围绕"疫情防控、学科建设、百年院庆、空间规划"四大主题，向全院征求意见建议，听取广大协和人心声，吹响迈向新百年的冲锋号，要求"每个人的想法都能被尊重，每个人的心声都能被听到"，进一步激起广大协和人的思想火花。

"迈向协和新百年"大讨论引发了全院职工的深刻思考。老中青三代协和人围绕四大主题广开言路、积极建言，全院员工及"五生"提交建议共 10965 份。

一条条浓缩的协和智慧，表达出协和人落实新时期党的建设总要求，站在医院高度思考问题及谋划发展，凝心聚力、艰苦奋斗的良好作风和创新求变、再次出发的昂扬锐气。

为了碰撞思想，激发灵感，医院搭建了线上线下、丰富多样的展示交流平台。不仅在自主学习平台展示全体员工的意见建议，还通过内部情况通报、展板、院报、新媒体等不同形式，对此次主题讨论进行全方位、立体化、渗透式的宣传，以此激发更深刻的思考和更热烈的讨论。

大讨论活动持续开展半年，分为三大阶段。第一阶段为 3 月 16 日至 3 月 31 日，各科室开展讨论，提交建议以及《2020 学科发展规划》；第二阶段为医院"两会"、对"学科建设、空间规划"议案进行表决；第三阶段为总结表彰，包括 6 月下旬召开的总结表彰暨庆祝"七一"大会，9 月中旬召开的百年院庆倒计时一周年启动仪式。

从两年前的"做合格协和人"活动、百年协和倒计时 1000 天启动仪式，到如今的"迈向协和新百年"大讨论，协和人始终以传承协和、发展协和为己任，把"以人民为中心，一切为了患者"的办院方向落实到脚踏实地的实际行动中。

高质量党建引领医院高质量发展

一百年来，协和人不畏变革、勇于创新的精神成就了今日的辉煌。每一次党委组织全院的大讨论都进一步激励了协和人改革创新，砥砺前行，为医院发展注入强大动力。"迈向协和新百年"大讨论在全院范围内凝聚了共识，为新一届党委的选举奠定了坚实的群众基础。

2020年12月16日，中国共产党北京协和医院第九次代表大会在协和学术会堂胜利召开，来自全院84个党支部的140名党员代表出席大会。大会主题是高举习近平新时代中国特色社会主义思想伟大旗帜，深入贯彻党的十九大以及十九届二中、三中、四中、五中全会精神和全国卫生健康大会精神，全面贯彻新时代党的建设总要求，以高质量党建推进医院"六大体系"建设，构建协和新百年高质量发展新格局，为建设健康中国再立新功。

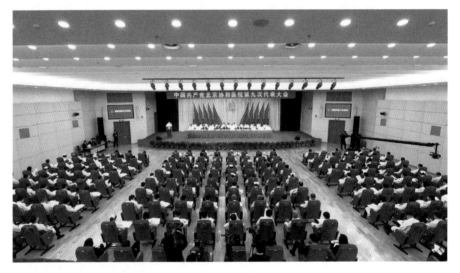

■ 中国共产党北京协和医院第九次代表大会现场

党委书记吴沛新同志代表医院党委回顾了过去五年的工作。医院连续11年蝉联中国医院排行榜榜首，在国家首次三级公立医院绩效考核中排名第一。国家卫生健康委将协和作为公立医院党建典型向全国推广。医院党委强化了党的全面领导，加强公立医院党的建设，带领全院党员干部职工认真履职尽责，锐意改革创新，深化内涵建设，医院党建和各项事业发展取得历史性成就。他强调，推进新时代党的建设和医院高质量发展，必须坚持党的全面领导；必须坚持"以人民为中心，一切为了患者"的办院方向；必须坚持弘扬协和精神，务实笃行；必须坚

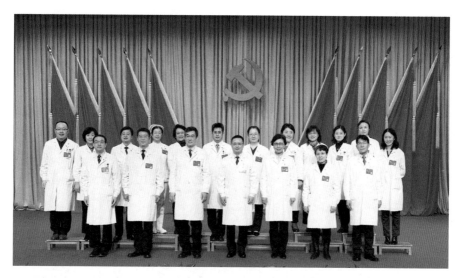

■ 中国共产党北京协和医院第九届委员会委员合影

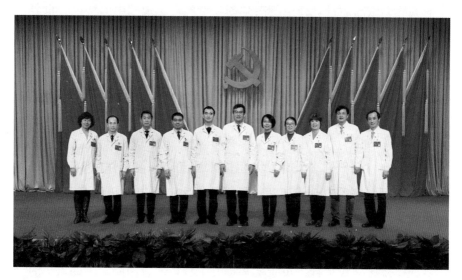

■ 中国共产党北京协和医院纪律检查委员会委员合影

持传承协和文化，凝心聚力。医院对标对表党中央要求，明确了新时代奋斗目标，力争到"十四五"末初步建成"中国特色、世界一流医院"，到 2035 年建成国际先进诊疗中心、医疗技术创新中心、医学科学研究中心、医学人才培养中心、医学国际交流中心、医院管理示范中心，成为生命健康领域新理念、新模式、新策略的发源地。

大会选举产生了中共北京协和医院第九届委员会委员和纪律检查委员会委员。吴沛新担任党委书记，张抒扬、柴建军担任党委副书记，向炎珍、韩丁、吴文铭、杨敦干、彭斌担任党委常委，党委委员还有龙笑、朱兰、刘正印、李莉、张晓静、段文利、姜鸿、袁海鸿、夏宇、郭娜、崔丽英、康红、潘慧等13人。柴建军担任纪委书记，纪委委员还有王海、方沅湘、朱卫国、孙红、孙家林、宋一民、胡冰水、曹卫华、常青、廖泉等10人。

大会向全院各级党组织、全体党员和全院干部职工发出号召，要以此次大会的召开为新的起点，更加紧密地团结在以习近平同志为核心的党中央周围，以习近平新时代中国特色社会主义思想为指导，加强党的全面领导，以高质量党建引领医院创新发展，实现"中国特色、世界一流医院"办院目标，为推进健康中国建设、实现中华民族伟大复兴作出新的更大贡献，以优异成绩迎接建党100周年。

第九届党代会全面贯彻新时代党的建设总要求，以高质量党建推进医院"六大体系"建设，但具体如何将各项工作落地，2021年5月召开的医院"两会"进一步明确了"航向"和"目的地"。

2021年5月7日，北京协和医院六届五次职代会暨2021年医院工作会议召开。医院以十大工程、活动为抓手，提出百年党庆院庆活动、学科建设提升工程、医疗服务提升工程、人才引育推进工程、科技创新提升工程、国际合作提升工程、数字协和建设工程、管理运营提升工程、西单院区建设工程、员工幸福提升工程，向着医院"十四五"时期和新百年发展目标整装再出发。

面对无处不在的挑战，协和人站在全局谋一域，站在未来谋现在，统一了发展道路和思想：一是贯彻新发展理念，抢抓机遇，乘势而上，以国家医学中心建设和学科人才培养为核心，谋划新发展格局。二是加强党的全面领导，坚持政治建设统领，强化基层党组织和干部队伍建设，将"两个维护"落实到"办实事、开新局"上，引领推动医院高质量发展。三是增强使命感和责任感，守正创新，以更高的责任担当和务实举措开好局、起好步。吴沛新书记指出，全院职工要凝聚思想共识，汇聚行动合力，全力推进十大工程，夯实"六大体系"，以更加奋发有为的精神面貌和高质量发展的工作业绩，迎接建党100周年。

百年新起点，扬帆再启航。迈向协和百年的历史进程中，新一届党委接过高高飘扬的红旗，以昂扬的斗志和对历史、对未来的责任感与使命感，以全心全意为人民健康服务的实践诠释初心使命，以更加奋发有为的精神面貌和高质量发展的工作业绩迈进第二个百年奋斗的新征程。

百年红色传承映耀新征程

2021年2月，中共中央印发《关于在全党开展党史学习教育的通知》，就党史学习教育作出部署安排。医院党委高度重视，召开动员部署会。精心谋划部署，层层压实责任，创新方式方法，突出协和特色，打造"方案先行、落地执行、巡回指导、总结推广"的学习教育闭环，扎实推动党史学习教育入脑入心、见行见效。2021年也是协和建院百年，医院党委把党史学习教育和梳理学习院史、科史紧密结合起来，与"十四五"规划编制结合起来，将协和发展融入党的百年征程和国家卫生健康事业发展征程中，引导广大党员"知所从来，方明所去"，以史鉴今，知史兴院，凝聚起"争当表率、争做示范、走在前列"的强大动力，确保"十四五"开好局起好步。

医院党委切实将红色教育融入党史学习教育中，领导班子成员先学一步、学深一层；为党员发放学习书籍，抓好个人自学；各党总支、党支部积极发挥战斗堡垒作用，积极主动开展宣讲、领学。医院采用集中与自学、线上与线下、请进来与走出去"三结合"方式，扎实开展党史学习教育。

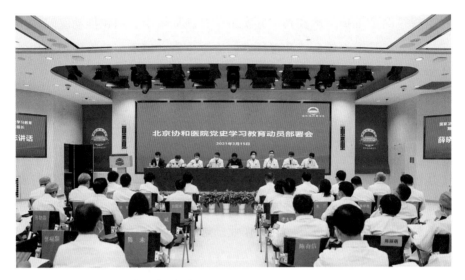

■ 北京协和医院党史学习教育动员部署会

"两史一讲"+体验式，党史学习教育做出协和特色

在党史学习教育中，科主任、党支部书记的积极性和主观能动性被调动起来，带领全科挖掘梳理科室历史，打造精品党课，走进实境课堂，以丰富的形式让党史学习"活"起来。

书记讲党史、主任话科史，传承百年红色基因。医院把学习党史与梳理院史、科史结合起来，系统总结党领导下协和发展的成功经验与内在逻辑，强化党史学习教育的"厚度"。截至2021年8月，25位科处室第一负责人登上院周会讲台，讲述鲜活生动的人物和故事，梳理薪火相传的学科历史，反映党领导下卫生事业的发展。

书记讲党史，打造精品党课。护理部党支部开展"书记讲党史"主题党日活动，医院党委书记吴沛新同志以"初心砥柱，使命为帆——党建引领协和护理事业发展"为题讲专题党课，回顾了在党领导下协和护理的发展历程与贡献，深入分析了当前形势与机遇挑战，提出在新的发展阶段的目标与期许。病案是协和"三宝"之一，自建院百年来已保存了400万册病案，其规模在全国乃至全世界均独一无二，病案科党支部书记王怡同志以病案为载体，深入挖掘协和红色基因，"协和病案中的红色印记"精品党课深受大家欢迎。

体验式学习，做优"实境课堂"。在鲁迅博物馆重温峥嵘岁月，走进铁军纪念馆、无名英雄纪念馆，参观人民英雄纪念碑，瞻仰马骏烈士墓，参观"伟大征程——庆祝中国共产党成立100周年特展"……各党总支、党支部深度挖掘红色资源，把革命博物馆、纪念馆、党史馆、烈士陵园等党和国家的红色基因库作为生动教材开展"体验式"党史学习教育，深切缅怀革命先烈，赓续共产党人精神血脉，汲取红色动能。

党史学习教育要"火"，内容形式先要"活"。4月29日和5月13日，医院两次召开党史学习教育专题培训，邀请中央党校马克思主义学院、清华大学马克思主义学院专家作报告。党员干部党史学习的政治自觉得到激发，对党的百年奋斗历史、光荣传统、宝贵经验有了更全面的

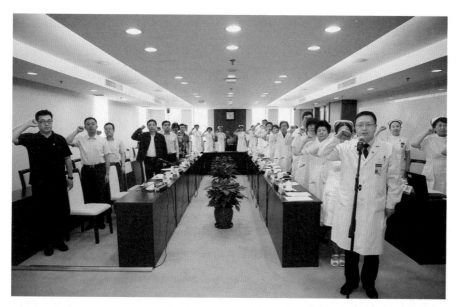

■ 在护理部党支部组织的"书记讲党史"主题党日活动中，全体与会同志重温入党誓词

感知，对开展党史学习教育的深刻内涵和重大意义有了更深的认识，从党的历史中不断汲取智慧、力量和干事创业的精气神。

北京协和医院 19 位书记的党课被评为国家卫生健康委直属机关及院校"书记讲党史"精品党课，17 个党组织开展的主题党日活动分别被评为国家卫生健康委直属机关及院校"书记讲党史"优秀主题党日。

三个"我为"+ 安全月，扎实开展实践活动

医院将党史学习教育与实际工作紧密结合，坚持以深学促实干，扎实开展"我为群众办实事""我为兄弟医院伸援手""我为健康中国添动力"实践活动。仅 2021 年，医院计划办实事 25 项，其中院级 15 项、科处室级 10 项，集中解决群众"急愁难盼"问题，努力把实事办好、好事办实。

最受社会关注、也最受患者好评的"实事"要数互联网医院的建设。2021 年 3 月 15 日，"北京协和医院互联网医院"作为北京市首家互联网医院正式获批，医院 40 个科室、1000 余名医师开通线上诊疗权限，为部分常见病、慢性病患者提供复诊服务。为将"我为群众办实事"落在实处，8 月 9 日至 13 日，北京协和医院互联网医院首次推出以"百年征程，医心向党，一切为民"为主题的大型公益线上诊疗活动，让广大患友足不出户，就可享受"指尖上的优质医疗服务"。期间共开展 5 次免费远程会诊及 1 次罕见病 MDT，37 个科室、200 余名医生线上诊疗累计服务患者 2462 人次，48 个科室、250 余名医务人员线上咨询累计服务患者 1651 人次。为巩固拓展脱贫攻坚成果，此次线上诊疗的医师服务费全部捐献给医院对口帮扶县，用于乡村振兴项目。

此外，5G 下的远程诊疗，使千里之遥的医患有如近在眼前。2021 年 3 月 16 日，北京协和医院与新疆生产建设兵团医院、第三师总医院图木舒克院区共同实施一场特殊的远程眼底激光治疗，为 3 位患者解除了多年的眼病困扰。患者惊喜地说："没想到，在家门口就能看上协和

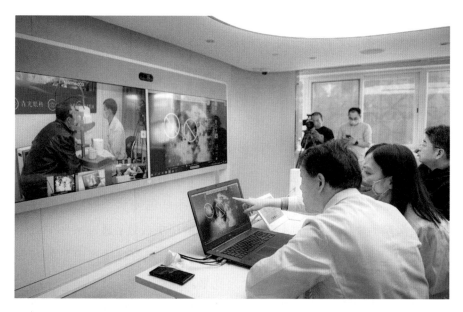

■ 眼科与多地区共同探索远程激光治疗，为群众办实事

专家号。"

　　协和多个党支部组织开展了义诊、帮扶、科普宣讲等丰富多彩的主题党日活动。2021 年 4 月 18 日，"全民关注痛风日"来临之际，全科医学科党支部联合临床营养科、泌尿外科等科室，到社区开展义诊和宣传活动；4 月 24 日，北京协和医院眼科登上"健康快车"，开展市民开放日义诊及科普宣教活动；北京协和医院 30 余位专家为一例皮肤间变大细胞淋巴瘤的年轻患者进行多学科团队会诊，天津、宁波、沈阳等罕见病诊疗协作网的成员单位也在线上参会。

　　4 月，医院还开展了以"生命至上、安全发展"为主题的安全月活动，通过排查整改、培训教育、应急演练和体系建设，加强系统治理、源头治理、依法治理和协同治理，防范和化解安全风险，切实提高安全保障水平，维护医院安全和人民健康。

"两微一条"+"两报一网",形成浓厚学习教育氛围

医院强化党史学习教育宣传引导,建立了"两微一条""两报一网"的全媒体矩阵,对党史学习教育进行广泛宣传与集中报道,延伸"网络"触角,拓宽"指尖"阵地。开设"学习时间"转发习近平总书记重要讲话精神,将党史学习教育的"大课堂"融入到日常工作学习中的"小平台";"学习教育,协和行动"紧跟医院党史学习教育动态,展现协和人开展党史学习教育的积极性和创新性;"百年红色传承"报道党的百年征程及医院为中国卫生健康事业发展作出的历史成就;通过举办"百年丰碑,印记协和"文化艺术作品征集大赛、"老专家口述历史"等活动全方位呈现党史、院史及科史的研究成果。

各党总支、党支部积极创新学习形式,比如信息中心党支部建立"微党课",拓宽党史学习教育阵地。门急诊党支部推出"百个金词金句"计划,推动党史学习教育走"心"更走"新"。通过线上线下、内外协同、上下联通的全方位立体式宣传,为学习教育营造了浓厚氛围。

北京协和医院庆祝中国共产党成立 100 周年大会

2021 年 7 月 9 日下午,10 名"光荣在党 50 年"的协和前辈们在全场最持久最热烈的掌声中,身披红色绶带上台。大屏幕上,他们的照片由青年时的风华正茂,翻转为如今的饱经风霜,他们的每一丝白发、每一条皱纹,都是峥嵘岁月中坚定跟党走的见证。颁奖词这样写道:"入党那年,他们风华正茂。耄耋古稀,他们余晖漫天。半世风雨,保家卫国;一生为党,追求不息。党龄,丈量了平凡的人生刻度,更见证了伟大而坚定的信仰。历尽沧桑初心不改,饱经风霜本色依然!"院领导为他们佩戴纪念章,前辈的精神在这一刻得到传承,激励所有党员追随前辈足迹奋勇前行。

这是"协和人永远跟党走——北京协和医院庆祝中国共产党成立

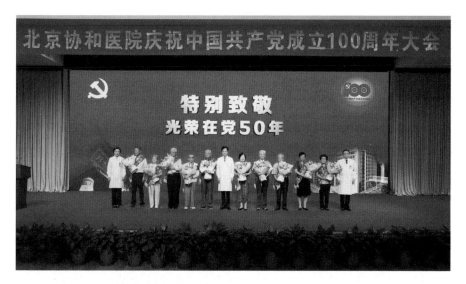

■ 在北京协和医院庆祝中国共产党成立 100 周年大会上，院领导与 10 位"光荣在党50 年"老党员代表合影

100 周年大会"令全场最动容的一幕。在大会上，协和老中青三代党员代表作主题报告，他们分别为党龄 55 年、在西藏工作 8 年的妇产科教授徐苓，内科党总支副书记、肾内科主任陈丽萌，协和国家援鄂医疗队第五临时党支部书记、麻醉科主任助理宋锴澄。他们的报告表达了几代协和人矢志不渝跟党走的淳朴心声，他们的事迹是协和儿女为党的卫生健康事业接续奋斗的缩影。

徐苓表示自己作为一名生在旧社会、长在红旗下的"40 后"，亲身经历了中华民族从站起来、富起来到强起来的伟大飞跃。因此深深坚信，没有共产党就没有新中国。她回顾了自己在协和求学、工作后扎根西藏、考研后回归协和、改革开放后留学美国、归国后确定学术方向的曲折人生经历，由衷感谢成长道路上最重要的"贵人"，"感恩我的党，感恩我的协和！"

"对很多协和人而言，共产党员的初心首先是成为一名好医生。"陈丽萌回顾了在自身成长过程中，众多协和党员榜样的作用。她立志将医者的仁心、敬业的专精、忠于人民的奉献精神薪火相传。亲历改革开放、新时代，见证协和在党的引领下快速发展，更深刻感悟到身为协和党员所肩负的责任。

"一个共产党员与一个优秀的人相比，区别在哪里？"宋锴澄以一个设问开始，回忆了协和援鄂医疗队克服重重困难、挽救患者生命的历程。在艰难困苦之时，党员们发挥率先垂范作用，党支部凝聚强大战斗力量，带领全体队员攻坚克难。他因此也找到了问题的答案："共产党员除了是一个优秀的人之外，还有着坚定的共产主义信仰，有着为党和人民奉献自己的决心，因此才能在关键时刻站得出来、冲得上去。"

党委书记吴沛新同志在大会上强调要把学习贯彻习近平总书记重要讲话精神作为当前首要政治任务，继承发扬伟大建党精神，强化使命责任担当，勇挑高质量发展"赶考"重任。对开启新时代高质量发展新格局提出四点要求：一是坚定不移坚持真理、坚守理想，以信仰之光照亮新赶考之路。二是坚定不移践行初心、担当使命，以接续奋斗笃定新赶考之路。三是坚定不移不怕牺牲、英勇斗争，以昂扬斗志奋进新赶考之路。四是坚定不移对党忠诚、不负人民，以正气清风涤荡新赶考之路。以坚定意志、昂扬斗志、清醒头脑、铿锵步伐迈进第二个百年奋斗的新征程，谱写无愧于党和人民的新时代高质量发展的新篇章。

犹记得在协和医院百年倒计时 1000 天的启动仪式上，赵玉沛院长的话语言犹在耳。他曾慷慨言道："把今日的新时代置于中国近代史的维度中，我们不难看出：今日中国之强，强在制度优势，强在接续文明，强在中华儿女自强不息的奋斗精神。把今日的新协和投放在百年医学史的维度中，我们更不难看出：今日协和之强，强在学科优势，强在制度文化，强在责任担当。我们正身处一个伟大的时代，工作在一个蓬勃的中国。潮平两岸阔，风正一帆悬。站在距离百年协和倒计时 1000 天的时间节点上，我们这一代协和人更要勇担历史责任，改革创新，砥砺前行，用更加扎实有为的成绩迎接协和新的黄金时代，续写协和新的辉煌！"

一百年前，北京协和医院创立，其医教研水平曾傲然于世界的东方；百年来的风雨兼程，几代协和人呕心沥血、不懈努力，一大批医学泰斗用他们毕生的追求缔造了协和今日的辉煌。他们不仅是中国现代医学多个学科的开创者，更使协和成为全国高等医学人才的摇篮和新技术、新思想的发源地。协和的成长，与党的领导、国家发展、社会进步和人民期盼永远紧密相连。进入新发展阶段，我们迎来了新的历史机遇，推动医院高质量发展成为新时代的必然要求。越是伟大的事业，越是充满挑战，越需要知重负重。全体协和人将以党的百岁华诞为新起点，牢记党的宗旨，坚持"以人民为中心，一切为了患者"的办院方向，传承弘扬协和精神，把对党的绝对忠诚和对协和的深情厚爱转化为干事创业的动力，更好地担当使命，在守护人民健康的道路上奋力前行。

立足第二个百年奋斗目标，协和将按照全国疑难重症诊治指导中心、罕见病研究中心、转化医学中心、医学精英人才培养高地的定位，持续建设"六大体系"。力争到"十四五"末，学科体系更加优化，服务品质更加凸显，治理体系更加完备，国际顶尖人才更具规模，成为亚洲疑难重症和罕见病医学中心与全球医学人才培养高地，初步建成"中国特色、世界一流医院"。医疗服务体系达到新高度，人才培养体系实现新进展，科技创新体系取得新突破，精细管理体系形成新格局，开放协作体系迈出新步伐，党建文化体系得到新提升。

中国共产党的先驱李大钊先生曾说过："黄金时代，不在过去，乃在将来。"展望未来，全体协和人将更加紧密地团结在以习近平同志为核心的党中央周围，树牢"四个意识"，坚定"四个自信"，做到"两个维护"，弘扬伟大建党精神，牢记为人民健康服务初心，勇担健康中国建设使命，以坚定意志、昂扬斗志、清醒头脑、铿锵步伐迈进第二个百年奋斗的新征程，谱写无愧于党和人民的新时代高质量发展的新篇章。

附 录

北京协和医院历任党委书记

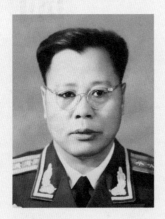

■ 罗诚 1953—1957 年

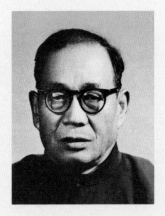

■ 张绍逖 1957—1961 年

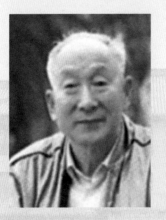

■ 林钧才 1962—1968 年

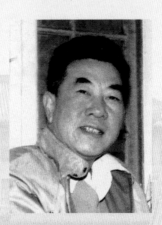

■ 崔静宜 1968—1979 年

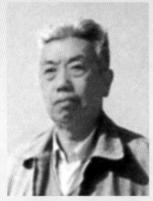 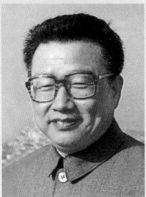 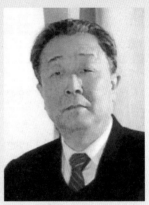

■ 王辅民 1979—1983 年　　■ 张义芳 1983—1985 年　　■ 王荣金 1985—1993 年

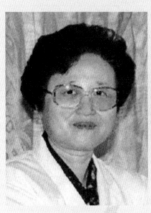 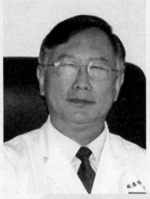 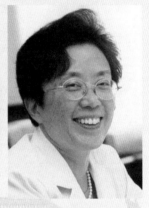

■ 宗淑杰 1993—1999 年　　■ 邓开叔 1999—2004 年　　■ 鲁重美 2004—2010 年

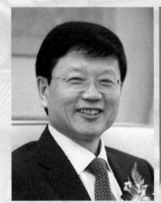 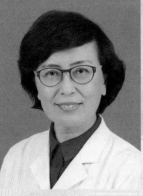 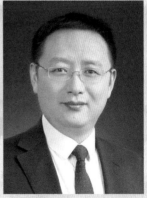

■ 姜玉新 2010—2019 年　　■ 张抒扬 2019—2020 年　　■ 吴沛新 2020 年至今

北京协和医院历任党总支部书记

内科党总支部 1981 年成立	罗宝琛 1982—1984 年	于晓初（副） 1984 年	白纯政（副） 1984—1992 年
	王姮（主持） 1992—1994 年	吴梓涛 1994—1998 年	卜玉芬（副） 张奉春（副） 1998—2004 年
	李太生 2004—2016 年	贾青 2016 年至今	
外科党总支部 1981 年成立	熊世琦 1981—1982 年	吴秀云 1982 年	郭东来 1982—1984 年
	李春晓（副） 1984—1985 年	华雨珍 1985—1989 年	戈介寿 1989—1991 年
	王秀华（副） 1991—1993 年	曹坚 1993—2002 年	王任直 2002—2016 年
	张晓静 2016—2020 年	廖泉 2020 年至今	
妇儿党总支部 1981 年成立	诸葛淳 1982 年	葛树珊 1983 年	陈竞元 1983 年
	郎景和 1983 年	马雪华 1983—1996 年	卜静仪（副） 1996—2004 年
	范光升 2004—2007 年	杨剑秋 2007—2010 年	叶玉琴 2010—2012 年
	沈铿 2012—2016 年	孙红 2016—2020 年	向阳 2020 年至今
五官党总支部 1983 年成立	王来荆 1983—1985 年	王环增（副） 1985—1986 年	方文钧（副） 1986—1992 年
	柴建军（副） 1992—1994 年	闫虹（副） 1994—1995 年	卜玉芬（副） 1995—1996 年
	王安有（副） 1996—1999 年	吴志敏（副） 1999—2003 年	倪道凤 2003—2009 年
	崔丽英 2009—2016 年	王海 2016—2020 年	沈义 2020 年至今

党总支部			
健康医学系党总支部 2003年成立	姚 央 2003—2005年	白纯政 2005—2007年	贾 青 2007—2012年
	宋一民 2012—2014年	于 康 2014—2018年	宋一民 2018—2020年
	李永宁 2020年至今		
西院党总支部 2018年成立	袁海鸿 2018—2020年	龙 笑 2020年至今	
医技党总支部 1983年成立	刘静华（副） 1983—1994年	顿云润 刘静华 1994—1996年	顿云润 1996—2003年
	姜玉新 2003—2007年	沙力进 2007—2010年	张福泉 2010年
	赵 琳 2010—2016年	邱 玲 2016—2018年	陈富强 2018—2020年
	夏 宇 2020年至今		
门急诊党总支部 2003年成立	沈 义（副） 叶玉琴（副） 2003—2007年	姚 央 2007—2009年	于学忠 2009—2014年
	盖小荣 2014—2018年	胡冰水 2018—2020年	康 红 2020年至今
机关党总支部 2003年成立	郭天健 2003—2005年	杨敦干 2005—2018年	段文利 2018年至今
后勤党总支部 1977年成立	郭东来	于海成	吕敬毅
	李俊德（副）	郎晓林（副） 1989—1997年	王香玲（副） 1997—1999年
	柴建军 1999—2006年	马胜利 2006—2009年	王香玲（副） 2010—2012年
	李 岩 2012年至今		
离退休党总支部 1997年成立	王晓波 1997—2003年	顾文英 2003—2005年	马宇生 2005—2009年
	卜静仪 2009—2012年	康 红 2012—2020年	张晓静 2020年至今

注：各党总支部名称为 2021 年北京协和医院 11 个党总支部现用名称。

北京协和医院党总支部发展脉络图

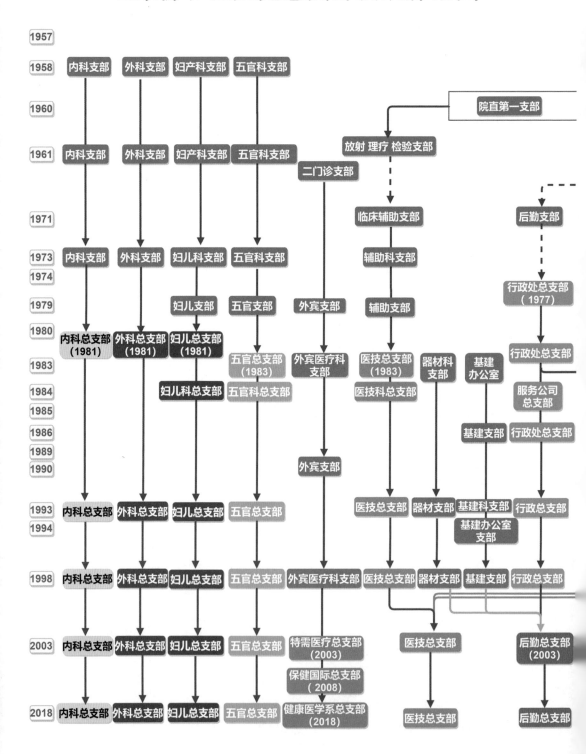

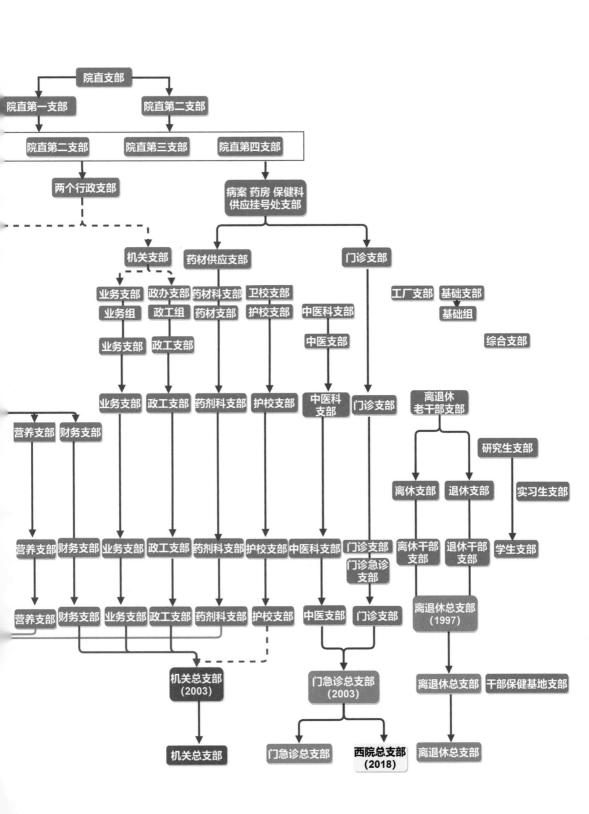

满庭芳

——贺北京协和医院成立 100 周年

李东东

花绕崇阶，雨霖碧瓦，满庭芳翠重重。
新楼故厦，黎庶总相逢。
岁岁扶伤救死，执手处、无问西东。
韶光晟，协和天地，有大爱精诚。

多艰庚子去，白衣战疫，逆旅征鸿。
漫言苦，丹彤共舞春风。
三基三严三宝，都付自、医者襟胸。
百龄久，初心无改，护百姓康宁。

李东东，高级编辑，著名词赋作家。原新闻出版总署副署长、中国新闻文化促进会理事长，第十一届、十二届全国政协委员。代表作有《宁夏赋》《协和赋》《北斗赋》《嫦娥赋》《铁道兵赋》《故宫人颂》等。

雨　燕

作词：张宏誉
作曲：谷建芬

琉璃顶，展飞檐
檐下飞雨燕
青色砖墙白玉栏
校园是摇篮

燕衔泥，筑家园
精雕细琢求谨严
燕语喳喳舞翩跹
爱心洒人间

旭日升，又落山
新月又变圆
雨燕飞去又飞还
这里天更蓝

张宏誉（1941—2015），北京协和医院变态反应科教授。

谷建芬，著名作曲家。中国致公党第八届、九届中央委员，第六届、七届全国政协委员，第八届、九届、十届全国人民代表大会常务委员会委员，曾任中国音乐家协会名誉主席、中国音乐著作权协会名誉主席等职。

百年协和

作词、作曲：王雪霏

一年一年托起这生命的希望
一代一代大医点亮医学的光芒
一个世纪抚平痛苦创伤
那是百年协和一切为民的方向

一年一年守护着人民的健康
一代一代协和人挺起国家的脊梁
一个世纪传承仁心仁术
那是百年协和精神铸造的辉煌

一百年的风雨一百年的情
一百年的誓言天地间回响
一百年的求索一百年守望
一百年的协和大爱无疆

新的征程放飞新的希望
再出发的号角已经吹响
向着伟大复兴逐梦远航
一切为民的初心永远滚烫

新百年的雄心壮怀激荡
新百年的步伐更加铿锵
走出健康中国天高地广
昂首领航再创新的辉煌

再创新的辉煌

王雪霏，北京协和医院乳腺外科医师。

世纪之爱

作词: 郎景和

作曲: 林　进

纯洁的蓝天白云，
这是仁爱的世界；
凝重的青砖绿瓦，
我们神圣的、神圣的殿堂。
光辉的百年沧桑，
跳动的医史画卷；
医者的关爱无限，
患者的吉祥和安康。

图书和病案，实践是课堂，
青春白发，泪水血汗，
白衣天使的风范。
哦，如履薄冰，哦，如临深渊，
健康鲜花处处盛开，
生命的绿树常在。

人文是科学脊梁，
普世是坚定信仰，
托扶的道法天苍，
共享的雨露和阳光。

忙碌的门诊病房，
安静手术像战场；
戒慎恐惧高尚，
仁心仁术源长。
虔诚的体恤护佑，
我们的生卒病老；
精心的预防诊疗，
我们的重危痛殇。

严谨、求精、勤奋、奉献，
啊……

哦，敬畏医学，哦，敬畏自然；
人民至上，救死扶伤，
协和精神的传扬。
哦，敬畏医学，哦，敬畏自然；
人民至上，救死扶伤，
协和精神百年传扬，
续写医学崭新篇章。

郎景和，中国工程院院士，北京协和医院妇产科教授。
林进，北京协和医院骨科教授。

主要参考文献

[1] 北京协和医院、湘雅医学院编著：《张孝骞画传》，中国协和医科大学出版社 2007 年版。

[2] 北京协和医院编著：《协和医魂曾宪九》，生活·读书·新知三联书店 2014 年版。

[3] 北京协和医院编著：《张孝骞》，中国协和医科大学出版社 2007 年版。

[4] 北京协和医院编著：《协和记忆——老专家口述历史》，人民出版社 2021 年版。

[5] 董炳琨、杜慧群、张新庆：《老协和》，河北大学出版社 2004 年版。

[6] 董炳琨主编：《协和育才之路》，中国协和医科大学出版社 2001 年版。

[7] 林钧才：《我当著名医院院长——医院管理与领导艺术》，中国协和医科大学出版社 2000 年版。

[8] 吴欣娟、郭娜主编：《百年协和护理》，人民出版社 2021 年版。

[9] 赵玉沛、姜玉新、张抒扬、吴沛新主编：《中国现代医院史话——北京协和医院》，人民卫生出版社 2021 年版。

[10] 政协北京市委员会文史资料研究委员会编：《话说老协和》，中国文史出版社 1987 年版。

[11] 中共中央党史研究室：《中国共产党的九十年》，中共党史出版社、党建读物出版社 2016 年版。

后　记

　　今年是中国共产党成立100周年，也是北京协和医院建院100周年。在这个特殊的历史节点，我们非常有幸参加《碧瓦丹心百年间》的编写工作。

　　我们怀着无比景仰的心情，回顾在党的领导下协和人投身卫生健康事业的历历往事，学习前辈们建设和发展公立医院的宝贵经验和其中蕴含的规律，深受启示和教育。几代协和人矢志不渝跟党走，每一步都走出协和与党、国家和人民紧密相连的铿锵步伐。很多理念和做法在今天看来，依然充满了生命力和价值，编写本书，是力图在历史印记和当今社会之间架起一座桥梁，正所谓让历史关照现实、指导未来。

　　为了编好这本书，近一年来，我们查阅了大量史料、书籍及文献，调阅了多本历史档案，采访了多位往事亲历者与见证者，也多次组织党史、党建、医学史研究以及卫生政策管理等多方面专家集体讨论，力求使本书能较为全面准确地反映历史，具备史料价值，做到逻辑严谨、表达清晰、结构得当。在梳理总支部（支部）脉络和历任总支部书记名单过程中，因年代久远，档案记录不完整，个人记忆难免不准确，为了弄清楚院党组织发展脉络，我们翻阅档案，通过寻找蛛丝马迹来推测和还原。有时候甚至会对一次普通的会议签到表反复揣摩，一个细节可能要请总支部书记、支部书记或相关部门同事多番核实才敢确认。在此特别感谢院史馆、院办档案室，以及中国医学科学院北京协和医学院档案中心，这些机构的工作人员为我们提供了大量极有价值的档案，使我们的编写工作有史可依、有据可查。我们的想法非常朴素：错漏少一些，对历史的敬意就多一些。

编书的过程虽然辛苦，但我们心中时时涌起感激和感动。感谢每一位历史的书写者，每一届党委，每一任党委书记、每一位党务干部和共产党员，他们用辛勤与奉献为协和发展写下厚重的一笔。感谢每一位历史的记录者，他们辛劳留下的资料让我们得以站在巨人的肩膀上，去重温每一个感人的瞬间、致敬每一部医学的传奇。感谢所有热情接受我们采访的专家教授，他们是原党委书记邓开叔、消化内科教授陈寿坡、呼吸内科教授朱元珏、麻醉科主任黄宇光、感染内科主任李太生、感染内科教授刘正印、病案室老主任马家润、器材处李全喜等前辈，协和的历历往事以及历史深处的脉络，在他们的讲述中徐徐展开。

感谢我们最可爱的同事和朋友。感谢新华社张玉薇、申宏，《环球时报》社崔萌为本书提供照片。感谢内科党总支部庄俊玲，外科党总支部季丽华、刘玮楠，妇儿党总支部李颖、秦培培，医技党总支部陈雨，门急诊党总支部王怡、宣磊，健康医学系党总支部马盼盼、黄丽妍、张聪聪，西院党总支部柏庆花、李倩玉，后勤党总支部胡文静、施文慧，离退休党总支部高时新、林淑换、尹玉敏，院庆办公室李涵乔、毕婷婷、王帅雨，纪检监察室杨雅梅，工会叶盛楠、李佳月、田梦媛，团委＆青年工作部罗欣，院办档案室阎亚东，人事处档案室李丽娟，中国人民大学研究生张英楠、王金磊等多位同志热情提供资料。限于篇幅，无法一一列举名字，但是他们给予的帮助将被永远铭记。

感谢健康界传媒赵红总裁的大力支持，感谢图书资源事业部总编冯蕾老师为撰写本书付出的巨大心血。感谢人民出版社历史与文化编辑部主任杨美艳老师，感谢编校、设计、排版人员的付出，他们与我们一道挑灯夜战、攻坚克难，保证了本书按期出版。

感谢著名词赋作家、原新闻出版总署副署长、中国新闻文化促进会理事长李东东老师对本书出版的热情帮助，感谢著名书法家卢中南先生

417

为本书题写书名。

因本书所涵盖的时间跨度有百年之长，执笔者水平有限，学习、掌握、研究、挖掘历史资料不够充分全面，难免写作中存在挂一漏万、有失均衡、理解粗浅的情况，甚至出现明显错误，敬请读者批评指正，以便我们择机改正。

为了追寻真理，共产党员从来无所畏惧。为了人民健康，协和人总是风雨兼程。愿每一位翻开本书的人，都能读懂碧瓦飞檐下协和人的一片丹心。

协和医院党建图书项目编写组

2021 年 9 月

责任编辑：杨美艳

封面设计：石笑梦

版式设计：严淑芬

图书在版编目（CIP）数据

碧瓦丹心百年间：百年协和红色传承 / 张抒扬，吴沛新 主编 . —北京：
　人民出版社，2021.9

ISBN 978－7－01－023703－9

I.①碧… Ⅱ.①张… ②吴… Ⅲ.①北京协和医院－史料 Ⅳ.① R199.2

中国版本图书馆 CIP 数据核字（2021）第 171997 号

碧瓦丹心百年间

BIWA DANXIN BAINIANJIAN

——百年协和红色传承

张抒扬 吴沛新 主编

人民出版社 出版发行

（100706 北京市东城区隆福寺街 99 号）

中煤（北京）印务有限公司印刷 新华书店经销

2021 年 9 月第 1 版 2021 年 9 月北京第 1 次印刷

开本：710 毫米 ×1000 毫米 1/16 印张：26.75

字数：368 千字

ISBN 978－7－01－023703－9 定价：99.00 元

邮购地址 100706 北京市东城区隆福寺街 99 号

人民东方图书销售中心 电话（010）65250042 65289539